1 Vorwort

„Ich wünsche dir zum Geburtstag die Promotion."
Dieser Satz hat sich tief in meine Seele eingegraben. Von einem klugen Mann von Welt namens Dr. Josef Joffe zu einer Doktorarbeit inspiriert zu werden hat einen gewissen Charme, doch wie sollte ich diesen ungewöhnlichen Glückwunsch in die Tat umsetzen, zumal mein letzter Kontakt zur Uni eine gefühlte Ewigkeit her war?
Glück? Zufall? Fügung? Kurz nach Versandt seiner Geburtstags sms hat mich der Mann von Welt zum Fest von Prof. Dr. Dr. h.c. Junker, Gründungsdirektor des Heidelberg Center for American Studies (HCA) eingeladen, bei dem Professor Dr. Philipp Gassert aus Augsburg mein Tischnachbar zur Linken war. Ein Scherz, ein Wort, eine Blödelei über Auszeichnungen und Titel. Haben oder nicht haben? Sein oder nicht sein? Prof. Gassert sagte mit fester Stimme: "Dann geh´ doch zu Prof. Eckart. Er ist eine Koryphäe auf seinem Gebiet und ein Doktortitel würde dir wirklich gut stehen."
Gesagt, getan. Ich freue mich außerordentlich, dass Prof. Dr. Wolfgang U. Eckart mir seine geniale Idee eine Arbeit über das spannende Thema: „Der Vatikan und der menschliche Körper" zu verfassen, angetragen hat. Zuerst stockte mir der Atem. Die Alarmglocken in meinem Kopf läuteten: „Vorsicht Glatteis!" Meine Erziehung sagte mir: „Respekt! Pass auf was du sagst!" Doch meine Abenteuerlust schwärmte: „Mach dich auf die Reise, auf dich wartet eine Erfahrung der besonderen Art." Retrospektiv ist für mich ein absoluter Glücksfall einfach so vom Himmel gefallen.
Dann ging alles Schlag auf Schlag. Ein Exposé, eine Inhaltsangabe, eine Zusage vom Promotionsbüro in Heidelberg, das erste

Korrekturlesen durch meinen Vater, Klaus Wieland, welches durch geschickte Motivationshilfe meiner Mutter zügig vonstatten ging. Wie sollte ich das unsortierbare sortieren? Literaturangaben, Fußnoten, Seitenzahlen. Mein geliebter Sohn, Florestan Ziem, hat mir das Latex Programm empfohlen, mich in dessen Geheimnisse eingeweiht und mir bei speziellen Fragestellungen weitergeholfen. Die Zeit der Erziehungs- und Bildungsumkehr war gekommen. Ein Erlebnis, das mich Demut empfinden lässt. Endlich. Die Arbeit war fertig. Mein Freund Rainer Obrowski las meine komplette Arbeit noch einmal Wort für Wort durch. Danke Rainer, für dein Geschenk, meinen Texten den finalen orthographischen und stilistischen Schliff zu verleihen.

Dies ist meine persönliche Geschichte über die Berührung mit der Geschichte der Medizin. Sie erzählt nicht nur von historischen Begebenheiten, sondern von Menschen, Begegnungen und Abenteuern. Ich habe dieses Buch nicht nur geschrieben, sondern auch gelebt. Mein Weg führte mich zur Generalaudienz von Papst Benedikt XVI. nach Rom, zur Klagemauer in Jerusalem und auf die Spuren von Charles Darwin zu den entlegenen Galapagos Inseln. Menschen, Begegnungen, Abenteuer, Freunde.

Dankbarkeit!

...und die Geschichte hat gerade erst begonnen ... my-life@gmx.de

Heilbronn, den 4. April 2011

Inhaltsverzeichnis

Den Centaurus Verlag gibt es nicht mehr. Leider ist mir die Formatierung für den Selbstverlag nicht ganz optimal gelungen. Ich bitte dies zu entschuldigen.

Radolfzell am Bodensee, den 26. August 2023

2 Einleitung (Fragestellung, Forschungsstand, Quellen und Literaturgrundlage)

Die von mir vorgelegte Doktorarbeit befasst sich mit der Einstellung der katholischen Amtskirche zum menschlichen Körper im 19. und 20. Jahrhundert. Die rasante medizinische Entwicklung bringt immer wieder neue Erkenntnisse und auch Weltanschauungen hervor, die nicht ausschließlich im Einklang mit kirchlichen Grundsätzen stehen. Ständig werden Päpste gefordert Stellung zu beziehen, um sich Macht und Einfluss zu sichern. Im Wettstreit mit der Wissenschaft bewegen sich ihre Handlungsstrategien zwischen Klagen, Ermahnungen, Drohungen, Verboten, aber auch Kompromissen.

Wer ist eigentlich Herr über den menschlichen Körper? Gehört er dem Menschen selbst, der mit seinem Verstand und Gewissen bestimmen kann, wie er ihn behandelt? Gehört er Gott, der ihn beseelt hat? Ist er nur ein Produkt zur Arterhaltung, ohne tieferen Sinn? Ist Krankheit eine Strafe für sündiges Verhalten oder durch Infektion oder Fehlfunktion von Zellen hervor gerufen? Diese Fragen tauchen im 19. Jahrhundert auf und bedürfen für jeden einzelnen Menschen der Klärung.

Das 20. Jahrhundert ist durch den diagnostischen und therapeutischen Fortschritt geprägt, der immer extensivere invasive Eingriffe in den Körper bzw. das menschliche Leben erlaubt. Der Mensch kann bestimmen, welche Maßnahmen er zulässt und welche nicht. Entscheidet der Patient nicht selbst, wird für ihn entschieden. An dieser Stelle wird beleuchtet, inwieweit der

Papst in seiner paternalistischen Vorbildfunktion Einfluss auf die Menschen bzw. deren Vorstellungen zum Umgang mit ihrem Körper nimmt.

Aufgrund der Richtlinienkompetenz des Papstes prägt die Kirche die Gläubigen, sowohl im physischen (z. B. Sexualität, Empfängnisverhütung, Enthaltsamkeit, Kastration, Euthanasie, Todesstrafe), als auch im psychischen Bereich (z. B. seelische Grausamkeit, Repressalien, Exkommunikation). Nicht nur Katholiken fühlen sich in diesem Zusammenhang angesprochen. Indirekt, wie z. B. bei der Gesetzgebung katholisch geprägter Staaten, hat das Vorgehen des Papstes auch bei Nicht- und Andersgläubigen Auswirkungen.

In Veröffentlichungen der katholischen Kirche ist deren Meinung chronologisch nachvollziehbar. Diese sind allerdings oftmals so allgemein formuliert, dass der Auslegungsspielraum im Detail offen bleibt. Meist sind die Darlegungen des Papstes auch politisch gemeint. So wird in der Literatur der katholische Standpunkt häufig im Bezug auf die Staatsführung dargestellt. Da die wissenschaftliche Entwicklung teilweise Grundlage für staatspolitische Intentionen ist, gibt es oftmals nur indirekte Aussagen des Papstes zur Medizin. Manchmal werden von Seiten der Kirche taktische Maßnahmen für eine Beurteilung medizinischer Fragestellungen herangezogen, wie z. B. die Einberufung von Konzilen oder die Benennung von kirchlichen Spezialisten oder beratenden Kommissionen. Es finden sich aber auch direkte Aussagen eines Papstes, wie z. B. das Pockenimpfungsverbot von 1829.

Als Grundlage für diese Arbeit dienen vor allem Enzykliken, Konzile, der Katechismus der Katholischen Kirche, öffentliche Reden des Papstes sowie einschlägige Sekundärliteratur. Zwischen 1800 und 1999 sind insgesamt 280 Enzykliken veröffentlicht worden.

Zitate aus 16 dieser Enzykliken belegen päpstliche Richtlinien zur Körperlichkeit und Lebensführung. Durch Recherche des weiteren Schriftguts werden zusätzliche offizielle Äußerungen des Papstes zum menschlichen Körper identifiziert und zitiert. Die Einflussgebiete des Papstes werden thematisch aufgegriffen und gegliedert: Zunächst ist die Lebensführung der Menschen von Interesse, da sie einen jeden täglich betrifft. Anschließend werden spezielle Eingriffe in den Körper, die mit der Lebensführung in Zusammenhang stehen, so z. B. der Abort, betrachtet. Es folgt eine Darstellung zu den Themen Gesundheit, Krankheit und Krankenpflege im Allgemeinen. Hier kommen die geschichtlichen Entwicklungen in der Medizin besonders zum Tragen. Der Kreis schließt sich mit der Thematik des Todes bzw. des Sterbens. Zwei historisch einschneidenden Begebenheiten wird abschließend Rechnung getragen. Diese sind die Evolutionstheorie von Charles Darwin im 19. Jahrhundert und der Nationalsozialismus im 20. Jahrhundert. Die zuletzt genannten Bereiche fallen nur scheinbar aus dem Rahmen der Dissertation heraus, sie haben jedoch eindrücklich die letzten 200 Jahre aus naturwissenschaftlicher, politischer und kirchlicher Sicht geprägt. Evolution oder Gott? Hier geht es um die Streitfrage der Abstammung bzw. Erschaffung des menschlichen Körpers. Im Kapitel über den Nationalsozialismus wird untersucht, wie der Vatikan sich bezüglich der Zwangssterilisation und Massenvernichtung von Menschen verhält. Insgesamt wird beleuchtet, wie der Papst althergebrachte Doktrinen der katholischen Kirche neu interpretiert und entsprechend der politischen Entwicklung, dem medizinischen- und technischen Fortschritt, sowie hinsichtlich der neuen Weltanschauungen verändert. Außerdem werden die sozialpolitischen Folgen der Position des Papstes im

Zusammenhang mit der geschichtlichen Entwicklung in Europa dargestellt. Hierbei wird auf die Konsequenzen für alle Bevölkerungsschichten eingegangen. Von speziellem Interesse ist der Einfluss auf das Leben der Gläubigen.

Ziel der Arbeit ist, die Position des Papstes zum menschlichen Körper in seiner Gesamtheit in einen Kontext mit dem Zeitgeschehen zu bringen und die Intentionen der Kirche zu analysieren. Abschließend ist zu reflektieren, was die Einstellung des Vatikans zum menschlichen Körper für die heutige junge Generation, die Senioren und speziell die Gläubigen bedeutet und welchen Einfluss sie auf zukünftige Entwicklungen nehmen könnte.

3 Paraphrase / Deutung der Aussagen des Vatikans

3.1 Lebensführung

3.1.1 Heterosexualität

Adam und Eva sind nach dem biblischen Schöpfungsbericht das erste Menschenpaar und Stammeltern aller Menschen. Adam steht für die Vernunft, Eva für die Sinnlichkeit, die Schlange für die Lust. Der Aufstand gegen Gott entsteht durch eine Störung der Vernunft, wobei die Schlange als Vehikel der Versuchung dient. Lust oder Pflicht, Liebe oder pure Erotik - wie gestaltet sich der „richtige" Umgang der Geschlechter miteinander? In den Jahren 1800-1999 vollzieht sich bezüglich der Heterosexualität ein großer Wandel in der Gesellschaft, der vorrangig durch neue Empfängnisverhütungsmethoden geprägt ist (siehe Kapitel 2.2.1).

Da der Papst seine Regularien zur Sexualität auf der Basis der katholischen Eheschließung aufbaut, ist das Sakrament der Ehe von zentraler Bedeutung für den körperlichen Umgang der Geschlechter miteinander. Im 19. Jahrhundert wird die Form der Eheschließung äußerst kontrovers diskutiert. Das Tauziehen gestaltet sich folgendermaßen:

- Im Jahr 1798 wird in Deutschland die Zivilehe eingeführt.
- Nach dem Sturz Napoléons 1814 kehrt Papst Pius VII. nach Rom zurück. 1815 wird Europa auf dem Wiener Kongress, im Sinne der Restauration, neu geordnet. In der Zeit nach 1815 wird die Zivilehe allmählich wieder abgeschafft.

- Infolge des Kulturkampfes (Trennung von Staat und Kirche) wird die Zivilehe 1875 durch das Reichsgesetz unter Reichskanzler Otto von Bismarck wieder eingeführt.[1]

Im Rahmen dieser Eckdaten entwickeln sich bezüglich des Umgangs mit dem Thema „Sexualität" im 19. Jahrhundert unterschiedliche Umgangsformen mit einer Spannbreite von liberal bis erzkonservativ. Nach der Französischen Revolution von 1789 gibt es die sexuelle Aufklärung für jedermann. Fortschrittliche Erzieher unterbreiten der neuen demokratischen französischen Regierung den Vorschlag, Sexualkunde zur Pflicht zu machen und

---

[1] Overath, Joseph, Kirchengeschichte: Orientierungshilfen, Standpunkte, Impulse für Heute, Frankfurt/Main 1987, S. 115.

insbesondere für Mädchen medizinische Informationen über Menstruation, Schwangerschaft, Geburt und Säuglingspflege vorzusehen. Dieser revolutionäre Impuls schwächt sich rasch wieder ab. Nicht nur in Frankreich, sondern überall in Europa wird das Bürgertum immer mächtiger und unter dem Einfluss der Kirche zunehmend konservativer. Die wieder erstarkte Position Papst Pius VII. nach 1815 trägt entscheidend hierzu bei. Der Kirchenstaat wird durch den Wiener Kongress wieder hergestellt und der Papst kehrt als freier Mann am 24. Mai 1814 aus dem Exil in Fontainebleau nach Rom zurück. Alle liberalen Bestrebungen werden konsequent unterdrückt. Das Thema „Sexualität" verschwindet wieder aus den Lehrplänen, kaum dass es richtig eingeführt worden war. Dennoch haben Erwachsene im frühen

19. Jahrhundert noch freien Zugang zu brauchbaren Informationen über Sexualität. In Europa erscheinen eine Anzahl ernst zu nehmender „Ehehandbücher", die zu sexuellen Dingen Stellung nehmen und auch verschiedene Verhütungsmethoden beschreiben. Die Inhalte dieser Bücher sind wissenschaftlich nicht immer zutreffend, da einige wichtige Fakten über die menschliche Fortpflanzung noch nicht bekannt sind (Oscar Hertwig beobachtet 1875 erstmals beim Seeigel die Befruchtung einer weiblichen Eizelle durch eine männliche Keimzelle), sie versuchen jedoch, brauchbare Hilfen zu geben.[2]

Mit der Wiederherstellung des Kirchenstaats (1814) kommt ein zweiter wichtiger Faktor ins Spiel; die Pressezensur. Die Einstellung, dass sexuelle Information für Kinder und Jugendliche schädlich ist, führt dazu, dass diese auch für Erwachsene bewusst zurückgehalten

---

[2] http://www2.hu-berlin.de/sexology/ATLAS_DE/html/sexuelle _aufklaerung _und_erzie.html. - Letzter Zugriff: 15.11.2009.

werden. Die Neugier ist aber so groß, dass die Menschen insgeheim von Sexualität besessen sind. Da man sich nicht mehr offen darüber unterhalten kann, wird Sexualität zur finsteren, drohenden Macht. Am 24. Mai 1829 veröffentlicht Papst Pius VIII., der nur 20 Monate im Amt war, die Enzyklika: „Traditi humilitati nostrae". Er spricht von der Korrumpierung junger Menschen durch Lehrer, die sündhafte, unchristliche Doktrinen verbreiten. Weiterhin beschreibt er diese Doktrinen als pervers und fehlerhaft, echauffiert sich über die öffentliche Attacke auf die Katholische Kirche und beklagt sich darüber, dass jegliche Angst vor der Religion verloren gegangen ist.

Der „gute Geschmack" wird inzwischen sogar so weit getrieben, dass ein „ordentlicher" Bürger die Bücher männlicher und weiblicher Autoren in getrennten Bücherschränken aufbewahrt, damit man ihn nicht beschuldigen kann, er leiste sexueller Promiskuität Vorschub. In dieser Atmosphäre leben die Menschen in der Mitte des 19. Jahrhunderts in ständiger Panik. Jeder glaubt, Ehrbarkeit, Sittsamkeit, Unschuld und Reinheit seien fortwährend bedroht und jede Maßnahme zu deren Verteidigung sei gerechtfertigt.

Die sexuelle Unwissenheit fordert im Laufe des 19. Jahrhunderts einen schrecklichen Preis von der Gesellschaft durch eine Vielzahl unglücklicher Ehen, unerwünschter Kinder und frustrierender Lebensläufe. Niemand wird je das ganze Ausmaß menschlichen Elends, das dadurch verursacht wurde, ermessen können.[3] Die wenigsten Menschen werden sich so explizit zu den Vor- und Nachteilen der Ehe Gedanken gemacht haben wie Charles Darwin vor seiner Eheschließung am 19. 1. 1839, der hier als prominentes

---

[3] Ebenda.

Beispiel gelten soll. (Siehe Tabelle 2.1). Darwin sollte Vater von zehn Kindern werden.

Am Ende des 19. Jahrhunderts werden bestimmte Aspekte des Elends (unglückliche Ehen, unerwünschte Kinder und frustrierende Lebensläufe) so deutlich, dass sie nicht mehr übersehen werden können. 1880 setzt der Vatikan eine Diskussion über die Ehescheidung, „La question du divorce", von Alexandre Dumas, auf den Index verbotener Bücher.[4] Immer mehr Menschen werden nervös, depressiv oder sogar körperlich krank infolge ihrer sexuellen Probleme, und jede Behandlung ist erfolglos, solange diese Probleme verleugnet bleiben. Ärzte wie Freud, Bloch und Hirschfeld, die solchen Patienten zu helfen versuchen, kommen deshalb zu der Überzeugung, dass das Schweigen gebrochen werden muss und Reformen einzuleiten sind. So beginnen sie zunächst ihre Kollegen und später ein größeres Publikum von Erwachsenen über Sexualität zu informieren. Als die Ängste der Erwachsenen schließlich überwunden sind, können auch Jugendliche und Kinder wieder in die Diskussion einbezogen werden. Hierdurch wird der Weg für eine neue und umfassende sexuelle Erziehung frei.[5]

---

[4] Wolf, Hubert, Index, Der Vatikan und die verbotenen Bücher, München, 2006, S. 9.

[5] http://www2.hu-berlin.de/sexology/ATLAS_DE/html/sexuelle_aufklaerung_und_erzie.html. - Letzter Zugriff: 15.11.2009.

Tabelle 3.1: Charles Darwin: „Das ist die Frage"

HEIRATEN	Nicht HEIRATEN
- Kinder - (Wenn es Gott gefällt)	- Keine Kinder,
- ständige Gesellschaft	(kein zweites Leben)
- Freund im Alter,	- Freiheit zu gehen wohin man will
der sich für einen interessiert	- die Wahl der Gesellschaft,
- ein Objekt, das man lieben	auch möglichst wenig davon
und mit dem man spielen kann	- Unterhaltung mit klugen Männern in Clubs
- jedenfalls besser als ein Hund -	- Kein Zwang Verwandte zu besuchen
- ein Heim	- die Kosten und Sorgen,
- jemand, der das Haus versorgt	die Kinder bedeuten, fallen weg
- Mein Gott, es ist unerträg-	- Zeitverlust, kann abends nicht lesen
lich sich vorzustellen, ein	- werde fett und faul
Leben lang nur wie eine ge-	- Sorgen und Verantwortung
schlechtslose Arbeitsbiene	- weniger Geld für Bücher usw.
zuzubringen, nur Arbeit	- wenn viele Kinder, dann
Arbeit und nichts sonst.-	gezwungen Geld zu verdienen.

4

Fast alle Kulturen und Religionen belegen die Sexualität mit vielfachen Verboten und Beschränkungen. Dafür gibt es eine Reihe von Gründen. Der Sexualtrieb verleitet die Menschen immer wieder dazu, Dinge zu tun, die nach den sozialen Regeln und Gesetzen ihres Umfeldes unvernünftig, ja sogar selbstzerstörerisch sind. Die Menschen stehen im Konflikt zwischen Sexualtrieb und Vernunft. Das löst Angst aus und weckt Abwehr.[67]

Die sexuelle Begegnung von Männern und Frauen ist immer mit der Möglichkeit einer Schwangerschaft verbunden. Kinder brauchen die dauerhafte Zuwendung beider Eltern, damit sie sich optimal entwickeln können. Das erfordert Regeln, die den Vater veranlassen, bei der Mutter zu bleiben und sich um seien Nachwuchs zu kümmern. In patriarchalischen Gesellschaften, in denen Vermögen und Einfluss in der männlichen Linie weitergegeben werden, wollen die Männer sicherstellen, dass ihre Söhne auch tatsächlich von ihnen abstammen. Das führt zu rigiden Einschränkungen der Sexualität der Frauen. Sie müssen bei der Eheschließung jungfräulich sein, eine Tugend, die auch von der Kirche gefordert wird.

Papst Leo XIII. fürchtet im Rahmen des Kulturkampfes um die Gültigkeit dieser Regeln bezüglich der Familiengründung und -erhaltung mit der Wiedereinführung der Zivilehe 1875. Er protestiert energisch mit seiner am 10. Februar 1880 veröffentlichten Enzyklika „Arcanum divinae sapientiae", „über die christliche Ehe" gegen die Zivilehe: „Wenn wir dann das Ende der göttlichen Institution der Ehe betrachten, sollten wir sehr klar sehen, dass Gott sie als besonders fruchtbare Unterstützung zum Wohlergehen für den Einzelnen und das Allgemeinwohl gedacht hat" und „ ...jetzt verbreitet sich der Wunsch die natürlichen und göttlichen Gesetze durch von Menschen gemachte Gesetze zu

---

[6] http://www.wir-sind-kirche.de/eichstaett/bruns1.html. - Letzter Zugriff:
[7] .11.2009.

15

ersetzen; und demzufolge hat ein allmähliches Erlöschen des vortrefflichen Ideals der Ehe ...sogar christlichen Ehen die Kraft geraubt, da sie durch die Sündigkeit des Menschen geschwächt wurde." Sicherlich bezieht sich Leo XIII. hier auch auf die Nachwirkungen der Gründerzeit, in der die Industrialisierung in Mitteleuropa, verbunden mit der Landflucht und der Auflösung familiärer Strukturen, stattfindet. Seine Bedenken bezüglich des Erhalts der Familien sind unter Anbahnung des ersten deutschen Wirtschaftswunders (1890-1914) verständlich. Der Fokus der Menschen liegt auf der sozialen Sicherung ihres Lebens durch den Arbeitsplatz. Deutschland ist nach den USA die zweitgrößte Volkswirtschaft der Welt, vor allem im Maschinenbau, in der Automobilindustrie und in der chemischen Industrie. Allerdings nehmen auch die sozialen Ungleichheiten zu. In den Jahren seit 1912 kommt es zu einer Hungerkrise mit Missernten und Lebensmittelknappheit. Infolge der neuen Lebensbedingungen ist die Kinderzahl pro Frau 1920 mit 1,9 Lebendgeborenen an einem Minimum angelangt.[8]

Es folgen die „Goldenen Zwanziger" mit ihren Ausschweifungen, den Tänzen, vor allem der Tango-Seligkeit, der gewagten Mode (durch Coco Chanel geprägt, fallen die Mieder weg und die Röcke werden bis zur Wade gekürzt), der Vielfalt der Medien und dem Frauensport. Das passt nicht ins Weltbild des asketischen Kardinalstaatssekretärs Eugenio Pacelli (später Papst Pius XII.). Berlin, das ist für ihn der Sündenpfuhl. Dazu kommt die Erinnerung an den Kulturkampf in Preußen. Dagegen erscheint ihm Bayern als „zweite Heimat", ein katholisches Land eben.[9]Deutschland ist eines

---

[8] Birg, Herwig, Die demographische Zeitenwende, München, 2001, S. 51.

[9] www.welt.de/.../Die-Nazis-setzten-Pius-XII-die-Pistole-an-den-

der Hauptziele im Visier der vatikanischen Behörden was den Nudismus anbelangt. Cesare Orsenigo, seit dem 25. April 1930 Apostolischer Nuntius in Deutschland, wird aktiv. Keiner der Berichte, die er in den dreißiger Jahren über Nazideutschland anfertigt, kann sich hinsichtlich Detailfreudigkeit und Begeisterung mit jenem messen, den er am 8. Juni 1930 über den Nudismus verfasst. Indem er die Tradition des Phänomens in Deutschland bis ins neunzente Jahrhundert zurückverfolgt, macht er in den Jahren 1918-1919 jenen Punkt aus, an dem die „Schamgrenzen öffentlich niedergerissen werden." Beide Geschlechter gehen nun gemeinsam schwimmen und sonnenbaden. Diese „totale Verworfenheit" und „kollektive Tollheit" verbreitet sich mittels Propaganda. In Deutschland zählt man laut Orsenigo etwa fünf Millionen Nudisten. Die wenigen Katholiken, die beteiligt sind, bezeichnet der Nuntius als „geistig labil". [10] Zum 50. Jahrestag von „Arcanum divinae sapientiae" schreibt Pius XI. am 31. Dezember 1930 die Enzyklika „Casti connubii". Inzwischen ist die Zivilehe zur Normalität geworden und die Weltwirtschaftskrise ausgebrochen. Der Vatikan ist darauf bedacht seine Position, unter anderem durch die Aufzucht einer Nachkommenschaft seiner Gläubigen, zu stärken. Die Kernaussage der Enzyklika konzentriert sich auf den Sexualakt, der ausschließlich zur Zeugung von Kindern praktiziert werden soll: „Jede Sünde, die in Bezug auf die Nachkommenschaft begangen wird, ist in gewissem Sinne auch eine Sünde gegen die eheliche Treue." Die Motivation des Papstes, gerade zu dieser Zeit auf neue Zöglinge seiner Kirche Wert zu legen, liegt auf der Hand. Zur Zeit der Weltwirtschaftskrise sinkt z. B. in Deutschland die Geburtenrate

---

Kopf.html. - Letzter Zugriff: 3.3.2010.
[10] Godman, Peter, Der Vatikan und Hitler, München, 2004, S. 70.

1930 mit 1,8 Kindern pro Frau auf einen neuen Tiefpunkt. Mit der Nutzung neuer Verhütungsmethoden (Latex-Kondome ab 1930, Kalendermethode ab 1920er Jahre) fällt die Zahl der Geburten bis 1932 weiterhin ab. Möglicherweise ist es auch ein Verdienst von Papst Pius XI., dass bis zur Zeit vor dem 2. Weltkrieg wieder 2,5 Kinder pro Frau geboren werden. Dieses Hoch wird bisher nur noch einmal, nämlich im Nachkriegs-Baby-Boom Mitte der 60er Jahre erreicht.[11]

Die Menschen werden in den 1930er Jahren von Hitlers „Mein Kampf" (Ersterscheinung 1925/26) geprägt, der mit salbungsvollen Worten eine gegensätzliche Aussage zu Papst Pius XI. trifft: „Ein völkischer Staat wird damit in erster Linie die Ehe aus dem Niveau einer dauernden Rassenschande herauszuheben haben, um ihr die Weihe jener Institution zu geben, die berufen ist, Ebenbilder des Herrn zu zeugen und nicht Missgeburten zwischen Mensch und Affe."[12] Hitler nimmt hier Einfluss auf die Ehe und den Geschlechtsakt und benutzt die Kirche zur Untermauerung seiner Aussage, indem er selbst bestimmt, wie die Zeugung der Ebenbilder des Herrn vorgenommen werden soll. Pius XI. schreibt in „Casti connubii": "Die Eheleute müssen sich also in allem nach den Normen des göttlichen Gesetzes und des Naturgesetzes richten und sich bemühen, den Willen des allweisen und allheiligen Schöpfers immer mit großer Ehrfurcht vor Gottes Werk zu befolgen." Dies ist eine deutliche Antwort auf den Versuch Hitlers, die Fortpflanzung zur Staatssache zu erklären.

Da Paare zur Sicherung ihres Lebensstandards mit den mittlerweile gängigen Methoden gezielt Schwangerschaften verhüten, finden

---

[11] Birg, Herwig, Die demographische Zeitenwende, München, 2001, S. 51-52.

[12] Hitler, Adolf, Mein Kampf, München, 1938, S. 444-445.

sich in der Pastoralen Konstitution des Zweiten Vatikanischen Konzils „Gaudium et Spes" (1965) praktische Überlegungen zur Sexualethik und Lösungsansätze, die unter bestimmten Umständen eine Geburtenkontrolle erlauben. In Art.48 beharrt die Kirche zunächst wieder und immer noch auf den göttlichen Bund der Ehe. Die Ehe sei keine Erfindung des Menschen, denn „Gott selbst ist Urheber der Ehe." In Art. 49 wird die sittliche Würde des Ehevollzugs unterstrichen. Diese scheint inzwischen selbstverständlich zu sein, kann aber als stillschweigende Korrektur der früheren Verteufelung der Sexualität gewertet werden. Es handelt sich hier um die noch immer wirkende augustinische Auffassung, dass erotisches Verlangen die Folge der Erbsünde ist. Demnach bedürfte die erotische Liebe in der Ehe jedes Mal einer Entschuldigung![12]

Spannend wird es in Art. 50 und Art. 51. Hier werden traditionell die eheliche Liebe und Fruchtbarkeit angesprochen. Neu ist, dass der Liebe zwischen Mann und Frau Rechnung getragen wird. In der empfindlichen Frage nach der Trennung von Ehevollzug und Zeugung kommt das Konzil einen Schritt voran. Die Ausrichtung auf Nachkommenschaft ist Ziel der Ehe im Allgemeinen, aber nicht Ziel jedes einzelnen Ehevollzugs.

So heißt es in Artikel 51: „Das Konzil weiß, dass die Gatten in ihrem Bemühen, das Eheleben harmonisch zu gestalten, oft durch mancherlei Lebensbedingungen der heutigen Zeit eingeengt sind und sich in einer Lage befinden, in der die Zahl der Kinder - mindestens zeitweise - nicht vermehrt werden kann und der Vollzug treuer Liebe und die volle Lebensgemeinschaft nur schwer gewahrt werden können. Wo nämlich das intime eheliche Leben unterlassen

---

[12] Pesch, Otto Hermann, Das Zweite Vatikanische Konzil, Würzburg, 1993, S. 337.

wird, kann nicht selten die Treue als Ehegut in Gefahr geraten und das Kind als Ehegut in Mitleidenschaft gezogen werden; denn dann werden die Erziehung der Kinder und auch die tapfere Bereitschaft zu weiteren Kindern gefährdet." Zwischen diesen Zeilen versteckt sich eine Erlaubnis zur Konzeptionsverhütung.

Die Begierlichkeit und das „Ehegut" als Heilmittel (remedium concupiscentiae) dafür werden in „Gaudium et Spes" gar nicht mehr erwähnt. In der 35 Jahre zuvor erschienenen Enzyklika „Casti connubii" wird die Hierarchie in der Familie noch eindeutig festgelegt. Dies Enzyklika hält „ ...die Überordnung des Mannes über Frau und Kinder und die willfährige Unterordnung, den bereitwilligen Gehorsam von Seiten der Frau ..." fest. Diese Auffassung hält sich auch weiterhin im 20. Jahrhundert. Die früh-scholastische Ansicht der „ehelichen Pflicht" wird immer noch als Zwang angesehen. Die Frau muss ihrem Ehemann zu willen sein, auch wenn er z. B. aussätzig ist oder sie selbst in Lebensgefahr schwebt. Das weibliche Geschlecht wird als gefühllos und ohne Verlangen dargestellt. Frauen sind Erfüllungsgehilfinnen, „Krankenschwestern", ja, das remedium concupiscentiae (die Heilung des Begehrens) für die Begierlichkeit des Mannes. [13] Nachdem der Bundestag über Jahrzehnte ausgiebig gestritten hatte, wurde die Vergewaltigung in der Ehe erst 1997 nach Strafgesetzbuch, §177, ausdrücklich unter Strafe gestellt. Der Beschluss vom 23. Mai 2007 (Landgericht Tübingen) besagt außerdem, dass der religiös-kulturelle Hintergrund auch bei Vergewaltigung der Ehefrau keinen Strafmilderungsgrund darstellt.

Das Konzil als hilfreiches Instrument zu Fragen der Ehe hat sich erspart, die alten Lehren von 1930 zu wiederholen. Ein

---

[13] Laudowicz, Edith u. Dorlies Pollmann, Weil ich das Leben liebe, Bonn, 1985, S. 134.

Stillschweigen soll die Aufhebung dieser Lehren ersetzen. Eine Entschuldigung der Kirche für all die Gewissensängste und seelischen Grausamkeiten, die sie jahrelang den Christen auferlegt hat, gibt es nicht.

Interessanterweise finden sich lange vor 1997, im Apostolischen Schreiben „Familiaris consortio" (1968) von Papst Paul VI. und in der Enzyklika „Humanae Vitae" (1981) von Papst Johannes Paul II., Aussagen zum Umgang der Ehepartner miteinander bzw. zur Wertschätzung der Ehefrau. Paul VI.: lässt verlauten: "Man weist ja mit Recht darauf hin, dass ein dem Partner aufgenötigter Verkehr, der weder auf sein Befinden noch auf seine berechtigten Wünsche Rücksicht nimmt, kein wahrer Akt der Liebe ist ..." und Johannes Paul II. wird mit einem Zitat des heiligen Ambrosius noch expliziter: "Du bist nicht ihr Herr, sondern ihr Mann; sie ist dir nicht zur Sklavin gegeben, sondern zur Gattin .... Erwidere ihre Aufmerksamkeiten gegen dich und sei ihr dankbar für ihre Liebe."

In der zweiten Hälfte des 20. Jahrhunderts lösen sich gesellschaftliche Zwänge und Grenzen zunehmend auf. Junge Frauen dürfen sich ohne Anstandsdame mit Männern treffen. Ein gemischtes Freizeitleben und eine gemeinsame Arbeitswelt entstehen. Es liegen bei Männern wie Frauen zwischen Beginn des sogenannten Liebeslebens und Gründung einer Familie nicht selten zwanzig Jahre. Ein halbes Leben, das der Mensch verbringt mit Begegnungen und Alleinsein, immer wieder mit der Suche nach einem Partner, mit Affären und Beziehungen, die kaum mehr zusammenhält als die körperliche Liebe, meist weniger noch, ein Einvernehmen, ein Sommer, eine Reise, deren Dauer zwischen einigen Tagen und ein paar Jahren schwankt. Ein halbes Leben, in dem der Mensch - gleichgültig wie er selbst empfindet für andere Menschen als möglicher Partner zur Verfügung steht, nicht unwiderruflich gebunden, von keinem Tabu belegt. Auch wer kein „Single" ist, wird wie einer wahrgenommen.[14] Ein Trend der, trotz aller Versuche der Einflussnahme durch die Kirche, unaufhaltbar ist.

3.1.2 Homosexualität

Es ist nach wie vor ungeklärt, auf welche Weise und wodurch es zur Ausprägung einer homosexuellen Orientierung kommt. Das wird wohl auch nie eindeutig geklärt werden können, weil man mit Menschen nur sehr bedingt experimentieren kann. Die Frage nach den Ursachen der Homosexualität ist nur für diejenigen interessant, für die Homosexuelle minderwertig sind und die deshalb wissen möchten, wie man Homosexualität verhüten oder doch wenigstens heilen kann. Wenn man dagegen homosexuelles und heterosexuelles Empfinden und Verhalten als gleichwertige Ausprägungen der einen menschlichen Sexualität ansieht, wird damit die Frage nach den Ursachen der Homosexualität als das entlarvt, was sie eigentlich ist, nämlich eine vorwissenschaftliche Fragestellung. Die richtige Frage kann nur lauten: Warum empfinden Menschen hetero-, homo- oder bisexuell und wie können sie auf dieser Grundlage ihr Leben in der Gesellschaft sinnvoll gestalten?[1516]

Innerhalb der letzten 200 Jahre erlebt die Homosexualität einen Wandel von gesellschaftlicher Akzeptanz, zur Ächtung und wieder zur gesellschaftlichen Akzeptanz. Die katholische Kirche hat Homosexualität nie befürwortet, streitet aber auch nicht so

---

[14] Hillenkamp, Sven, Das Ende der Liebe, Stuttgart, 2009, S. 100-102.

[15] http://www.wir-sind-kirche.de/eichstaett/bruns1.html. - Letzter Zugriff:

[16] .2.2010.

vehement um das Thema wie z. B. um die Beibehaltung der kirchlichen Eheschließung oder die Sünde der Masturbation. Möglicherweise liegt es daran, dass der Papst um die homosexuellen Männer weiß, die sich in den Schutz der zölibatären katholischen Kirche begeben haben.

Das 19. Jahrhundert beginnt in zahlreichen Staaten, die sich am französischen Code civil orientieren, recht liberal. Im Jahr 1804 führt dies zur Abschaffung aller Gesetze gegen die „widernatürliche Unzucht", so etwa in den Niederlanden, im Rheinland und in Bayern. Preußen wandelt 1794 mit der Einführung des Allgemeinen Landrechts die Todesstrafe in eine Zuchthausstrafe um. Mit der Wiedereinführung der kirchlichen Ehe im Jahre 1815 dokumentiert der Vatikan die Heterosexualität als Maß für die richtige Lebensgemeinschaft. Deshalb sind von Seiten des Papstes keine offiziellen Verlautbarungen gegen die Homosexualität vonnöten. Gleichgeschlechtliche Beziehungen werden in der Heiligen Schrift von jeher als schwere Verirrungen verurteilt und als „nicht in Ordnung" eingestuft, was auch stillschweigend im 19. Jahrhundert gilt.

Die Akzeptanz von homosexuellem Verhalten hängt in hohem Maß von gesellschaftlichen und kulturellen Rahmenbedingungen ab, die in der Mitte des 19. Jahrhunderts einem Wandel unterliegen. 1869-1870 findet das Erste Vatikanische Konzil der römischkatholischen Kirche statt. Auf dem Konzil wird die Unfehlbarkeit des Papstes und seine oberste Richtergewalt über die ganze Kirche definiert. Am 1. Januar 1872 wird aus dem exakt ein Jahr zuvor in Kraft getretenen Strafgesetzbuch des Norddeutschen Bundes das Strafgesetzbuch des Deutschen Reiches. Damit ist der Beischlaf zwischen Männern auch in Bayern wieder strafbar. Nahezu wortgleich mit seinem preußischen Vorbild aus dem Jahr 1851 bestimmt der neue §175 des Reichsstrafgesetzbuchs (RStGB): „Die widernatürliche Unzucht, welche zwischen Personen männlichen Geschlechts oder von Menschen mit Tieren begangen wird, ist mit Gefängnis zu bestrafen; auch kann auf Verlust der bürgerlichen Ehrenrechte erkannt werden."[17]Papst Leo XIII. äußert sich in seiner Enzyklika „Arcanum divinae sapientiae" von 1880 über die christliche Ehe. Mit Sorge stellt er fest: „Jetzt verbreitet sich der Wunsch die natürlichen und göttlichen Gesetze durch von Menschen gemachte Gesetze zu ersetzen; und demzufolge hat ein allmähliches Erlöschen des vortrefflichen Ideals der Ehe, ...sogar christlichen Ehen die Kraft geraubt, da sie durch die Sündigkeit des Menschen geschwächt wurde." Hieraus ist abzuleiten, dass homosexuelle Handlungen, die im Widerspruch zum Sakrament der Ehe stehen, eine Sünde sind.

Ein prominentes Beispiel für Homosexualität im 19. Jahrhundert ist Oscar Wilde. Am 25. Mai 1895 wird Oscar Wilde wegen „Unzucht" zu zwei Jahren schwerer körperlicher Zwangsarbeit verurteilt. Der „Criminal Law Amendment Act", eine Ergänzung des britischen Strafgesetzes, die sexuelle Handlungen zwischen Männern unter Strafe stellte, war erst 1885 in Kraft getreten. Von Wilde stammen Aphorismen wie: „Ich kann allem widerstehen, nur nicht einer Versuchung" und „Der einzige Weg, eine Versuchung loszuwerden, ist, ihr nachzugeben." Sein Seitenhieb auf das Märtyrertum lautet: „Eine Sache ist nicht unbedingt wahr, nur weil ein Mensch für sie stirbt". Im Jahr 2007 hat der Vatikan Sätze Wildes in seine neue Anthologie „Provokationen: Aphorismen für ein anti-konformistisches Christentum" aufgenommen. Herausgeber ist Pater Leonardo Sapienza, aus der Protokollabteilung. Diese

---

[17] http://de.wikipedia.org/wiki/%C2%A7_175. - Letzter Zugriff: 6.2.2010.

versöhnliche Geste resultiert sicherlich auch daraus, dass Wilde drei Tage vor seinem Tode, im November 1900, in seinem Pariser Exil zum Katholischen Glauben konvertierte. Sein Kommentar zur Konversion: „Die Katholische Kirche ist für Heilige und Sünder - für respektable Menschen tut es die Anglikanische Kirche auch."[18]

Der Begründer der Psychoanalyse, Sigmund Freud, nennt Homosexualität „Inversion" und unterscheidet absolut invertierte-, amphigen invertierte- (bisexuelle) und okkasionell (situationsabhängig) invertierte Typen.[19] Im Jahr 1905 lautet seine Schlussfolgerung zum Thema: „Homosexualität" wie folgt: „Wir sehen uns zwar außerstande, die Entstehung der Inversion aus dem bisher vorliegenden Material befriedigend aufzuklären, können aber merken, dass wir bei unserer Untersuchung zu einer Einsicht gelangt sind, die uns bedeutsamer werden kann als die Lösung der obigen Aufgabe. Wir werden aufmerksam gemacht, dass wir uns die Verknüpfung des Sexualtriebes mit dem Sexualobjekt als eine zu innige vorgestellt haben. Die Erfahrung an den für abnorm gehaltenen Fällen lehrt uns, dass hier zwischen Sexualtrieb und Sexualobjekt eine Verlötung vorliegt, die wir ...in Gefahr sind zu übersehen. Wir werden so angewiesen, die Verknüpfung zwischen Trieb und Objekt in unseren Gedanken zu lockern." [20] Diesen Aussagen sind bis Ende des 20. Jahrhunderts nur noch Erkenntnisse aus dem Tierreich hinzuzufügen.

---

[18] http://www.guardian.co.uk/books/2009/jul/17/vatican-embraces-oscarwilde. - Letzter Zugriff: 19.2.2010.

[19] Freud, Sigmund, Drei Abhandlungen zur Sexualtheorie, Frankfurt/Main, 1999, S. 38-39.

[20] Ebd., S. 48-49.

Forscher haben festgestellt, dass die Homosexualität bei Tieren einen festen Platz hat, obgleich sie der Fortpflanzung und der Evolution nicht zu nützen scheint. Der jüngste Beitrag zum Thema stammt von dem Biologen Bruce Bagemihl, der in zehnjähriger Arbeit hunderte von Studien gesammelt hat. In seinem 750seitigen Buch „Biological Exuberance" [21] beschreibt er die Vielfalt der Homosexualität im Tierreich - und stellt die provokative These auf, es sei Unsinn, beim Anblick schwuler Giraffen oder lesbischer Eichhörnchen über einen rationalen Sinn zu grübeln. Vielmehr sei die Homosexualität Ausdruck der Spielfreude der Natur - mehr nicht.[22]

1922 wird ein Geheimschreiben des Vatikans zur Homosexualität unter dem Namen „Crimen sollicitationis" (Verführung zu sexuellen Handlungen) von Kardinal Merry del Val unter Papst Pius XI. an die Bischöfe versendet. Das Dokument wird im Hinblick auf das II. Vatikanische Konzil unter Papst Johannes XXIII. 1962 von Alfredo Kardinal Ottaviani aktualisiert. Es gibt Richtlinien für die Verfahrensweise mit Klerikern, die beschuldigt werden, homosexuelle Handlungen oder obszöne Akte mit Kindern oder Tieren vorgenommen zu haben. Sanktionen erfolgen demnach nur, wenn der eindeutige Beweis für einen homosexuellen Akt bei einem Geistlichen vorliegt. Diese Ordnungsmaßnahmen, wie die Suspendierung von göttlichen Aufgaben, Degradierung, und die Reduktion auf den Laien-Status sind von öffentlichem Charakter, auch wenn der Prozess an sich mit der gebotenen Geheimhaltung durchgeführt wird. Die vertrauliche Behandlung des Prozesses soll

---

[21] New York, 1999.

[22] http://www.zeit.de/1999/33/199933.schwule_viecher_.xml. - Letzter Zugriff 10.10.2009.

Zeugen die Möglichkeit geben, frei zu sprechen, Priester vor Rufmord schützen, bis die Schuld nachgewiesen wird, und Opfer ermutigen, Anzeige zu erstatten.[23]

1935 verschärfen die Nationalsozialisten den §175, unter anderem durch Anhebung der Höchststrafe von sechs Monaten auf fünf Jahre Gefängnis. Darüber hinaus wird der Tatbestand von „beischlafähnlichen" auf sämtliche „unzüchtigen" Handlungen ausgeweitet. Während dieser Zeit werden etwa 10.000 bis 15.000 Schwule in Konzentrationslager verschleppt, in denen sie den Rosa Winkel (rosafarbenes Dreieck auf der Jacke) tragen müssen. Die Anzahl der wegen Homosexualität verurteilten gipfelt, laut Statistischem Reichsamt, 1938 bei 8.562 Erwachsenen und 974 Jugendlichen, unter 18 Jahren. Insgesamt überleben nur etwa 40 bis 50 Prozent der Inhaftierten das KZ. Obwohl es in Deutschland kein Gesetz gegen die lesbische Liebe gibt, verhaftet die Gestapo eine unbekannte Zahl von Frauen wegen ihrer Homosexualität oder unter anderem Vorwand. Während dieser Zeit verurteilte Schwule werden in Deutschland am 17. Mai 2002 durch den Bundestag symbolisch rehabilitiert.[2425]

Bis zur Reform des §175 im Jahr 1969 arbeitet die Polizei mit Spitzeln in der schwulen Subkultur und geheimen Rosa Listen, auf denen zahlreiche Namen von homosexuellen Männern verzeichnet sind. Da Homosexualität verfolgt und bis in die 1970er Jahre als psychische Erkrankung diagnostiziert wird, können Homosexuelle auch auf unbestimmte Zeit freiheitsentziehend in einer

---

[23] http://en.wikipedia.org/wiki/Crimen_sollicitationis_%28document%29.
- Letzter Zugriff 19.2.2010.
[24] http://de.wikipedia.org/wiki/Homosexualit%C3%A4t. - Letzter Zugriff:
[25] .2.2010.

forensischen Psychiatrie untergebracht werden.[26] 1962 rechtfertigt der unter Konrad Adenauer vorgelegte Regierungsentwurf eines Strafgesetzes für die Bundesrepublik Deutschland die Aufrechterhaltung des § 175 wie folgt: "Die von interessierten Kreisen in den letzten Jahrzehnten wiederholt aufgestellte Behauptung, dass es sich bei dem gleichgeschlechtlichen Verkehr um einen natürlichen und deshalb nicht anstößigen Trieb handele, kann nur als Zweckbehauptung zurückgewiesen werden. ...Wo die gleichgeschlechtliche Unzucht um sich gegriffen und großen Umfang angenommen hat, ist die Entartung des Volkes und der Verfall seiner sittlichen Kraft die Folge." Ab 1965 zeichnet sich der allgemeine Wertewandel in der Gesellschaft(Zweites Vatikanisches Konzil, Pillenknick, 68er-Bewegung) auch immer mehr in der Statistik der Verurteilungen durch sinkende Zahlen ab. 1965 sind es 2.538 Verurteilungen nach §175 und 1975 nur noch 160.[27][28]

Im Jahr 1973 bestätigt die American Psychiatric Association (APA) das Paradigma der Normvariation und entfernt Homosexualität aus ihrer Auflistung psychischer Störungen. Dem Beispiel der APA folgend, übernehmen die wichtigsten Verbände und Standesorganisationen des Gesundheitswesens in den USA und anderen Ländern das Paradigma von Homosexualität als normale Variation des sexuellen Verhaltens. Im Jahr 1993 wird Homosexualität schließlich auch aus der International Classification of Diseases (ICD) der Weltgesundheitsorganisation (WHO) entfernt.[28]

---

[26] Ebd. - Letzter Zugriff: 19.2.2010.

[27] http://de.wikipedia.org/wiki/%C2%A7_175e. Letzter Zugriff: 19.2.2010.

[28] http://www.community-muenchen.de/drescher.htm. - Letzter Zugriff: [28] .7.2010.

Papst Paul VI. nimmt in seiner Erklärung „Persona Humana" aus dem Jahr 1975 vermittelnd zur Homosexualität Stellung, indem er sie als nicht gut zu heißende Anomalie bezeichnet, für die der Betroffene allerdings nicht selbst verantwortlich ist.

Die Bildzeitung veröffentlicht am 16. 2. 2006 einen skandalösen Artikel, in dem spekuliert wird, dass Papst Paul VI. (1963-1978) homosexuell war und damit erpresst wurde. „Die Wochenzeitschrift „Espresso" will ein Dossier des verstorbenen Vize-Kommandanten der Carabinieri Giorgio Manes (1969) entdeckt haben. In dem Papier schreibt Manes, dass Paul VI. ein Liebesverhältnis mit einem Schauspieler gehabt haben soll. Die Carabinieri erpressten den Papst, der sich im Gegenzug im italienischen Außenministerium für die Beförderung bestimmter Carabinieri stark machen sollte. Historiker sollen jetzt die Echtheit der Papiere klären."[29]War Paul VI. fortschrittlich und liberal oder sogar persönlich von der Homosexualität betroffen? Dies wird ein Geheimnis bleiben. In seinem Schreiben von 1986 „ermutigt" Joseph Kardinal Ratzinger, in seiner Funktion als Kardinalpräfekt der Kongregation für die Glaubenslehre, die Bischöfe homosexuelle Personen in ihren Bistümern pastoralen Beistand angedeihen zu lassen. Die Seelsorger sollen ihnen klarmachen, dass es für sie nur die Wahl zwischen völliger Enthaltsamkeit oder ewiger Verdammnis gibt; denn auch Masturbation ist ein „schwerer Verstoß gegen die

---

[29] http://www.bild.de/BTO/news/aktuell/2006/01/28/schwulerpapst/schwuler-papst-erpressung.html. - Letzter Zugriff: 7.2.2010.

sittliche Ordnung". Hier wird im Vergleich zur „Persona humana" wieder ein härterer Ton angeschlagen.[3031]

Laut KKK 2357 (1992) sind homosexuelle Handlungen auf keinen Fall zu billigen. Für den Vatikan hat das Problem jedoch noch eine tiefgreifendere Dimension. Für ihn geht es um den Fortbestand der jahrhundertelang tradierten und verteidigten katholischen Sexualmoral. Für diese Lehre ist nicht der Gegensatz zwischen homo- und heterosexuell grundlegend, sondern ob ein Sexualakt natürlich oder unnatürlich ist, das heißt im Klartext, ob ein Akt auf Zeugung gerichtet ist oder nicht. Deshalb trifft das Verdammungsurteil nicht nur die Homosexualität, sondern auch die Masturbation und die sogenannte künstliche Empfängnisverhütung. Infolgedessen würde das ganze Lehrgebäude zusammenbrechen, wenn der Vatikan auch nur in einem dieser Punkte einlenken würde. [3233] In diesem Zusammenhang ist die Homosexualität zum Ende des 20. Jahrhunderts weiterhin eine „Sünde, die schwer gegen die Keuschheit verstößt". Auch nach deutschem Gesetz ist der Fall klar: 1994 wird der §175 aus dem deutschen Strafgesetzbuch gestrichen. Zusammenfassend ist festzustellen, dass die Homosexualität während der letzten zwei Jahrhunderte im Vergleich zu heterosexuellen Praktiken von vatikanischer Seite nicht besonders aufwendig diskutiert wird. Es wird eine Missbilligung ausgesprochen, doch eine Enzyklika ist dieses Thema offensichtlich

---

[30] http://www.wir-sind-kirche.de/eichstaett/bruns1.html. Letzter Zugriff:
[31] .3.2010.
[32] 1http://www.lsvd.de/611+M504b5918ec2.0.html.   -
Letzter Zugriff:
[33] .2.2010.

nicht wert. „Taktisch" betrachtet bietet das Priesteramt homosexuellen Männern einen idealen Unterschlupf. In der Zeitschrift „Commonweal" (New York) haben Priester zugegeben, dass gerade das Heiratsverbot viele homosexuelle Männer dazu verführt hat, Priester zu werden, da es ein hochangesehener Beruf ist und sie vor jeder gesellschaftlichen Verdächtigung, dank Zölibat, schützt.[34]

Die katholische Kirche in Kanada setzt offenbar auf HIV-Tests, um homosexuelle Priesteranwärter während des Bewerbungsverfahrens auszusortieren. Einem Bericht der „Montreal Gazette" (2004) zufolge unterstützt der Bischof von Montreal, Kardinal Jean Claude Turcotte, die Vorgehensweise, auch wenn nicht nur Schwule von HIV betroffen sind: „Ein positiver Test ist zumindest eine Alarmglocke." Im Fall von AIDS wird der betroffene Bewerber gefragt, wie er sich infiziert hat. Homoorganisationen prüfen nun, ob sie das Priesterseminar wegen der Verletzung von Menschenrechten verklagen können.[35][36]

Der Zeitgeist zum Thema „Homosexualität" am Ende des 20. Jahrhunderts lässt sich am besten am Beispiel von Klaus Wowereit erfassen, der seine Homosexualität am 10. Juni 2001 auf einem Sonderparteitag öffentlich macht. Er nimmt damit einer sich abzeichnenden Thematisierung durch die Medien samt den unkalkulierbaren Auswirkungen im bevorstehenden Wahlkampf den Wind aus den Segeln. Er outet sich mit den Worten: „Ich bin

---

[34] Rohde, Norbert, Mein Abschied von der Bibel: Vom alten Glauben zum neuen Wissen, Berlin, 2009, S. 163-164.

[35] 3http://www.queer.de/detail.php?article_id=490. LetzterZugriff:

[36] .2.2010.

schwul und das ist auch gut so!" Sechs Tage später wird Wowereit zum Bürgermeister von Berlin gewählt. [37]

3.1.3 Masturbation

Medizingeschichtlich gilt die Masturbation im antiken Griechenland als vollständig akzeptierte Spielart gesunder Sexualität. So masturbierte z. B. der berühmte griechische Philosoph Diogenes von Sinope öffentlich und sagte, dass die Masturbation herrlich sei, wenn er doch nur auch seinen Magen durch Reiben stillen könnte. [38] Ab dem späten Mittelalter wird sie genauso wie alle anderen Formen der Sexualität, die nicht ausschließlich der Fortpflanzung dienten, von der römisch-katholischen Kirche als Sünde betrachtet. [39] Thomas von Aquin (1225-1274), einer der einflussreichsten Theologen des Mittelalters, fasste die gesamte Sexualethik in einer dreifachen Faustregel zusammen. Danach erlaubte Gott sexuelle Handlungen nur: erstens, mit dem richtigen Partner (d. h. dem Ehepartner), zweitens, auf die richtige Weise (d. h. durch Coitus) und drittens, zum richtigen Zweck (d. h. zur Fortpflanzung). [4041] Von vatikanischer Seite finden sich auf dieser Basis im 19. und 20. Jahrhundert kaum Verlautbarungen. Erst 1975

---

[37] http://www.taz.de/?id=archivseite&dig=2001/06/12/a0088. - Letzter Zugriff: 6.2.2010.

[38] http://www.berlinonline.de/berliner-zeitung/spezial/kritiken/buecher/101083/index.php.

   - Letzter Zugriff: 17.3.2010.

[39] http://de.wikipedia.org/wiki/Masturbation. - Letzter Zugriff: 17.3.2010.

[40] 7http://de.wikipedia.org/wiki/Sexualwissenschaft. Letzter Zugriff:

   [41] .3.2010.

nimmt Papst Paul VI. in der Erklärung „Persona Humana" zur Masturbation Stellung. Da die Selbstbefriedigung auch im Zeitalter der Aufklärung immer noch gesellschaftlich zur Sünde erklärt wird, besteht von päpstlicher Seite kein Handlungsbedarf. Um die Einstellung der Menschen zur Onanie im 19. Jahrhundert zu verstehen, ist es nötig zu den einschlägigen Sichtweisen des 18. Jahrhunderts zurückzugehen. 1710 veröffentlicht der Londoner Arzt Bekkers anonym die „Onania", welche 1736 in Deutschland unter dem Titel: „Onania, oder die erschröckliche Sünde der Selbstbefleckung" erscheint. Bekkers brandmarkt den aus der Selbstbefriedigung entstehenden männlichen Orgasmus als mordgleich, da menschliches Leben hätte erzeugt werden können. [42] Er glaubt herausgefunden zu haben, dass Onanie für Krankheiten wie Epilepsie und Unfruchtbarkeit verantwortlich ist. In der Folgezeit erkennen immer mehr Wissenschaftler scheinbare Auswirkungen der Onanie, wie z. B. Gehirnaustrocknung, Schädelverformung, geistige und seelische Schäden. Jugendliche werden grausamen und überflüssigen „Behandlungen" unterworfen, um sie von diesem „einsamen Laster" zu heilen. Manche entwickelten so große Schuldgefühle, dass sie Suizid begehen. Das Tragen von Keuschheitsgürteln mit Innendornen oder das Verpacken der Hände in Säcke, wird als Präventivmaßnahme praktiziert. [43] Auf der Säftelehre basierend, wonach Menschen immer nur eine bestimmte Menge an Körpersäften zur Verfügung haben, entzieht die Onanie dem menschlichen Körper

---

[42] Schirmer, Sonja, Lenz-Jahrbuch: Sturm-und-Drang-Studien, Band 13-14, St. Ingbert, 2008, S. 185.

[43] http://www.schoener-onanieren.de/wissenswertes_selbstbefriedigung /wissenswertes_selbstbefriedigung.html. - Letzter Zugriff: 17.3.2010.

lebenswichtige Kräfte. Sie verursacht eine fahle Gesichtsfarbe und dunkle Augenringe und schwächt den menschlichen Organismus bis zum Tod. Diese Theorie ist in der zweiten Hälfte des 18. Jahrhunderts verbreitet und wird auch deshalb geglaubt, weil die von der Kirche ohnehin schon als Todsünde gebrandmarkte einsame Praktik der Masturbation nun ebenfalls von berühmten zeitgenössischen Ärzten (z. B. Tissot, Lausanne, (1725-1797)) verurteilt wird.[44]

Auf der Basis der Theorien des 18. Jahrhunderts findet im 19. Jahrhundert in ganz Europa geradezu ein „Feldzug gegen die Masturbation" statt. Es erscheinen unzählige wissenschaftliche und populärwissenschaftliche Veröffentlichungen, welche die angeblichen Gefahren der Masturbation anprangern und Methoden zu ihrer Verhinderung anbieten.[45]

Der ungarische Arzt Heinrich Kaan veröffentlicht 1844 in Leipzig seine 124 Seiten starke lateinische Schrift „Psychopathia sexualis". Sie steht in der Tradition der vorhergegangenen „Onanie Literatur". In ihr werden die Sündenvorstellungen des Christentums in medizinische Diagnosen umgewandelt. Die ursprünglich theologischen Schimpfwörter „Perversion", „Aberration" und „Deviation" werden so erstmals Teil der Wissenschaftssprache.[46] Falsche Vorstellungen kursieren über Jahrhunderte, so z. B. dass „Selbstbefleckung" die gesunde geschlechtliche Entwicklung eines Knaben behindere und zur Gehirnerweichung und zum Rückenmarkschwund führt. Auch Krebs

---

[44] Klein, Andrea, Jede Kommunikation ist wie Kunst: die Sprache des Gartens, Würzburg, 2003, S.45.

[45] http://de.wikipedia.org/wiki/Masturbation. - Letzter Zugriff: 17.3.2010.

[46] http://wapedia.mobi/de/Sexualwissenschaft. - Letzter Zugriff: 17.3.2010.

oder Lepra sollen angeblich die Folge der Masturbation sein. Erst nachdem Robert Koch 1882 den Tuberkelbazillus entdeckt, behaupten die Mediziner nicht mehr, dass Masturbieren Tuberkulose hervorrufe.[47]

Noch 1899 veröffentlicht der deutsche Arzt Hermann Rohleder sein Buch: „Die Masturbation: Eine Monographie für Ärzte, Pädagogen und gebildete Eltern." Hier finden sich keine neuen Erkenntnisse im Vergleich zum 18. Jahrhundert. Er hält die Selbstbefriedigung für ein Laster, das besonders schädlich für das Nervensystem ist und weist Eltern an, die Hände ihrer Kinder, bei Bedarf, nachts zusammenzubinden.[48]

Sigmund Freud befasst sich eingehend mit der Masturbation und führt die Gegenthese, Masturbation sei in der Jugend natürlich und für Kinder förderlich, um die eigene Sexualität zu entdecken. Exzessive Masturbation sieht er jedoch als mögliche Ursache für chronische Erschöpfungszustände an.[49]

Im Jahr 1912 veröffentlicht die „Wiener Psychoanalytische Vereinigung" eine Schrift unter dem Titel: „Die Onanie". Freud und der Psychoanalytiker W. Stekel führen den Vorsitz bei einer Sitzung. Im Wesentlichen geht es um zwei Themenschwerpunkte:

---

[47] http://de.wikibooks.org/wiki/Sexualit%C3%A4t/ _Selbstbefriedigung. - Letzter Zugriff: 17.3.2010.

[48] Stengers,Jean; van Neck, Anne, Masturbation: The history of a great terror, New York, 2001, S. 137.

[49] http://de.wikipedia.org/wiki/Masturbation. - Letzter Zugriff: 17.3.2010.

- Freuds Lehre von der infantilen Sexualität: die Onanie in der frühen Kindheit ist ubiquitär, bildet die Regel und entspricht damit einem Naturgesetz.[50][51]

- Die Schädlichkeit der Onanie und die Rolle des hierdurch hervorgerufenen Schuldgefühls.

Es herrscht in der Diskussion der „Wiener Psychoanalytische Vereinigung" Einigkeit darüber, dass Gewissensbisse und Reuegefühle der Onanierenden Ursache von Krankheitssymptomen sind. Unsicherheit besteht darüber, ob diese Symptome körperlicher oder rein psychosomatischer Art sind.[52][53]

Der amerikanische Psychologe Abraham Maslow veröffentlicht 1943 seine Bedürfnispyramide. Seine klinische Arbeit mit nichtneutrotischen Menschen zeigt deutlich, dass sexuelle Entbehrung pathogen im strengen Sinne nur dann wird, wenn sie der einzelne als Ablehnung durch das andere Geschlecht empfindet .... Nach seiner Auffassung kann sexuelle Entbehrung relativ leicht von solchen Personen ertragen werden, für die sie keine derartigen Implikationen hat.[54] Wendet man Maslows Forschung auf die Masturbation an, so ist diese offensichtlich nicht vonnöten.

Dieser Auffassung widersprechen genaue Zahlen aus der amerikanischen Forschung: Die Daten, die von Kinsey in den vierziger und fünfziger Jahren des 20. Jahrhunderts gesammelt

---

[50] Freud, Sigmund, Drei Abhandlungen zur Sexualtheorie, Frankfurt/Main, S. 83.

[52] Köllner, Erhard, Homosexualität als anthropologische Herausforderung: Konzeption einer homosexuellen Anthropologie, Bad Heilbrunn, 2001, S. 53.

[54] Maslow Abraham H., Motivation und Persönlichkeit, 11. Auflage, Reinbek, 2008, S. 72.

wurden, sind heute noch eine wichtige Quelle auf dem Gebiet der Masturbationsforschung. In einer Zeit, in der sowohl die Kirche als auch die Medizin von der Selbstbefriedigung abraten, geben alleinstehende Männer ihrer Lust nach. Es onanieren 84 % der 21-25-jährigen, 79 % der 26-30-jährigen, 74 % der 31-35-jährigen ...und leicht abnehmend, bis zu 60 % der 46-50-jährigen.[55]In der zweiten Hälfte des 20. Jahrhunderts erfährt die Masturbation einen Bedeutungswandel. Zunächst in den 1960er und 70er Jahren in der Frauenbewegung und danach in der Schwulen- und Lesbenbewegung wird Masturbation zu einem Akt der Befreiung von der männlichen, penetrierenden Sexualität. Masturbation erscheint nun als Zeichen von Unabhängigkeit und Selbstliebe. Eine in den 70er Jahren durchgeführte amerikanische Studie ergibt, dass 72 % der Ehemänner und 69 % der Ehefrauen als zusätzliche Quelle der Lust, trotz regelmäßigen Geschlechtsverkehrs, sich selbst befriedigten.[50]

Da das Thema: "Masturbation" wieder mehr in den Mittelpunkt der Öffentlichkeit rückt, meldet sich 1975 nun auch Papst Paul VI. mit seiner Erklärung „Persona humana" zu Wort: „...Tatsache ist, dass sowohl das kirchliche Lehramt in seiner langen und stets gleichbleibenden Überlieferung als auch das sittliche Empfinden der Gläubigen niemals gezögert haben, die Masturbation als eine zumindest schwere ordnungswidrige Handlung zu brandmarken." Offensichtlich ist der Trieb größer als die päpstliche Erklärung, denn es werden unzählige Studien zum Thema veröffentlicht.

Eine besonders groß angelegte und deshalb herausragende Arbeit wird von der amerikanischen Sexualforscherin Shere Hite

---

[55] Reinisch, June M.; Beasley, Ruth, Der neue Kinsey Institute Report Sexualität heute, Dresden, 1990, S. 121. [50]Ebenda.

herausgegeben. Der erste Hite-Report über die Sexualität der Frau kommt 1977 in den Buchhandel und ist in Deutschland umgehend in den Bibliotheken auszuleihen.[56] Laut des zweiten Hite-Reports (1981) masturbieren 29 % der befragten Männer (n = 7000, Alter 13-97) 2-3 Mal pro Woche zusätzlich zu 2-3 Mal pro Woche Geschlechtsverkehr mit ihrer Frau.[5758]

In anderen deutschen Medien gibt es zeitgleich erste Ansätze eines Tabubruchs z. B. in der Jugendzeitschrift „Bravo". Für einen handfesten Skandal sorgt die Künstlerin Nina Hagen 1979 in der ORF-Talkshow „Club 2". Sie führt im Fernsehen Techniken der weiblichen Selbstbefriedigung vor - ganz Deutschland ist in Aufruhr. Nun erscheinen im Buchhandel auch erste Ratgeber, in denen die Masturbation als eine positive Möglichkeit der sexuellen Befriedigung propagiert wird.[5960]

1984 gibt der amerikanische Autor Edward Brecher eine Studie über die Häufigkeit der Masturbation im Alter heraus. Sie nimmt sowohl bei Männern als auch bei Frauen ab, dennoch onanieren 33 % der über 70-jährigen Frauen und 43 % der über 70-jährigen Männer. Ähnlich wie Hite, untersucht Brecher die Masturbationsfrequenz

---

[56] Mir selbst fiel dieses dicke, unübersehbare Buch 1977 in die Hände, als ich in der Unterprima eine Abhandlung im Fach Deutsch, zum Thema: "Jugend und Sexualiät" verfasste.

[57] Hite, Shere, Hite Report - Das sexuelle Erleben des Mannes, München,

[58], S. 966.

[59] http://www.schoener-onanieren.de/wissenswertes _selbstbefriedigung/wissenswertes _selbstbefriedigung.html. - Letzter Zugriff:

[60] .3.2010.

der Verheirateten. Die Anzahl seiner Befragten ist zwar deutlich geringer, dafür geht Brecher aber mehr ins Detail.

Verheiratete Frauen geben am wenigsten an, zu masturbieren, und unverheiratete Männer am häufigsten: [54]

Tabelle 3.2: Anzahl der zur Zeit Masturbierenden, (nach BRE-
CHER 1984)

Familienstand, Geschlecht, Anzahl der Befragten	Anzahl (in Prozent)
Verheiratete Frauen (N=1245)	36 %
Verheiratete Männer (N=1895)	52 %
Unverheiratete Frauen (N=512)	54 %
Unverheiratete Männer (N=413)	63 %

Unter der Nummer 2352 kommt der KKK zu Wort: „Masturbation ist die absichtliche Erregung der Geschlechtsorgane mit dem Ziel, geschlechtliche Lust hervorzurufen. „Tatsache ist, dass sowohl das kirchliche Lehramt in seiner langen und stets gleich bleibenden Überlieferung als auch das sittliche Empfinden der Gläubigen niemals gezögert haben, die Masturbation als eine in sich schwere ordnungswidrige Handlung zu brandmarken", weil „der frei gewollte Gebrauch der Geschlechtskraft, aus welchem Motiv er auch immer geschieht, außerhalb der normalen ehelichen Beziehungen seiner Zielsetzung wesentlich widerspricht". Dieser Ansatz klingt im Vergleich zur sexualwissenschaftlichen Literatur sehr nüchtern.

Es findet sich wiederholt eine Behauptung in der Presse, die sich aber auf der offiziellen vatikanischen Homepage nicht verifizieren lässt. So schreibt Sina-Aline Geißler: „Papst Johannes Paul II bringt es in seiner Ansprache im Januar 1994 auf den Punkt: Die männliche Selbstbefriedigung ist als organisch bedingtes Muss zu akzeptieren, die weibliche Selbstbefriedigung jedoch als bloße Wollust zu werten und somit Todsünde."[61][62] Die originale Aussage hierzu ist nicht auffindbar und somit ist diese Behauptung in jedem Fall in Frage zu stellen, zumal sie aus geschichtlicher Sicht ganz und gar nicht dem Tenor der Kirche entspricht.

Zusammenfassend ist die Masturbationsgeschichte der letzten 200 Jahre wie folgt zu beschreiben: Eine Diskussion seitens des Vatikans findet nicht statt, da sexuelle Handlungen nach wie vor und grundsätzlich an den ehelichen Zeugungsakt gebunden sind. Die Medizin räumt nachhaltig mit Mythen und Tabus auf. Die Realität am Ende des 20. Jahrhunderts spiegelt beide Facetten wider:

Eine katholische kalifornische Internetseite gibt Tipps, wie die Lust auf Masturbation bezwungen werden kann:

- Bete häufig

- Geh häufig zur Messe

- Bete einen Rosenkranz

---

[54]Ebberfeld, Ingelore, Sexualität von Frauen im Alter, Münster, 2005, S. 35-36.

[61] http://www.nlnv.de/front_content.php?client=1&lang=1&idcat=171&idart=945&m=&s=. Letzter Zugriff: 6.3.2010.

[62] http://www.schoener-onanieren.de/wissenswertes_selbstbefriedigung/wissenswertes _selbstbefriedigung.html. - Letzter Zugriff: 6.3.2010.

- Bekreuzige dich

- Unterwirf dich St. Joseph

- Beichte deine Sünde nach jeder Masturbation
- Verbanne Pornographie oder erotische Bilder und Musik mit sexuellen Andeutungen aus deinem Heim

- Schaue weniger fern und mache mehr Sport.[63]

Im selben amerikanischen Bundesstaat, in San Francisco, äußert sich das andere Extrem. Einmal jährlich findet der „Masturbathon" statt. So heißt der Wettbewerb der Masturbation, der seit 2000 für einen guten Zweck ausgetragen wird und dessen Erlöse Projekten zur sexuellen Aufklärung zugutekommen. Carol Queen, Angestellte des Sex-Shops „Good Vibrations", ist Mitgründerin. Ähnliche Wettbewerbe werden auch in London und Kopenhagen ausgetragen.[64]

Dieses Beispiel zeigt, dass die Einstellungen der Menschen zur Masturbation sehr unterschiedlich sind und es jeder so halten kann, wie er will.

3.1.4 Sodomie

Als „Sodomie" werden im 19. und 20. Jahrhundert sexuelle Handlungen mit Tieren bezeichnet. Das Wort ist von der biblischen

---

[63] http://www.catholic.com/chastity/q11.asp. - Letzter Zugriff: 17.3.2010.

[64] http://www.focus.de/panorama/welt/masturbathon-so-lang-die-haendereiben_aid_395764.html. - Letzter Zugriff: 6.3.2010.

Stadt Sodom abgeleitet, die zufolge des Alten Testaments durch ihre lasterhaften Ausschweifungen in Gottes Ungnade gefallen war. Im christlichen Mittelalter und der frühen Neuzeit steht der Begriff allgemein für sexuelle Praktiken, die nicht der Fortpflanzung dienen und als „widernatürlich" bzw. „pervers" angesehen werden. Hierzu zählt insbesondere der Analverkehr unter Männern. Aus dieser Entstehungsgeschichte heraus erklärt sich, weshalb Homosexualität und Sodomie oft in einem Atemzug genannt werden.

Die Sodomie wird bis Ende des 18. Jahrhunderts als Sünde und schweres Verbrechen betrachtet, das in fast allen europäischen Staaten mit dem Tode bestraft wird, nicht selten einschließlich der beteiligten Tiere. In England findet die letzte Hinrichtung wegen dieses Tatbestandes 1835 statt. Drei Jahrzehnte später wird auch dort die Todesstrafe für den Verkehr mit Tieren in eine mehrjährige Zuchthausstrafe umgewandelt.[65]

1869 erbringt ein wissenschaftliches Gutachten den Beweis dafür, dass Menschen und Tiere keine gemeinsamen Nachkommen zeugen können. Dadurch entfällt die Gefahr „degenerierter Nachkommen" als Argument für die gesetzliche Verfolgung der Sodomie. [66] Dies bleibt moraltheologisch und strafrechtlich allerdings ohne Konsequenzen.

Der Begriff „Zoophilie" wird von dem Wiener Psychiater Richard von Krafft-Ebing in seinem Werk „Psychopathia sexualis" erstmals 1896 benutzt. Diese neue Nomenklatur trennt den Geschlechtsakt mit Tieren eindeutig von der Homosexualität. Von strafrechtlicher Seite

---

[65] http://www.psychosoziale-gesundheit.net/psychiatrie/zoophilie.html. Letzter Zugriff: 1.3.2010.
[66] Ebenda.

ist diese Trennung in das Jahr 1935 zu platzieren. Der §175 des deutschen Strafgesetzbuches existiert seit dem 1. Januar 1872, dem Inkrafttreten des Reichsstrafgesetzbuches. Er stellt primär sexuelle Handlungen zwischen Personen männlichen Geschlechts unter Strafe. Ab 1935 wird die „widernatürliche Unzucht mit Tieren" in den §175b ausgelagert, welcher 1969 ersatzlos gestrichen wird.[67]

Die vatikanische Instruktion „Crimen sollicitationis" von 1922, die 1962 überarbeitet wurde, deckt sich mit dem deutschen Strafrecht. Hier gilt für die Sodomie dasselbe wie für die Homosexualität: „Und jede schwere Sünde, jeder externe obszöne Akt mit vorpubertären Kindern beiderlei Geschlechts oder mit Tieren durch einen Geistlichen versucht oder ausgeübt, hat in nachgewiesenen Fällen strafrechtliche Folgen, gleichwertig mit einem tatsächlichen oder versuchten homosexuellen Akt." (vgl. 2.1.2 Homosexualität).

Im 20. Jahrhundert gibt es in der Bevölkerung verschiedene Meinungen über die Verbreitung der Zoophilie. Vorherrschend wird geglaubt, dass man über einen sehr begrenzten bis vernachlässigbaren Teil der Menschen spricht, nämlich über geistig Zurückgebliebene, moralisch Verwahrloste, Bauernjungen und solche, die keinen Sex mit einem menschlichen Partner bekommen können. Eine ernsthafte Diskussion des Themas kann man in Werken von Krafft-Ebbing (1935), Hirschfeld (1948) und Freud (1963) finden. Generell ist die Forschung zur „Bestiality" aber dünn gesät und besteht meistens aus Einzelfallstudien.[68]

Genauere Zahlen liefern die Amerikaner Hunt und Kinsey. Morton Hunt (1974) analysiert und interpretiert die Daten von 982 Männern und 1.044 Frauen aus einer allgemeinen

---

[67] http://de.wikipedia.org/wiki/%C2%A7_175. - Letzter Zugriff: 1.3.2010.
[68] http://fifine.org/2.Ebene/andrea.html. - Letzter Zugriff: 1.3.2010.

Sexualuntersuchung, die auch Fragen zu Sodomie beinhaltet. Im Vergleich zu Kinseys Daten zeigen die von Hunt einen signifikanten Abfall der Prozentzahlen von Personen, die Sex mit Tieren haben. Die Gesamtzahl der Männer war nur 4,9 %, verglichen mit Kinseys 8%. Bei Frauen war die Zahl der Sexualkontakte mit Tieren nach der Pubertät 1,9 % im Vergleich zu Kinseys 3,6 %. Hunts Erklärung ist, dass der Anteil der Bevölkerung der USA, der auf Bauernhöfen lebt, gesunken ist. Er stellt fest, dass sexuelle Tierkontakte meistens auf Experimenten im Teenageralter beruhen und dass die meisten nur ein paar Mal sexuelle Kontakte mit Tieren hatten. Ungefähr die Hälfte der Tiere, die von den Männern bei einem Sexualkontakt involviert sind, sind Hunde. Die übliche Art des Sexualkontaktes bei Frauen war das Lecken des weiblichen Genitale durch das Tier und Masturbation des Tieres. (Es wird von keinem Geschlechtsverkehr berichtet).[69]Seit Mai 1990 spricht die Weltgesundheitsorganisation (WHO) in ihrer Internationalen Klassifikation psychischer Störungen (ICD10) von „Störungen der Sexualpräferenz".

Der Zoophile wählt seinen tierischen Sexualpartner hauptsächlich nach zwei Gesichtspunkten aus: Das Tier muss ihn sexuell reizen und verfügbar sein. Der Reiz hängt von Größe, Form und Sauberkeit des tierischen Geschlechtsteils ab und von der relativen „Schönheit" der Art. Allgemein werden kurzhaarige Tiere bevorzugt, die keinen unangenehmen Geruch haben.[70]

In Gerichtsunterlagen rangiert bis ins 20. Jahrhundert das Pferd an erster Stelle der Objekte der Begierden. [71] Weil Pferde relativ

---

[69] Ebd. - Letzter Zugriff: 19.2.2010.

[70] Massen, Josef, Zoophilie, die sexuelle Liebe zu Tieren, Köln, 1995, S. 187.

[71] http://rosenbauer.de/ha-zo.htm. - Letzter Zugriff: 1.3.2010. [66]Massen, Ebenda.

schwer verfügbar sind, werden andere Tiere häufiger herangezogen. In nördlichen Ländern sind dies Kühe, in südlichen Ländern Schafe und Ziegen. Weltweit dürfte zum Ende des 20. Jahrhunderts am häufigsten der Hund als tierischer Sexualpartner gewählt werden. Er ist fast überall ohne große Schwierigkeiten zu halten und geht nach kurzer Eingewöhnung sehr gerne auf die sexuellen Absichten der Menschen ein.[66]

„Heute sind sexuelle Tierkontakte am weitesten in den Ländern des Islam und den besonders streng katholischen Ländern verbreitet."[72] Diese These interpretieren zu wollen, wäre rein spekulativ, da kein Land der Welt zuverlässige Zahlen über als „abnormal" eingestufte sexuelle Praktiken besitzt. Dies mag in der Angst der Menschen begründet liegen, die Wahrheit über sich zu entdecken.[73]

Die Toleranz, die sich zum Thema: „Sodomie" eingestellt hat, wird vom Papst auch 1992 nicht gutgeheißen. So steht es schwarz auf weiß: „KKK 1867 Die katechetische Tradition erinnert auch daran, dass es himmelschreiende Sünden gibt. Zum Himmel schreien ...die Sünden der Sodomiten [Vgl. Gen 18,20; 19,13], ..."

3.1.5 Prostitution

„Die gewerbsmässige Selbstpreisgebung einer weiblichen Person zur Unzucht ist so alt wie die Geschichte der Menschheit."[74] Sie zählt neben dem Priesteramt zu den ältesten Beruf(ung)en. Bei allen Völkern hat es seit jeher diese besondere Dienstleistung gegeben. Formen und Umfang der Liebesdienste sind von den

---

[72] Ebd., S. 75.

[73] http://rosenbauer.de, ebenda.

[74] Brockhaus, 1925.

jeweiligen kulturellen und wirtschaftlichen Verhältnissen abhängig.[75]

Die Betrachtung der Geschichte der „Prostitution" in den letzten 200 Jahren ist ein facettenreiches Thema. 1828 wird aus päpstlicher Sicht der Mann, der zu einer Dirne geht, als gerechte Strafe für seine Sünde mit der Lues belegt. Papst Leo XIII. spricht zu diesem Zweck sogar ein Kondomverbot aus. Durch den medizinischen Fortschritt und die ständige Entwicklung neuer Therapieverfahren bei Geschlechtskrankheiten (STD = Sexually Transmitted Diseases) wird der Besuch eines Bordells zunehmend sicherer. Ende des 20. Jahrhunderts argumentiert der Vatikan völlig anders als zuvor mit der Anerkennung der Menschenwürde gegen die Prostitution. Aus ganzheitlicher Betrachtung des menschlichen Körpers ist den Bedürfnissen der männlichen und weiblichen Sexualität Rechnung zu tragen, sowie den seelischen Veränderungen, die der Beruf der Prostituierten für sie selbst und für die Gesellschaft mit sich bringt.

Wegen des Bevölkerungswachstums während der industriellen Revolution nimmt die Zahl der Prostituierten insbesondere im 19. Jahrhundert zu. Ein immer größer werdender Anteil der Stadtbevölkerung lebt in Armut. Besonders betroffen sind Frauen, die meistens nur über eine geringe Ausbildung verfügen und Tätigkeiten ausüben, in denen nur geringe Gehälter gezahlt werden. Zu den Gelegenheitsprostituierten zählen Dienstmädchen, Modistinnen, Blumenfrauen und Wäscherinnen, die sich auf diese Weise ihr Gehalt aufbessern. Manche Frauen sind nur durch Prostitution in der Lage, ausreichend Geld für ihren Lebensunterhalt zu verdienen.

---

[75] http://www.g26.ch/gay_kultur _47.html. - Letzter Zugriff: 27.3.2010.

Der Berliner Wilhelm von Humboldt skizziert zwischen 1826 und 1827 den Plan für eine „Geschichte der Abhängigkeit im Menschengeschlechte", welcher aber nie erscheint. Er umfasst neben speziellen Themen wie „Die Geschichte des Zeugungstriebes" und „Geschichte der Hurerei" auch Themen, welche das Verhältnis der Geschlechter zueinander insgesamt untersuchen, indem er der historisch-politisch erzeugten größeren Abhängigkeit der Frauen die relativ größere Freiheit der Männer gegenüberstellt. [76] Er klassifiziert erstmals das menschliche Sexualverhalten wertfrei nach vier möglichen Zielobjekten: 1. Selbst, 2. anderes Geschlecht, 3. gleiches Geschlecht, 4. Tier.[77] Das menschliche Bedürfnis nach Sexualität wird in jedem Fall ausgelebt (siehe vorangegangene Kapitel 2.1.1, 2.1.2, 2.1.3, 2.1.4), in welcher Form auch immer, so auch betreffend der Käuflichkeit des anderen Geschlechts. Die erste große Studie zur Prostitution wird 1837 unter dem Namen „De la prostitution de la ville de Paris" von dem Arzt A. J. P. Parent-Duchatelet veröffentlicht. Die Zustände sind weder hygienisch noch menschenwürdig: „Die wenigsten wohnen in Zimmern oder besitzen gar Möbel; sie hausen zum größten Teil in Löchern und Speichern .... Ich habe einen nur durch einen Schacht beleuchteten Keller gesehen, der fünf Meter unter der Erde lag, in dem zum Teil bis zu dreißig Frauen zusammengepfercht waren. Ein Vermieter in Belleville hatte mit Brettern zwanzig zwei Meter lange und eineinhalb Meter breite Zellen zusammenzimmern lassen; in jedem dieser Verschläge verbrachten mindestens zwei Mädchen

---

[76] Humbolt von, Wilhelm, Geschichte der Abhängigkeit im Menschengeschlechte, Berlin, 1908, S. 653-654.

[77] http://wapedia.mobi/de/Sexualwissenschaft. - Letzter Zugriff: 3.3.2010.

die Nacht, auf einem entsetzlichen Gemisch aus Abfällen und Ungeziefer liegend."[78]

In Großbritannien sind entsprechend der gesellschaftlichen Konventionen die Prostitution und die durch sie übertragenen Geschlechtskrankheiten kein Thema, das außerhalb medizinischer Magazine in größerer Breite diskutiert wird. Zu einer breiteren öffentlichen Diskussion über die Prostitution kommt es erst, nachdem William Acton 1857 sein Buch veröffentlicht hat, welches von der vorherrschenden Doppelmoral seiner Zeit zeugt: „Die Sünde versteckt sich nicht sie säumt unsere Straßen, bricht in unsere Parks und Theater ...ein, bringt den Leichtsinnigen in Versuchung und verführt den Unschuldigen. Sie dringt ein in unsere Heime, zerstört eheliches Glück und elterliche Hoffnungen. Unsere Gesellschaft ist von ihr nicht nur indirekt bedroht. Wir wissen längst, dass Prostituierte ...trotz ihrer befleckten Körper und ihres verdorbenen Gewissens irgendwann zu Ehefrauen und Müttern werden. Manche unserer gesellschaftlichen Schichten sind jeglicher Moral bereits so beraubt, dass sie auf Frauen, die von der Vermietung ihres Körpers leben, nicht herabsehen, sondern sie als nahezu gleichwertig ansehen. Es ist daher offensichtlich, dass selbst wenn wir diese Frauen als Ausgestoßene bezeichnen, sie das Böse in alle Schichten der Gemeinschaft hineintragen. Der moralische Schaden, den sie unserer Gesellschaft zufügen, ist unermesslich. Der physische Schaden, den wir durch sie erleiden, ist fast genauso groß."[79]

---

[78] http://de.wikipedia.org/wiki/Maison_d%E2%80%99abattage. - Letzter Zugriff: 3.3.2010.

[79] http://de.wikipedia.org/wiki/Contagious_Diseases_Acts. - Letzter Zugriff: 3.3.2010.

In diesem Tenor meldet sich auch die katholische Kirche zu Wort. Papst Pius IX. verleiht 1863 seinem Kummer über die Korrumpierung der Moral und die zunehmende Anzahl der Bordelle in der Enzyklika „Quanto conficiamur moeroe" Ausdruck. Ab Mitte des 19. Jahrhunderts setzt sich in Österreich beim Umgang mit der Prostitution im Wesentlichen das Regulationsprinzip durch, das Prostitution als notwendiges Übel toleriert und unter staatliche Kontrolle stellt. Da die Syphilis sich besorgniserregend ausbreitet, wird 1850 in Wien vom Polizeiwundarzt Dr. Nusser vorgeschlagen, Prostituierte polizeilich zu „konskribieren". Die registrierten Damen werden zweimal wöchentlich untersucht und mit Gesundheitspässen ausgestattet. Gesundheitsbücher werden seit der Neuregelung der Prostitution durch Wiens Polizeichef Anton Ritter von Le Monnier 1873 verpflichtend geführt. Prostituierte, die dieser Bestimmung nachkommen, werden von der Polizei nicht beanstandet. [80] Laut „Extra Blatt" vom 27. Oktober 1874 sind 6.424 Prostituierte mit Gesundheitsbüchern versehen und stehen unter ärztlicher und polizeilicher Kontrolle. Nach Ansicht der Polizei gibt es mindestens 12.000 Frauenzimmer, die von dem Erträgnis der freien Liebe leben. Sie können jedoch nicht kontrolliert werden. Diese Mädchen arbeiten zumeist in Fabriken und werden durch den geringen Arbeitslohn zu diesem Nebenverdienst getrieben. Von den konskribierten Dirnen sind 5.312 ledig, 902 verwitwet und 210 verheiratet. Die jüngste derselben ist 15 Jahre, die älteste 47 Jahre alt. [81] 18851911 ist gewerbsmäßige Prostitution in Österreich,

---

[80] http://www.bmi.gv.at/oeffentlSicherheit/2000/11_12/artikel_12.asp. - Letzter Zugriff: 14.12.2008.

[81] Ehrlich, Anna, Auf den Spuren der Josefine Mutzenbacher, Wien, 2005, S. 205-206.

wahrscheinlich wegen der Unbeherrschbarkeit der Geschlechtskrankheiten, verboten und wird mit einer Geldstrafe bis zu 200 Kronen oder Arrest bis zu acht Tagen bedroht. Anschließend gilt wieder die zwei Mal wöchentlich stattfindende medizinische Kontrolle.[82] Ärzte, wie z. B. Dr. v. Vajda aus Wien, bemühen sich inzwischen um die Therapie der durch die Prostitutuion verbreiteten Lues. Vadja schreibt 1880 „Über den Einfluss des Quecksilbers auf den Syphilisprocess mit gleichzeitiger Berücksichtigung des sogenannten Mercurialismus." Der Einsatz der Quecksilbersalbe ist umstritten. Sie darf nicht zu hoch dosiert werden. Fraglich ist, ob die Salbe nicht selbst syphilisähnliche Symptome hervorruft.[83]

In Frankreich berichtet 1887 Gustave Macé, ehemaliger Chef der Kriminalpolizei, über das Massenbordell 29 in seinem Buch namens „Eine hübsche Welt": „Die sechs Zimmer sind mit einem Bett, einem kleinen Tisch, einer Waschschüssel und einem Krug ausgestattet, die völlig verdreckt sind, da sie seit Wochen nicht mehr gereinigt worden sind. Die Bettwäsche wird einmal pro Monat gewechselt. Das Personal dieser Häuser entspricht der Einrichtung."[84]

Die Quecksilbertherapie der Lues wird 1910 von Salvarsan, einer Arsenverbindung der Farbwerke Hoechst, abgelöst. Es wird 1909 von Paul Ehrlich und und seinem Schüler Sahachiro Hata entwickelt und kommt 1910 in den Handel. Das Präparat ist umstritten, doch bereits 1928 ist die Zahl der Fälle primärer und sekundärer Syphilis

---

[82] http://www.g26.ch/gay_kultur_47.html. Letzter Zugriff: 27.3.2010.

[83] http://www.springerlink.com/content/u401374262v96w22/. - Letzter Zugriff: 27.3.2010.

[84] http://de.wikipedia.org/wiki/Maison_d%E2%80%99abattage. - Letzter Zugriff: 3.3.2010.

um zwei Drittel zurückgegangen.[85] Das deutsche Prostitutionsgesetz hat eine lange Vorgeschichte. 1927 wird das Prinzip der unter Polizeiaufsicht legalen, sonst aber strafbaren Prostitution aufgegeben und das Gesetz zur Bekämpfung der Geschlechtskrankheiten eingeführt. Damit ist 1927 der Zustand in seinen Grundzügen erreicht, der die rechtliche Behandlung von Prostituierten bis zum Inkrafttreten des Prostitutionsgesetzes (2001) geprägt hat.[86] Prostitution ist zwar nicht verboten, gilt aber als sittenwidrige und sozialschädliche Tätigkeit. Jede Aktivität, die über die reine Zimmervermietung hinaus auf die Arbeitsbedingungen der Prostituierten Einfluss nimmt, ist strafbar. Mit der Industrialisierung und den wachsenden Fabriken werden immer mehr billige Hilfsarbeiter gebraucht, die sich in Frankreich zu Tausenden aus den ehemaligen Kolonien rekrutieren. Alphonse Boudard zitiert aus einem Brief an Professor Langevin aus dem Jahr 1934: „...Die Frauen treffen morgens um neun Uhr ein und bleiben bis nachts um halb eins, häufig noch länger, ... Während der Arbeit steht ihnen kein einziger Stuhl zur Verfügung! Diese abstoßenden Orte werden von Algeriern und Marokkanern besucht. Häufig legen sich pro Tag fünfzig und mehr auf diese unglücklichen Mädchen; die Kunden warten in einer Ecke

...bis sie an der Reihe sind."[87]

---

[85] http://www.pharmazeutische-zeitung.de/index.php?id=titel_11_2004. - Letzter Zugriff: 27.3.2010.

[86] von Galen, Margarete, Rechtsfragen der Prostitution: Das ProstG und seine Auswirkungen, München, 2004, S. 1-2.

[87] Boudard, Alphonse und Romi, Das goldene Zeitalter des Bordells, München, 1992, S. 57.

Adolf Hitler findet seine eigene Antwort auf das Problem der Lues: „Der Kampf gegen die Syphilis und ihre Schrittmacherin, der Prostitution, ist eine der ungeheuersten Aufgaben der Menschheit." ...„Wer kann denn wissen, ob er nun krank oder gesund ist?" ...„Wenn die Kraft zum Kampfe um die eigenen Gesundheit nicht mehr vorhanden ist, endet das Recht zum Leben in dieser Welt des Kampfes."[88] Während des Zweiten Weltkrieges werden von der Wehrmacht und der SS Wehrmachtsbordelle eingerichtet. Frauen, die bei dieser Form der Zwangsarbeit mit Geschlechtskrankheiten angesteckt werden, werden in Vernichtungslager verbracht oder exekutiert. In den Konzentrationslagern gibt es Lagerbordelle.[89]

Im Frankreich werden die billigen Bordelle von Soldaten benutzt, im Gegensatz zu den teuren wie das „One Two Two" oder „Le Chabanais", die Offizieren vorbehalten sind. Diese gelten nicht nur als schlichte sexuelle Befriedigungsstätten, sondern als künstlerische und kulturelle Treffpunkte und während des Zweiten Weltkrieges als wichtige Stützpunkte und Unterschlüpfe der Résistance. Die Bordelle machen hohe Gewinne. Die Arbeitsumstände und damit der Gesundheitszustand der Mädchen, die durch die Massenabfertigung körperlich und geistig angegriffen sind, bleiben unverändert.[90] Jeder Soldat erhält eine Karte am Bordelleingang, in welcher der Name des Bordells und des Mädchens mit Datum der Vergnügung einzutragen ist. Darunter sind die Worte gedruckt: „Du musst Dich nach dem

---

[88] Hitler, Adolf, Mein Kampf, München, 1938, S. 280-282.

[89] http://de.wikipedia.org/wiki/Prostitution. - Letzter Zugriff: 2.3.2010.

[90] 5http://de.wikipedia.org/wiki/Maison_d%E2%80%99abattage.Letzter Zugriff 3.3.2010.

Geschlechtsverkehr sanieren lassen! Die nächste Sanierungsstelle findest Du auf dem Plakat am Ausgang. Bewahre die Karte mindestens 5 Wochen gut auf."[91] Diese Bordelle und die Zustände in ihnen sind einer der Hauptgründe des Pariser Stadtverordneten Marthe Richard, das französische Bordellverbotsgesetz von 1946 zu initiieren.[92]

Seit 1944 sind die USA in der Lage, ihren gesamten zivilen und militärischen Bedarf an Penicillin zu decken. Hingegen ist in Europa nach dem Zweiten Weltkrieg die Nachfrage zwar groß, doch die Penicillinproduktion reicht bei weitem nicht für alle Patienten aus.[93]

Mitarbeiter des Pathologischen Instituts der freien Universität Berlin bemerken im Jahre 1957, dass sich die Lues im Ansehen der Bevölkerung von einer „Geißel Gottes" zu einer, oftmals als harmlos hingestellten „Kavalierskrankheit" gewandelt hat.[94]

A. Wiedmann schreibt 1963 über die Erfolge der Penicillintherapie, die in der Hautklinik der Universität Wien bei der Neuinfektion mit Syphilis erzielt werden. Diese Ergebnisse werden mit den Nachuntersuchungsresultaten eines Krankengutes, das in den Jahren 1945 bis 1950 mit Arsenobenzol-Schwermetall behandelt wurde verglichen. Die Resultate beider Methoden sind etwa gleich günstig. Wegen der Ungefährlichkeit, dem raschen Schwinden der Infektiosität sowie der klinischen Erscheinungen und der wesentlich

---

[91] Boudard, Alphonse und Romi, Das goldene Zeitalter des Bordells, München, 1992, S. 175.

[92] 7http://de.wikipedia.org/wiki/Maison_d%E2%80%99abattage.Letzter Zugriff 3.3.2010.

[93] http://de.wikipedia.org/wiki/Penicillin. - Letzter Zugriff: 27.3.2010.

[94] Gienow, Peter, Die Zeitenwende als Grundlage von Syphilinie und Karzinogenie, Buchendorf, 2005, S.91.

kürzeren Behandlungsdauer muss jedoch die Penicillintherapie als die Methode der Wahl bezeichnet werden.[95]

Karlheinz Deschner zitiert Kardinal Ruffini von Palermo, der in den 1960er Jahren, die Prostitution auf eine nicht auslebbare Sexualität in der katholischen Ehe zurück führt.[96]

James und Meyerding stellen 1977 einen Zusammenhang zwischen frühen sexuellen Erlebnissen und dem später ausgeübten Beruf der Prostituierten dar. Inzest, Nötigung zu Sex in jungem Alter, Mangel an elterlicher Fürsorge, frühe Aufnahme sexueller Aktivität und/oder keine bedeutsamen Beziehungen zu Männern, prädestinierten junge Frauen dazu, ihren Körper für Geld zu verkaufen. Sie können sich somit einen guten Lebensstatus sichern; vielleicht ist das ihre einzigen Alternative.[97] Die Prostitution dient Frauen als finanzielle Lebensgrundlage. Diese Tatsache hat sich von den Zeiten der Industriellen Revolution
Anfang des 19. Jahrhunderts bis zum Ende des 20. Jahrhunderts nicht geändert. Ein prominentes Beispiel ist Domenica Niehoff, die 1945 in Köln geboren wird. Die Mutter trennt sich von ihrem gewalttätigen Ehemann, Domenica und ihre zwei Geschwister wachsen im Heim auf. Sie bricht eine kaufmännische Lehre ab. Mit 17 Jahren lernt sie den Hamburger Bordellbesitzer Kuno kennen, der 20 Jahre älter ist als sie. Sie heiraten. Zehn Jahre später

---

[95] http://www.springerlink.com/content/k31t247732k58j21/. - Letzter Zugriff: 21.3.2010.

[96] Deschner, Karlheinz, Das Kreuz mit der Kirche, München, 1973, S. 305.

[97] James, J. und Meyerding, J.; Early sexual experience and prostitution, American Journal of Psychiatry 134, 1977, S. 1381-1385.

erschießt er sich vor ihren Augen - und Domenica entdeckt das Rotlichtmilieu. „Ich hatte nichts, stand auf der Straße. Vorher war ich Luxus gewöhnt: Champagner, Schmuck, Pelze. Das wollte ich wieder haben. Und die Szene kannte ich von Kuno. Da war der Weg, anschaffen zu gehen, nicht weit."[98] Papst Johannes Paul II. weist in diesem Zusammenhang auf die Aufgaben der christlichen Familie hin, welche für eine elterliche Fürsorge garantieren soll, um Missstände, wie sie von James und Meyerding beschrieben werden, zu verhindern. 1981 äußert er sich im apostolischen Schreiben „Familiaris consortio": „Dem Plan Gottes entsprechend ist die Ehe die Grundlage der größeren Gemeinschaft der Familie, sind doch die Ehe als Institution und die eheliche Liebe auf die Zeugung und Erziehung von Kindern hingeordnet und finden darin ihre Krönung." (Vgl. Gaudium et Spes, 2. Vatikanisches Konzil, 1965). Er schreibt weiterhin: „Leider widerspricht der christlichen Botschaft von der Würde der Frau jene beharrliche Einstellung, die den Menschen nicht als Person, sondern als Sache betrachtet, als Objekt, das zu kaufen und zu verkaufen ist - im Dienst egoistischen Interesses und bloßen Vergnügens: das erste Opfer dieser Einstellung ist die Frau. Bittere Früchte solcher Mentalität sind die Herabwürdigung von Mann und Frau, die Sklaverei, die Unterdrückung der Schwachen, die Pornographie, die Prostitution - vor allem in ihrer organisierten Form - und alle Arten von Diskriminierung, zum Beispiel im Bereich der Erziehung, des Berufs und des Arbeitslohns."

Die Käuflichkeit der sexuellen Dienstleistung läuft Gefahr, den Menschen selbst zu einem käuflichen Objekt zu degradieren. Hierin liegt ein Verstoß gegen die Menschenwürde der Prostituierten und

---

[98] http://archiv.mopo.de/archiv/2009/20090214/hamburg/panorama /mit_leib_und_seele_hure.html. Letzter Zugriff: 27.4.2010.

zugleich die Verletzung des persönlichen Achtungsanspruchs des Freiers, der eine Ware erhält, wo er das Geschenk freier persönlicher Zuwendung erhalten sollte.[99] Frauen und Mädchen in der Prostitution sind bislang in Studien über traumatische Erfahrungen und deren psychischen Folgen kaum berücksichtigt worden. Erlebnisberichte von Betroffenen, ebenso wie die Befunde einiger weniger Untersuchungen mit dieser Personengruppe legen jedoch nahe, dass viele Prostituierte körperlicher und sexueller Gewalt - sowohl in der Kindheit als auch in der Prostitution - ausgesetzt sind. Im Rahmen einer internationalen Vergleichsstudie (Initiatorin: M. Farley, Prostitution Research and Education, San Francisco) über traumatische Erfahrungen, deren Bewältigung und psychischen Folgen bei Prostituierten wurden betroffene Frauen in Hamburg befragt. Es zeigte sich, dass fast alle Befragten extreme Traumatisierung sowie sexuelle und körperliche Kindesmisshandlung und Vergewaltigung erlebt haben und mehrheitlich unter schweren psychischen Folgeerkrankungen leiden. Ein ähnliches Bild zeigt sich in internationalen Vergleichsuntersuchungen in den USA, Thailand, Sambia, Südafrika, und der Türkei. [100][101] Prostituierte und Stricher sind nach einer kanadischen Studie eine Hochrisikogruppe für psychische Störungen. Viele Prostituierte leiden an psychischen Traumata, die

---

[99] http://de.wikipedia.org/wiki/Prostitution. Letzter Zugriff: 27.4.2010.

[100] 5http://www.verlagdrkovac.de/3-8300-0515-6.htm.Letzter Zugriff:

[101] .4.2010.

durch ihre Vergangenheit und durch ihre Tätigkeit bedingt sind.[102][103]

Durch die Öffentlichkeitsarbeit der Prostituiertenbewegung, welche die Anerkennung der Prostitution als Beruf und die grundsätzliche Legalisierung der Prostitution fordert, werden die Rechte und Bedürfnisse der Prostituierten vermehrt ins Licht der Öffentlichkeit gerückt. Bei dem Bestreben nach gesellschaftlicher Anerkennung und sozialer und juristischer Absicherung darf jedoch nicht außer Acht gelassen werden, dass viele Frauen in diesem Gewerbe unter unmenschlichen Bedingungen arbeiten und einem erhöhten Risiko für Traumatisierung ausgesetzt sind. [97] Prostitution funktioniert als Seismograf einer Gesellschaft: „Geht es wirtschaftlich bergab, entscheiden sich Frauen eher dazu den Widerwillen zu überwinden, um an das vermeintlich schnelle Geld zu kommen", erklärt Jutta Geißler-Hehlke, Leiterin der Dortmunder Beratungsstelle für Prostituierte und Opfer von Menschenhandel. Das ist ein Trugschluss. Nach der gelegentlichen Aufbesserung der Kasse, der ersten Euphorie über das „leicht verdiente" Geld und den rauschartigen Kompensationskäufen kommt die Ernüchterung. Die Frauen geraten in kaum überschaubare, finanzielle und emotionale Abhängigkeiten. Um den wieder aufkeimenden Ekel zu unterdrücken, gesellt sich oft Drogenmissbrauch hinzu. Die gesellschaftliche Isolierung treibt die

---

[102] Earls, Christoper M., David, Hélène, Early family and sexual experiences of male and female prostitutes, Canadas Mental Health 11, 1990, S.711.
[97] http://www.verlagdrkovac.de/3-8300-0515-

[103] 6.htm?kw=Prostitution+[abstract]&offset=0   &fach=Psychologie.
Letzter Zugriff: 27.4.2010.

Frauen tiefer in das Milieu. [104] So zeigt Papst Johannes Paul II. in seinem KKK Verständnis und Mitgefühl für Prostituierte, die er als Opfer gesellschaftlicher Umstände sieht: KKK „2355 …Prostitution ist eine Geißel der Gesellschaft. Sie betrifft für gewöhnlich Frauen, aber auch Männer, Kinder oder Jugendliche (in den beiden letzteren Fällen kommt zur Sünde noch ein Ärgernis hinzu). Es ist immer schwer sündhaft, sich der Prostitution hinzugeben; Notlagen, Erpressung und durch die Gesellschaft ausgeübter Druck können die Anrechenbarkeit der Verfehlung mindern."

Immer mehr Staaten gehen dazu über, die Prostitution gesetzlich zu steuern. Eine solche Regulierung, die durch ihre beabsichtigte soziale, gesundheitspolitische oder auch moralische Kontrolle gerechtfertigt ist, machte es den Prostituierten praktisch unmöglich, ihrem Milieu zu entkommen. Die Reglementierung zementiert auch die sexuelle Doppelmoral, die Prostituierte gesellschaftlich ächtet, die Prostitution aber gleichzeitig als ein für Männer notwendiges Übel oder erwünschtes Erprobungsfeld ansieht. [105]

Das deutche Prostitutionsgesetz, in Kraft getreten am 1. 1. 2002, regelt die Stellung der Prostitution als Dienstleistung, um die rechtliche und soziale Situation von Prostituierten zu verbessern. Gleichzeitig werden das Strafgesetzbuch in §180a (Ausbeutung von Prostituierten) und §181a (Zuhälterei) dahingehend geändert, dass das Schaffen eines angemessenen Arbeitsumfeldes nicht mehr strafbar ist, solange keine Ausbeutung von Prostituierten stattfindet. Außerdem können sich Prostituierte nun regulär in den

---

[104] http://www.fraulich-online.de/?p=20. Letzter Zugriff: 27.4.2010.
[105] http://de.wikipedia.org/wiki/Prostitution. - Letzter Zugriff: 2.3.2010.

gesetzlichen Kranken-, Arbeitslosen- und Rentenversicherungen versichern. Da die Menschenwürde als oberster Verfassungswert (Art. 1 GG) nicht zur Disposition des Staates steht, auch nicht durch Gesetz, ist die Prostitution nach Auffassung mancher Juristen auch weiterhin sittenwidrig.[100] Papst Johannes Paul II. äußert sich bereits 1995 in seiner Enzyklika „Evangelium vitae" zur Menschenwürde: „...was immer die menschliche Würde angreift, wie unmenschliche Lebensbedingungen, willkürliche Verhaftung, Verschleppung, Sklaverei, Prostitution, Mädchenhandel und Handel mit Jugendlichen, ...all diese und andere ähnliche Taten sind an sich schon eine Schande; sie sind eine Zersetzung der menschlichen Kultur, entwürdigen weit mehr jene, die das Unrecht tun, als jene, die es erleiden. Zugleich sind sie in höchstem Maße ein Widerspruch gegen die Ehre des Schöpfers."

Insgesamt gesehen bestätigt sich der erste Eindruck, dass die Prostitution ein facettenreiches Thema ist. Zunächst geht es um menschliche Bedürfnisse. Die Prostitution ist ein Gewerbe, die nicht einmal abgeschafft werden könnte, wenn man es wollte. Es ist unmöglich, eine pauschale Aussage über die Geschichte der Prostitution der letzten 200 Jahre zu machen, weil über die Dunkelziffer der Prostituierten nur spekuliert werden kann und weil in allen sozialen Schichten unterschiedliche Arbeitsbedingungen herrschen. Es lassen sich jedoch Tendenzen erkennen. Aufgrund des medizinischen Fortschritts und der besseren Lebensbedingungen haben sich die hygienischen Verhältnisse deutlich verbessert. Die Ansteckung mit sexuell übertragbaren Krankheiten (STD) ist eindeutig zurückgegangen. Dennoch, Elisabeth Meyer, die Leiterin der STD-Ambulanzen in Wien, weiß zu berichten, dass ab einer gewissen Geldsumme die Prostituierten auf

[100]http://de.wikipedia.org/wiki/Prostitutionsgesetz.   Letzter   Zugriff:
    27.4.2010.

den Schutz durch Kondome verzichten.[106] Für die Anwendung von Schutzmaßnahmen sind die Kunden genauso verantwortlich wie die Prostituierten. Das Infektionsschutzgesetz schreibt inzwischen keine regelmäßigen Untersuchungen auf STD für Prostituierte mehr vor. Seit Mitte der 1980er Jahre haben immer mehr Gesundheitsämter auf Gesundheitszeugnisse für Prostituierte verzichtet und freiwillige, anonym wahrzunehmende Angebote für jedermann etabliert.[107]

Im Allgemeinen ist der Fokus auf möglichst sozial verträgliche Lösungen für die Probleme, welche die Prostitution mit sich bringt, zu richten. Hierzu gehören: Freiwillige Berufswahl, soziale Anerkennung der Prostituierten, Anerkennung des Dienstleistungsgewerbes als Beruf mit entsprechenden Versicherungen, würdige Arbeitsverhältnisse, angemessene Bezahlung und gesundheitlicher Schutz für alle Beteiligten.

Von kirchlicher Seite ist über 200 Jahre die Behauptung Leo XIII. nicht haltbar. Das Wissen um STD und deren Therapie schließt den Erwerb einer Geschlechtskrankheit als Fluch Gottes aus. Den Verlautbarungen Papst Johannes Paul II. ist deutlich zu entnehmen, dass er die Prostitutionsproblematik wahrnimmt und bei aller Klarheit in seiner Ablehnung der Prostitution gegenüber ein

[106] http://www.paradisi.de/Health_und_Ernaehrung/Sexualitaet
    /Prostitution/News/9882.php. - Letzter Zugriff: 28.4.2010.
[107] http://www.bmfsfj.de/doku/prostitutionsgesetz/03020304.html. Letzter
    Zugriff: 28.4.2010.

gewisses Verständnis und eine Milde für jene Menschen, die Opfer der Prostitution sind, an den Tag legt.

Abschließend ist noch eine Sonderform der käuflichen Liebe zu nennen, die einen medizinischen Bezug hat. Nina de Vries ist ein Name, der häufig zur Jahrtausendwende mit dieser sexuellen Dienstleistung assoziiert wird. Sie weist die Bezeichnung „Prostituierte" nicht zurück, bezeichnet sich selbst aber als Sexualbegleiterin.[108][109]

Im Nationalsozialismus wird Menschen mit Behinderungen das Recht zu leben aberkannt. Mitte des 20. Jahrhunderts ist ein großer Teil der deutschen Bevölkerung unsicher im Umgang mit Behinderten. Zum Ende des 20. Jahrhunderts ist das Thema „Behinderte und Sexualität" noch immer ein Tabu, obwohl jeder Mensch den Wunsch nach Liebe, körperlicher Nähe und Sex kennt und nachvollziehen kann.

Nina de Vries möchte mit diesem Tabu brechen. Sie hilft behinderten Menschen, z. B. mit Down Syndrom, Autismus oder Zustand nach Schädel-Hirn-Trauma, ihre eigene Sexualität zu leben.[110][111] Die 1961 geborene Holländerin, die seit 1990 in Berlin lebt, hat sich auf die Arbeit mit geistig Behinderten spezialisiert. Sie spricht auf Tagungen von Organisationen wie Pro Familia und Caritas und hat in der Schweiz eine Sexualbegleiter Ausbildung

---

[108] 3http://en.wikipedia.org/wiki/Nina_de_Vries. -Letzter Zugriff:
[109] .4.2010.
[110] 4http://www.3sat.de/vivo/119541/index.html. -Letzter Zugriff:
[111] .4.2010.

geleitet.[112] De Vries ist nackt, wenn sie ihre Klienten massiert. Diese Massagen beinhalten Umarmungen, Liebkosungen und enden manchmal darin, dass Nina ihre Klienten zum Orgasmus masturbiert. Vaginaler oder oraler Sex sind nicht Teil ihrer körperlichen Praktiken. Falls die Notwendigkeit besteht, wartet ein Verwandter im Nachbarzimmer, mit dem de Vries den Verlauf der Sitzung bzw. die Reaktionen, die der Behinderte zeigt, bespricht.[113][114] Hier zeichnen sich durchaus positive Auswirkungen ab. Durch Ninas behutsames und einfühlsames Wesen gewinnen die Klienten Zutrauen zu ihr und können die Sexualität bei jeder Sitzung mehr genießen. Das Honorar beträgt im Jahr 2003 80-110 Euro pro Stunde. Angebote, wie das von Frau de Vries, werden im heutigen Sprachgebrauch als Surrogatpartnerschaften bezeichnet. Aktive Sexualassitenz ist nach §§ 174 ff StGB verboten.[115] Das Recht auf sexuelle Selbstbestimmung ist im Art. 2 GG garantiert. Dieses beinhaltet auch das Recht auf Schutz vor Missbrauch. Hier geht es um eine Regelung zwischen dem Pflegepersonal und dem Klienten. Das Personal soll dem Klienten ein lebenswertes Leben ermöglichen, darf aber missbräuchlich oder in guter Absicht bestimmte Grenzen nicht überschreiten. Passive Sexualassistenz ist teilweise legal, solange sie nicht mit Abhängigen praktiziert wird oder sie darin besteht, gewerbliche Prostitution zu bewerben oder zu vermitteln. Aus diesem Grund werden Sexualassistenten

---

[112] http://www.tagesspiegel.de/zeitung/die-liebesdienerin/1158688.html. Letzter Zugriff: 27.4.2010.

[113] 6http://en.wikipedia.org/wiki/Nina_de_Vries.   Letzter Zugriff:
[114] .4.2010.

[115] http://bundesrecht.juris.de/stgb/BJNR001270871.html #BJNR001270871BJNG005002307. Letzter Zugriff: 27.4.2010.

eingesetzt.[116] Auf diesem Weg wird eine deutliche Abgrenzung von der Pflegefachkraft zum Surrogatpartner bzw. der Surrogatpartnerin vorgenommen.

3.1.6 Zölibat

Der Zölibat ist seit Jahren ein heftig diskutiertes Thema, zu dem unzählige Meinungen, Bücher und Zitate zu finden sind. Im Folgenden sollen stellvertretend die wichtigsten Personen aus Kirche und Wissenschaft, die sich mit dieser Thematik beschäftigen, zu Wort kommen:

Es muss festgestellt werden, dass weder das Alte noch das Neue Testament eine Verteufelung des Geschlechtlichen enthalten, aus der sich eine Verpflichtung zum Zölibat ableiten ließe. Der Zölibat hat auch nichts mit Glauben oder Unglauben zu tun. Ihn bejahen, heißt lediglich, einem Zustand zuzustimmen, der für jeden gesunden Menschen absolut wesensfremd und deshalb menschenunwürdig und unzumutbar ist. Dass gerade Priester, bei denen junge und alte Menschen, Verlobte und Ehepaare in Konfliktsituationen Rat suchen, die Beichte hören und über Gut und Böse entscheiden sollen, gezwungen sind, in diesem weltfremden Abseits zu leben, ist absurd. Die Befürchtung, dass Ehe und Familie vom Glauben ablenken, ist durch nichts zu begründen. Dagegen ist anzunehmen, dass der ständige Zwang zur Unterdrückung menschlicher Regungen, dass nagende Zweifel und Schuldgefühle der totalen Hinwendung zum Glauben hinderlicher sind als die

---

[116] http://de.wikipedia.org/wiki/Surrogatpartnerschaft#Strafbarkeit
_und_rechtliche_Situation_in_ Deutschland.

Natürlichkeit einer harmonischen Partnerschaft oder eines normalen Familienlebens.[117]

Maslow, der die Sexualität zu den Grundbedürfnissen des Menschen zählt, beschäftigt sich mit der immer wiederkehrenden Frage, ob sexuelle Entbehrung unvermeidlich zu den vielfältigen Effekten der Frustration, wie z. B. Aggression und Sublimation führt. Es ist bereits gut genug bekannt, dass es viele Fälle gibt, in denen Keuschheit keine psychopathologischen Effekte hat. In vielen anderen Fällen sind sie jedoch vorhanden. Welcher Faktor entscheidet über das Resultat? Klinische Arbeit mit nichtneutrotischen Menschen zeigt deutlich, dass sexuelle Entbehrung pathogen im strengen Sinne nur dann wird, wenn sie der einzelne als Ablehnung durch das andere Geschlecht empfindet. Ferner können Minderwertigkeit, Wertlosigkeit, Mangel an Achtung, Isolierung oder andere Vereitelung der Grundbedürfnisse zu neurotischen Verhaltensweisen führen. Sexuelle Entbehrung kann relativ leicht von solchen Personen ertragen werden, für die sie keine derartigen Implikationen hat.[118]

Die frühchristliche Kirche kommt in den ersten drei Jahrhunderten ohne irgendeine gesetzlich verfasste Verpflichtung der Priester zur Ehelosigkeit aus. Erst das allgemeine Konzil von Nizäa (325) beschloss in Kanon 3: „Das Konzil verbietet absolut, dass Bischöfe, Priester und Diakone mit einer Frau zusammenleben, ausgenommen natürlich ihre Mutter, Schwester oder Tante oder eine über jeden Verdacht erhabene Frau."[119]

---

[117] Leist, Fritz, Zum Thema Zölibat, München, 1973, S. 7.

[118] Maslow Abraham H., Motivation und Persönlichkeit, 11. Auflage, Reinbek, (Erstauflage 1954) 2008, S. 136-137.

[119] Mynarek, Hubertus, Eros und Klerus, München, Zürich, 1980, S. 20.

Papst Gregor VII. (1020-1085) sorgt für die Verbindlichkeit des Zölibats. Seine Begründung lautet, dass dem schwachen Geschlecht ergebene Priester, nicht in der Lage sind, ihre Berufung adäquat zu erfüllen. [120] Zur Zeit der Festschreibung des Zölibatsgesetzes spielten auch ökonomische Interessen eine Rolle. Die Dezimierung der von Priestern verwalteten kirchlichen Pfründe durch Familie und Vererbung war den Päpsten des 11. und 12. Jahrhunderts zunehmend ein Dorn im Auge, so dass das Zölibatsgesetz auch in dieser Hinsicht Abhilfe schaffen sollte. Letztendlich verhinderte es aber nicht den Rückgang des weltlichen Besitzes in Kirchenhand bis hin zum weitgehenden Verlust des Vatikanstaates; für diesen Aspekt war der Zölibat also höchstens eine temporäre Lösung.[121]

Zwei Päpste des 16. Jahrhunderts waren von der Lues betroffen: Papst Leo der X. und Papst Alexander VI. litten beide unter der sogenannten „Lustseuche".[122]

Die römisch-katholische Theologin Ute Ranke-Heinemann schreibt: „Die Französische Revolution erklärte 1791, dass kein Mensch gehindert werden dürfe, zu heiraten. Tausende französischer Priester schlossen die Ehe, darunter auch Bischof Talleyrand. Die Wiederbelebung des Zölibats in Frankreich ist Napoléon und seinem Konkordat mit Pius VII. vom 15. Juli 1801 zu verdanken. Das 19. Jahrhundert sollte mit seinen Dogmen der Unbefleckten Empfängnis 1854 und der Unfehlbarkeit des Papstes 1870 neben

---

[120] Blazek, Helmut, Männerbünde, Berlin, 1999, S. 52.

[121] http://infofrosch.info/z/za/za_libat.html - Letzter Zugriff: 12.12.2009.

[122] Gienow, Peter, Die Zeitenwende als Grundlage von Syphilinie und Karzinogenie, Buchendorf, 2005, S.98.

einem papalistischen und mariologischen auch ein Jahrhundert des Zölibats werden."[123]

Wichtige Zeitzeugen in der Zölibatsdiskussion sind die Gebrüder Theiner (Kirchenhistoriker/Theologe), welche die Geschichte des Zölibats von ihren Anfängen bis ins 19. Jahrhundert aufarbeiten. Sie wissen von einem aufschlussreichen Umlaufschreiben des Bischofs Ignaz Albert von Augsburg, vom 1. April 1828 zu berichten: „Da zu unserer Zeit von überall die traurigsten Klagen über das Laster der Unzucht erschallen, von dessen scheußlichen Gifte auch schon das gemeine Volk angesteckt ist, und nicht bloß das Leben einzelner sondern auch das Glück der Familien und selbst das Wohl des Staates in Gefahr sich befindet; so kann es gewiss niemandem wunderbar erscheinen, wenn wir vom größten Schmerze befallen sind, dass wir, wie wir gewiss wissen auch die Geistlichen und Priester mit diesem schändlichen Laster behaftet sind, und durch ein unzüchtiges Leben und das Beispiel dieses Verbrechens die Unzucht befördern." Weiterhin lässt sich der Bischof darüber aus, dass es zur Gewohnheit geworden ist, dass Priester ihre Köchinnen mit auf Kirchenfeste und Jahrmärkte nehmen, welches er schlichtweg verbietet. Theiner stellt fest, dass inzwischen Frauenpersonen, welche den Lüsten Geistlicher dienen, in der Regel nicht mehr so ungescheut wie sonst die Rolle von Beischläferinnen spielen und die geistlichen Häuser mit Kindern bevölkern.[124] Das dreibändige Werk der Theiners „Die Einführung der erzwungenen

---

[123] Ranke-Heinemann, Uta, Eunuchen für das Himmelreich, Hamburg, 1988, S. 105-106.

[124] Theiner, Johann A.; Theiner, Augustin, Die Einführung der erzwungenen Ehelosigkeit bei den christlichen Geistlichen und ihre Folgen, 3. Band, Altenburg, 1845, S. 1021-1024.

Ehelosigkeit bei den christlichen Geistlichen und ihre Folgen" wird 1829 vom Vatikan auf den Index librorum prohibitorum gesetzt. Laut dem britischen Journalisten, Nigel Cawthorne, hat Papst Gregor XVI. während seiner Amtszeit (1831-1846) die Frau seines Barbiers neben seinen Privaträumen einquartiert. Ihre sieben Kinder waren die wahrscheinlich letzten von vielen, die ihr irdisches Dasein päpstlichen Keimdrüsen verdanken.[125]

Papst Pius XI. (1922-1939) scheut sich nicht, Cicero per Zitat als Zölibatsprediger zu interpretieren. Er tut das, indem er die von dem Römer gemeinte Reinheit mit Zölibat und demzufolge Ehe mit Unreinheit gleichsetzt. 1936 lässt er verlauten: „Schon die alten Römer hatten das Geziemende eines solchen Verhaltens erkannt. Eines ihrer Gesetze, das folgenden Wortlaut hat: „Man soll keusch zu den Göttern hintreten," wurde vom größten ihrer Redner angeführt."[126]

Auch Adolf Hitler ist ein Befürworter des Zölibats und versteht es, die katholische Einstellung als Argumentation für seine „Auslese der Tüchtigen" zu interpretieren: „Hier kann die katholische Kirche als vorbildliches Lehrbeispiel gelten. In der Ehelosigkeit ihrer Priester liegt der Zwang begründet, den Nachwuchs für die Geistlichkeit statt aus den eigenen Reihen immer wieder aus der Masse des breiten Volkes holen zu müssen. Gerade diese Bedeutung des Zölibats wird von den meisten gar nicht erkannt."[127]Ein geweihter Priester unterliegt nach katholischem Kirchenrecht der

---

[125] http://blasphemieblog.wordpress.com/2009/05/20/das-sexleben-derpapste/. - Letzter Zugriff: 18.3.2010.

[126] http://www.vigi-sectes.org/catholicisme/pflichtzoelibat.html. - Letzter Zugriff 19.2.2010.

[127] Hitler, Adolf, Mein Kampf, München, 1938, S. 481.

sogenannten Zölibatspflicht, die für den katholischen Geistlichen ein Ehehindernis begründet und die Verpflichtung zu geschlechtlicher Enthaltsamkeit beinhaltet. Ein Priester, der die Zivilehe eingeht verfällt ohne weiteres der Exkommunikation; Gleiches gilt für die ihn heiratende Frau.[128]

Hubertus Mynarek (römisch-katholische Priesterweihe 1953; Berufsverbot als Priester seit 1972) schreibt: „Der Zwangszölibat hat bei vielen Theologieprofessoren zu einer Verschiebung und Störung des leib-seelischen Gleichgewichts geführt. Dies äußert sich unter anderem auch darin, dass Geltungsstreben und Herrschsucht und in ihrem Gefolge Neid, Missgunst und Rachegefühle in demselben Maß zunehmen, in dem man der erotisch-sexuellen Sphäre oder ihren verschiedenen Aspekten unnatürliche Beschränkungen auferlegt. Mehr als einmal hörte ich von Theologieprofessoren den zynischen Satz, der Zölibat bestehe nur darin, dass man keine Frau heiratet; das was man sonst mit ihr mache, sei zwar auch Sünde, aber zu deren Tilgung gäbe es die Beichte." Ein Theologieprofessor gibt Mynarek sogar den Rat: „Halte dich an verheiratete Frauen. Wenn da doch einmal ein Kind kommt, ist der Ehemann dumm genug zu glauben, es sei von ihm."[129][130] David Rice (1958 zum Priester geweiht) hat 440 katholische Priester weltweit über die Gründe ihrer Abdankung gefragt. Der Zölibat, der bekanntlich erst seit 1139 für die gesamte Kirche eingeführt worden ist, scheint hierbei nicht die ausschlaggebende Rolle zu spielen. Er verbietet ja nur die Ehe, nicht

---

[128] Entscheidungen in Kirchensachen seit 1946, In: Hering, Carl Joseph; Pirson, Dietrich; Baldus, Manfred; Lentz, H. (Hrsg), Standesamtliche Eheschließung als Kündigungsgrund, Berlin, 1985, S. 46.

[129] Mynarek, Hubertus, Herren und Knechte der Kirche, Freiburg, 2003, S.

[130] , 189.

aber die Sexualität und auch nicht Homosexualität oder den Kindesmissbrauch. Der Slogan "Warum die Kuh kaufen, wenn man nur einen Liter Milch haben möchte", ist in Priesterkreisen gang und gäbe (Kuhsyndrom). Ein Priesteramtskandidat in Polen sagte einmal stolz: "Uns stehen viele bewundernde und uns anhimmelnde Frauen aus unseren Gemeinden zur Verfügung warum also sollen wir heiraten?"[131]

Misst Rom mit zweierlei Maß? Sowohl Papst Johannes XXIII. (1958-1963) als auch Paul VI. (1963-1978) wussten um die Problematik des Pflichtzölibats, aber sie wollten oder konnten das Problem nicht lösen. Auch heute denkt man im Vatikan nicht an eine völlige Freigabe des Pflichtzölibats und an das Recht der Priester zu heiraten. Wohl aber gibt es Diskussionen zum Thema der sogenannten „Viri probati", also der Weihe bereits verheirateter bewährter Männer zu Priestern, ähnlich dem Modell der Ostkirchen. Der Unterschied ist der, dass es den Priestern auch weiterhin verboten ist zu heiraten, wohl aber könnte es möglich sein, dass Weihekandidaten vor der Weihe heiraten und dann zu Priestern geweiht werden. Es gibt in der katholischen Kirche bereits tausende kirchlich verheiratete Priester, die nach den Gesetzen der römisch-katholischen Kirche auch ihr Priesteramt ausüben dürfen. Wenn etwa Priester der anglikanischen Kirche, die verheiratet sind, in die römisch-katholische Kirche übertreten, dürfen sie auch weiterhin verheiratet bleiben und ihr Priesteramt in der römischen Kirche ausüben. Römisch-katholischen Priestern aber ist es

---

[131] Rohde, Norbert, Mein Abschied von der Bibel: Vom alten Glauben zum neuen Wissen, Berlin, 2009, S. 163-164.

weiterhin verboten. Das Gleiche gilt auch für die Priester der Ostkirchen.[132][133]

In den vergangenen 40 Jahren wird bei Weltbischofssynoden zweimal über die Frage abgestimmt, ob auch „viri probati" zur Priesterweihe zugelassen werden sollten. Beide Male bleiben die Befürworter in der Minderheit.[134]

Papst Benedikt XVI. ist nach Aussage des Jesuiten Karl Rahner (1904-1984) als Theologieprofessor vor 40 Jahren für eine Revision des Zölibats eingetreten. In einem vertraulichen „Memorandum" hätten Joseph Ratzinger und acht andere führende Theologen, darunter der heutige Kardinal Karl Lehmann, im Februar 1970 die deutschen Bischöfe zu einer offenen Debatte und einer baldigen Intervention beim damaligen Papst Paul VI. aufgefordert. Als Argumente für eine ergebnisoffene Überprüfung des Eheverbots für katholische Priester hätten sie theologische, kirchenrechtliche und praktische Gesichtspunkte, wie den Priestermangel, angeführt. Dabei hätten sie es als ihr Ziel erkennen lassen, das Priesteramt für verheiratete Männer zu öffnen. Neben Ratzinger und dem heutigen Mainzer Bischof, Kardinal Karl Lehmann, gehörte der Kurienkardinal Walter Kasper zu den Unterzeichnern des von Karl Rahner verfassten Dokuments. Das Schreiben sei nie beantwortet worden. In dem Papier heißt es, dass die Zölibatsverpflichtung zu einer Schrumpfung der Zahl der Priesteramtskandidaten führe. Gerade die jungen Priester stünden zudem vor dem Problem der „Realisierbarkeit des ehelosen

---

[132] http://www.priester-ohne-amt.org/Page.php?id=3004. Letzter Zugriff:
   [133] 19.2.2010.
[134] http://www.spiegel.de/panorama/gesellschaft/0,1518,683730,00.html.
   Letzter Zugriff: 28.4.2010.

Lebens".[135]

Papst Paul VI. hebt den Zölibat nicht auf, gewährt aber ab 1966 Dispensen, nachdem Tausende von Priestern den Pflichtzölibat als unchristliche Praxis aufgeben und eine Ehe eingehen. Sie verlieren damit auch ihr Amt. Johannes Paul II., seit 1978 Papst, zieht die Dispensgewährung wieder zurück. Bis heute haben rund 100.000 Priester den Pflichtzölibat aufgegeben. Weltweit soll eine erschütternde Zahl aller in Amt und Würde stehenden Priester (eingeschlossen Amtsträger aller hierarchischen Stufen) im Konkubinat, in homosexuellen Beziehungen oder als Päderasten leben. Trotzdem ändert sich zum Ende des 20. Jahrhundert nichts. Am 30. September 1990 eröffnete Papst Johannes Paul II. im Vatikan mit einer Messe eine einmonatige Weltbischofssynode. Die Bischöfe und Kardinäle befassen sich mit der Ausbildung von Geistlichen in den heutigen Zeitverhältnissen, mit dem herrschenden Priestermangel und dem Zölibat. Der Tradition verpflichtet beharren die römischen Bischöfe immer noch auf ihr „Ideal".[136]

Laut Vatikanischem Jahrbuch 2005 kommen 2.700 Gläubige auf einen Priester. 1978 waren es durchschnittlich nur 1800. Bezüglich der jüngsten Statistik der deutschen Katholischen Bischofskonferenz ist die Zahl der Kirchenmitglieder in Deutschland

---

[135] Rahner, Karl, Sämtliche Werke: Priesterliche Existenz: Beiträge zum Amt in der Kirche: Bd. 20, Freiburg, 2010, S. 355.

[136] http://www.vigi-sectes.org/catholicisme/pflichtzoelibat.html. - Letzter Zugriff: 19.2.2010.

von 1990 bis 2006 um 9,1 % zurückgegangen; die Zahl der Welt- und Ordenspriester sogar um 27,8 %.[137]

Unter den katholischen Gläubigen ist die Zustimmung für eine Aufhebung des Pflichtzölibats ausgesprochen groß. Laut einer repräsentativen Umfrage des Meinungsforschungsinstituts „Polis" aus dem Jahr 2005 sind 78 % der deutschen Katholiken für eine Lockerung des Ehe- und Sexverbots für Priester. „Wir befinden uns längst in einem Transformationsprozess", sagt Christian Weisner von der Initiative „Wir sind Kirche". „Es gibt viele ausgebildete Theologinnen und Theologen, die in der katholischen Kirche arbeiten ohne Priester zu sein." Sie dürften aber nur bestimmte Aufgaben übernehmen und müssten bei Verstößen mit Sanktionen rechnen. So kapriziös sich die katholische Kirche in der Frage um die Ehelosigkeit ihrer Priester gebärdet, so einfach könnte Benedikt XVI. laut Weisner die Diskussion beenden: „Die Ehelosigkeit ist aus der Bibel schwer abzuleiten und nur eine kirchenrechtliche Bestimmung, die jeder Papst mit einer Unterschrift kippen kann."[138]

In den letzten 200 Jahren wurde dem Zölibat nur bedingt Folge geleistet. Schon Anfang des 19. Jahrhunderts sind die Gebrüder Theiner Zeitzeugen dieser Tatsache. Ende des 20. Jahrhunderts sind sich katholische Gläubige, ehemalige Priester und die Nicht-Katholiken sowieso einig, dass der Zölibat obsolet ist. Schätzungen zufolge lebt ein Drittel der Priester in Beziehungen zu Frauen und ein weiteres Drittel unterhält Beziehungen zu Männern. „Vermutlich lebt also nur ein Drittel den Zölibat wirklich", so

---

[137] http://www.wir-sind-kirche.de/?id=128&id_entry=1569. - Letzter Zugriff: 28.4.2010.

[138] 8http://www.spiegel.de/panorama/gesellschaft/0,1518,683730,00.html. Letzter Zugriff: 16.3.2010.

Weisner. [139] Dennoch gibt es nach wie vor starke Verfechter desselben. Es stellt sich die Frage, warum Papst Benedikt XVI. am Zölibat festhält, war er doch vor 40 Jahren für die Revision desselben eingetreten. Sind ihm durch die Unfehlbarkeit seiner Vorgänger die Hände gebunden? Wie kann er die plötzliche Revision rechtfertigen? Der Priestermangel alleine, ist ein schwaches Argument. Warum soll die menschliche Natur vom Geist beherrscht werden? Ist es notwendig für einen Priester, die Erfahrung mit dem Zölibat zu machen, um sein Amt ehrwürdig auszufüllen? Der Trieb ist stark, besiegt meist das Gewissen und führt zum Doppelleben zwischen Öffentlichkeit und Heimlichkeit. Was ist mit jenen Priestern, die sich ihre Lust tatsächlich verboten haben? Sie würden statt Erleichterung Wut und Enttäuschung verspüren. Geistlichen, die am Zölibat festhalten möchten, wäre es trotz offizieller Aufhebung desselben nach wie vor unbenommen, dies zu tun. Fazit: Der Zölibat bleibt ein umstrittenes Thema.

Zum Abschluss seien noch diejenigen erwähnt, die das Problem hautnah berührt, nämlich die Frauen und Kinder die zwangsweise ein Schattenleben führen. Der Verein der vom Zölibat betroffenen Frauen (ZöFra) hat zur „korrekten Gewichtung" des Problems von Beziehungen zwischen Frauen und Geistlichen Zahlen veröffentlicht. Die Statistik wurde an Pfarrer Jean-Pierre Brunner (Präsident der Kommission Bischöfe/Priester der Schweizer Bischofskonferenz) geschickt. In der Schweiz seien in den letzten zehn Jahren mindestens 620 Erwachsene und 146 Kinder vom Zölibatsbruch direkt betroffen gewesen. Das Zahlenmaterial stehe

---

[139] Ebd. - Letzter Zugriff: 28.4.2010.

jedoch nur „für die Spitze des Eisbergs", heißt es im Dokument, das der Presseagentur Kipa vorliegt.[140]

Zur Jahrtausendwende besteht noch immer keine Hoffnung für eine Familienzusammenführung.

3.1.7 Geistig-seelische Führung

Die Begriffe Psyche, Seele und Geist werden häufig synonym verwendet. Psyche ist die griechische Bezeichnung für Seele und bedeutet soviel wie Hauch, Atem, Wind. In ihrer psychologischen Deutung zeigt sich die Seele als Selbstwahrnehmung und Verarbeitung aller Lebensvorgänge im Bewusstsein, Gefühls- und Antriebsleben. Psyche und Seele sind in ihrer Bedeutung im weitesten Sinne austauschbar. Der Begriff „Geist" wird in der Philosophie und in der Religion verschieden definiert. Meistens wird der Geist der Materie als Gegensatz gegenüber gestellt. In der Religion wird „Geist" als eine übersinnliche Macht begriffen. Im allgemeinen Sprachgebrauch bedeutet „Geist" die Bewusstseins und Denkkraft des Menschen, die sich am reinsten in Kunst und Wissenschaft niederschlägt.[141]

Der Geist der Kunst steht Anfang des 19. Jahrhunderts im Gegensatz zum Geist der Wissenschaft: „Die blaue Blume ist aber das, was jeder sucht, ohne es selbst zu wissen, nenne man es nun Gott, Ewigkeit oder Liebe." (Ricarda Huch). [142] Mit der Romantik im beginnenden 19. Jahrhundert hat sich in Deutschland und

---

[140] http://www.kipa-apic.ch, 12. Mai 2003 - Letzter Zugriff: 9.9.2009.

[141] Vetter, Brigitte, Psychiatrie: Ein systematisches Lehrbuch, Stuttgart, S.20.

[142] http://de.wikipedia.org/wiki/Blaue_Blume. Letzter Zugriff: 28.4.2010.

Frankreich als Gegenbewegung zu den sozialen und kulturellen Auswirkungen der Industrialisierung, eine ganzheitliche Bewegung mit einem deutlich anti-aufklärerischen Affekt entwickelt. Eine heterogene Gruppe von Wissenschaftlern und Philosophen fühlt sich von einem Bild der Fragmentierung und des Mechanismus bedroht. Dies wird auf Isaac Newton zurückgeführt, der durch seine Gesetze „das Universum voll Farbe, Qualität und Spontanität, in das er hineingeboren wurde, in das kalte, qualitätslose und unpersönliche Reich eines homogenen und dreidimensionalen Raums verwandelt hat, in dem die Teilchen der Materie wie Marionetten nach mathematisch berechenbaren Gesetzen tanzen".[143]

Papst Pius VIII. ist während seiner nur 20-monatigen Amtszeit ebenfalls anti-aufklärerisch eingestellt. In seiner Enzyklika „Traditi humilitati nostrae" von 1829 verdammt er die „zahllosen Irrtümer und die Lehre perverser Doktrinen, welche nicht länger heimlich, sondern offen und heftig den katholischen Glauben angreifen."

Drei Jahre später folgt die Enzyklika „Mirari Vos" von Gregor XVI., die den Naturalismus, die religiöse Indifferenz und die Gewissensfreiheit verurteilt. Sie schützt die Bildung und das Innehaben eines Gewissens und das Ausrichten des Verhaltens am Gewissen. Die Forderung der Gewissensfreiheit bezeichnet der Papst als Wahnsinn und pestilenzialischen Irrtum. Desgleichen beklagt er die Gleichgültigkeit in Glaubensfragen, „den sogenannten Indifferentismus". Mit der harten, mitunter schroffen Verdammung aller modernen Ideen, scheint diese Enzyklika die Vorstufe für die Enzyklika seines Nachfolgers Pius IX. „Quanta cura"

---

[143] 3http://de.wikipedia.org/wiki/Ganzheitliche_Medizin.Letzter Zugriff:

mit dem „Syllabus" von 1864 zu sein, in der die Religionsfreiheit und die Trennung von Kirche und Staat verurteilt werden.[14414534]

Das Gewissen wird im Allgemeinen als eine besondere Instanz im menschlichen Bewusstsein angesehen, die sagt, wie man urteilen soll. Es drängt aus ethischen bzw. moralischen und intuitiven Gründen bestimmte Handlungen auszuführen oder zu unterlassen. Entscheidungen können als unausweichlich empfunden oder mehr oder weniger bewusst - im Wissen um ihre Voraussetzungen und denkbaren Folgen - getroffen werden. Üblicherweise fühlt man sich gut, wenn man nach seinem Gewissen handelt; das bezeichnet man dann als ein gutes oder reines Gewissen. Handelt jemand entgegen seinem Gewissen, so hat er ein subjektiv schlechtes Gefühl, ein schlechtes, nagendes Gewissen oder Gewissensbisse.[146]

Mit der Enzyklika „Ubi primum", vom 2. Februar 1849 erklärt Papst Pius IX. auf beharrliches Verlangen seiner ehrwürdigen Brüder Jungfrau Marias unbefleckte Empfängnis zum Dogma. Er lenkt die Aufmerksamkeit seiner Gläubigen weg von der Gewissensfrage, die jeder mit sich selbst ausmachen kann, hin zum Thema der Sünde, speziell der Erbsünde. Den inzwischen teilweise abtrünnig gewordenen Gläubigen wird somit das Gewissen wieder belastet, denn Sünde ist eindeutig schlecht und der Mensch wird mit der Erbsünde geboren, die der Läuterung bedarf! [147] Läuterung versprechen Taufe, Gottesdienstbesuche, Gebet und Beichte. Die

---

[144] .5.2010.

[145] http://de.wikipedia.org/wiki/Mirari_vos. Letzter Zugriff: 15.5.2010.

[146] http://de.wikipedia.org/wiki/Gewissen. Letzter Zugriff: 7.5.2010.

[147] Katechismus der Katholischen Kirche, Neuübersetzung aufgrund der Editio typica Latina, Oldenburg, 2007, S. 401.

Bindung an die Kirche zur Gewissensberuhigung ist somit wieder hergestellt.

Im Gegensatz zu allen anderen Katholiken ist Maria frei von der Erbsünde. In logischer Konsequenz wird jeder Erdenbürger mit der Erbsünde geboren. Das Wissen um die angeborene Sündigkeit verstärkt beim gläubigen Katholiken quälende Gewissensbisse. Diese können z. B. auftreten, wenn er die zehn Gebote Gottes nicht einhält. (1. Du sollt keine anderen Götter haben neben mir. 2. Du sollst den Namen des Herrn nicht missbrauchen. 3. Du sollst den Feiertag heiligen. 4. Du sollst deinen Vater und deine Mutter ehren. 5. Du sollst nicht töten. 6. Du sollst nicht ehebrechen. 7. Du sollst nicht stehlen. 8. Du sollst nicht falsch Zeugnis reden. 9. Du sollst nicht begehren deines Nächsten Weib. 10. Du sollst nicht begehren deines Nächsten Hab und Gut). Als Teil der Verfassung des Deutschen Reiches wird wenige Wochen nach der Herausgabe von „Ubi primum", am 28. März 1849, unbeeindruckt vom kirchlichen Dogma die Gewissensfreiheit als Teil der Verfassung verkündet.

Papst Pius IX. ist die Thematik der Erbsünde offensichtlich so wichtig, dass er am 8. Dezember 1854 in seiner dogmatischen Bulle „Ineffabilis Deus" (Der unbegreifliche Gott) abermals die unbefleckte Empfängnis hervorhebt: „Zu Ehren der Heiligen und Ungeteilten Dreifaltigkeit, zu Schmuck und Zierde der jungfräulichen Gottesmutter, zur Erhöhung des katholischen Glaubens und zur Mehrung der christlichen Religion, in der Autorität unseres Herrn Jesus Christus, der seligen Apostel Petrus und Paulus und der Unseren erklären, verkünden und definieren Wir: Die Lehre, dass die seligste Jungfrau Maria im ersten Augenblick ihrer Empfängnis durch ein einzigartiges Gnadenprivileg des allmächtigen Gottes, im Hinblick auf die Verdienste Jesu Christi, des Erretters des Menschengeschlechtes, von jedem Schaden der

Erbsünde unversehrt bewahrt wurde, ist von Gott geoffenbart und darum von allen Gläubigen fest und beständig zu glauben." Außerdem wird der Gläubige mit dieser Bulle erinnert, dass seine Seele bzw. die Beseelung seines Körpers von Gott stammt. Nach der katholischen Theologie besagt das Dogma im einzelnen Folgendes:

- Unter Empfängnis ist die passive Empfängnis zu verstehen, also der Augenblick, in dem die Seele von Gott erschaffen und in die Lebensmaterie des von den Eltern gezeugten Embryos eingegossen wird.

- Maria wird von der durch Adam verschuldeten Erbsünde verschont und betritt im Zustand der heiligmachenden Gnade das Dasein.

- Gott schenkt Maria das Freisein von Erbsünde als gratia und privilegium (Geschenk und Sonderrecht).

- Wirkursache (Causa efficiens) der Unbefleckten Empfängnis Marias ist der Allmächtige Gott.

- Verdienstursache (Causa meritoria) ist das Erlösungsverdienst Jesu Christi.

- Zweckursache (Causa finalis proxima) der Unbefleckten Empfängnis Mariens ist ihre Gottesmutterschaft.[137]

Das Dogma der unbefleckten Empfängnis gewinnt durch die Marienerscheinungen von Lourdes zusätzliche Bedeutung. Am 11. Februar 1858 gegen 11 Uhr gehen Bernadette Soubrious, ihre

Schwester Antoinette und ihre Freundin Jeanne Abadie zur nahen Grotte Massabielle, um jenseits des Flusses Gave de Pau Holz zu sammeln. Dort soll Bernadette oberhalb der Grotte in einer kleinen Nische das erste Mal eine weißgekleidete Frau erschienen sein. Nach ihrer ersten Vision sagte Bernadette: „Sie hatte ein weißes Kleid, einen blauen Gürtel und eine goldene Rose in der Farbe ihres Rosenkranzes auf jedem Fuß. Als ich das sah, rieb

---

[137] http://de.wikipedia.org/wiki/Ineffabilis_Deus.   Letzter   Zugriff: 16.5.2010.

ich mir die Augen, weil ich dachte, mich zu täuschen ...“ [148] Bernadette ist zu diesem Zeitpunkt erst 14 Jahre alt und ist wie auch die Mehrheit der Deutschen Analphabetin.[149] Die weiß gekleidete Dame soll Bernadette bei der dritten Erscheinung um weitere 15 Treffen gebeten haben. Ferner soll die Dame gesagt haben: „Ich verspreche Ihnen nicht, Sie in dieser Welt glücklich zu machen, sondern in der anderen". Bernadette berichtet dem Ortspfarrer Peyramale von ihrem Erlebnis. Dieser ist entschiedener Skeptiker und hält Bernadette für verrückt. Er beauftragte sie, die Frau nach ihrem Namen zu fragen. Beim 16. Treffen schließlich soll die Dame auf die Frage, wer sie sei, mit den Worten „Que soy era Immaculada Concepcion" („Ich bin die unbefleckte Empfängnis") geantwortet haben. Als Bernadette dem Pfarrer berichtet, was die Frau gesagt habe, ist Peyramale zutiefst erschüttert und schockiert. Es wird vermutet, dass sie mit dem Begriff „unbefleckte Empfängnis" nicht

---

[148] Bernadette von Lourdes, Ich habe das Glück, zur Grotte zu gehen, Freiburg, 1979, S. 24-26.

[149] Paul J.J. Welfes, Grundlagen der Wirtschaftspolitik: InstitutionenMakroökonomik- Politikkonzepte, Berlin, 2007, S.328.

vertraut ist. Sie selbst erzählt Jahre später (1866) in ihrem handgeschriebenen Manuskript: „Da ging ich von neuem zum Pfarrer, um ihm zu erzählen, dass sie mir gesagt hatte, dass sie die Unbefleckte Empfängnis sei, und er fragte mich, ob ich dessen ganz sicher sei. Ich antwortete Ja und dass ich um dieses Wort nicht zu vergessen, es auf dem ganzen Weg wiederholt hätte." Papst Pius IX. hat vier Jahre zuvor das Dogma von der Unbefleckten Empfängnis Mariens verkündet. Dass Bernadette mit ihrer mangelnden Bildung und obwohl sie noch nicht bei der Erstkommunion gewesen ist, von diesem Dogma gehört haben konnte, ist wenig wahrscheinlich. Bernadette ist diese Bezeichnung so unbekannt, dass sie beim Zurücklaufen die Worte immer wiederholt. Dies überzeugt den Pfarrer, der daraufhin die Erscheinungen verteidigt. Bernadette tritt 1866 in das Kloster Saint-Gildard der Barmherzigen Schwestern in Nevers ein, wo sie ein zurückgezogenes und naturgemäß bescheidenes Leben führt. Ihre Novizenmeisterin und spätere Superiorin - die bereits in der Schule ihre Religionslehrerin ist und Bernadette nicht gewogen ist - lehnt die Visionen von Lourdes ab. Sie widersetzt sich einer einsetzenden Verehrung Bernadettes nach ihrem Tod durch Knochentuberkulose im Alter von 35 Jahren. Die Gottesmutter hat Bernadette zu einer Quelle in der Nähe des Flusses Gave geführt und ihr geheißen, den Priestern zu sagen, dass sie dort eine Kapelle errichten sollen. Die Quelle von Massabielle sprudelt bis heute. Das Lourdeswasser hat seine Popularität durch medizinisch unerklärliche Heilungen erfahren. Von den zahllosen gemeldeten Heilungen sind von kirchlicher und medizinischer Seite bis heute 66 offiziell als Wunderheilungen von einem Kollegium von Ärzten aus aller Welt, darunter auch Atheisten, anerkannt. Tatsächlich sind 48 davon in Zusammenhang mit dem Kontakt zum

Wasser geschehen.[150] Der wissenschaftlichen Kontrapunkt zum Wunder von Lourdes lässt nicht lange auf sich warten. Im Sommer 1859 veröffentlicht Charles Darwin in dem Buch „On the Origin of Species" seine Evolutionstheorie. (siehe Kapitel 2.5).

Auch heute noch ist die „Immaculata Conceptio" ein Ereignis, das die Katholische Kirche zusammenhält: „Wie sollten wir, wenn wir auf die Mutter Gottes blicken, in uns, ihren Kindern, nicht die Sehnsucht nach Schönheit, Güte und Reinheit des Herzens neu erwachen lassen? Ihre himmlische Reinheit zieht uns zu Gott und hilft uns, die Versuchung eines mittelmäßigen, von Kompromissen mit dem Bösen geprägten Lebens zu überwinden, um uns entschieden auf das wahre Gut auszurichten, das Quelle der Freude ist."[151]

Beten - Beichten - Büßen, wer sein Gewissen in Gottes Hand legt, kann frei und von jeglicher Schuld erleichtert leben. Papst Leo XIII. erklärt in seiner Enzyklika „Jucunda semper" von 1894 die Vorteile des Rosenkranzgebets: „Die so sehr wichtigen Heilstatsachen werden den Betern in einer Weise vor Augen geführt, die auch der geistigen Fassungskraft der Ungebildeten entspricht und angemessen erscheint. ...Weil wir schon von frühester Jugend an darin eingeführt wurden, ist es selbstverständlich, dass der fromme und eifrige Beter schon beim Aussprechen der einzelnen Heilswahrheiten sie geistig mit liebendem Herzen durchdringt. Er braucht nicht unnötig seine Phantasie anzustrengen und wird sich durch Mariens Güte vom Tau der himmlischen Gnade erfüllen

---

[150] http://www.urquellwasser.eu/spirit/belebung/kalkschutz/archives/11. Letzter Zugriff: 14.4.2010.

[151] Ansprache von Benedikt XVI., Hochfest der Unbefleckten Empfängnis der Seligen Jungfrau Maria, Samstag, 8. Dezember 2007.

lassen." Durch „Sünden" wird der Mensch zum „Sünder". Als Folge der Sünde wird das Schuldig-Sein zu einem Grundzug des Daseins. Leo XIII. bietet auch dem Ungebildeten einen Ausweg aus den Schuldgefühlen an. Es genügt die einfache Repetition von Heilswahrheiten im Gebet.

Im 20. Jahrhundert entwickelt sich die wissenschaftliche Suche nach der Ursache des Schuldphänomens. Verschiedene Ansätze zur Klärung der Schuldfrage ergebenen sich aus der Psychoanalyse, Daseinsanalyse und der Anthropologie.

Psychoanalyse: Sigmund Freud spricht in seinen Schriften nie von der „Schuld", sondern lediglich von Schuldbewusstsein und von Schuldgefühlen. Insofern bleibt er dem Denken der traditionellen Psychiatrie treu, die Schuld nur als pathologisches Symptom kennt. In Freuds Neurosenlehre ist die Frage der Schuldhaftigkeit aus dem Kranksein herausgehoben. Er führt die Ursachen der Schuldgefühle tiefenpsychologisch auf das „Es" seines Modells der menschlichen Psyche zurück. Danach sind Schuldgefühle eines Menschen durch dessen Triebe verursacht. 1930 erklärt Freud die Entwicklung des Schuldbewusstseins aus einem psychogenetischen Ansatz mit dem Ödipuskonflikt zwischen Sohn und Vater und aus einem ontogenetischen Ansatz, mit der Angst vor der Autorität und der Angst vor dem Über-Ich.[152]

Daseinsanalyse: Bei dem deutschen Philosophen Martin Heidegger (1889-1976) hat die Schuld im alltäglichen Sinne verschiedene Bedeutungen. Einmal geht es darum, jemandem etwas zu schulden, das heißt dem Besitzanspruch der anderen nicht zu genügen. Schuld kann aber auch heißen Ursache für etwas zu sein, „Schuld sein an

---

[152] Böckle, Franz;, Condrau, Gion; Christlicher Glaube in moderner Gesellschaft, Freiburg, 1981, S. 96-97.

...". Schließlich kann der Schuldige ein Recht verletzen, d. h. „sich schuldig machen".[153] Bei Heidegger finden sich somit Hinweise auf die Schuld als debitum sowie als culpa.

Anthropologie: Noch 1948 wird auf dem Londoner Internationalen Kongress für Psychotherapie die Meinung vertreten, dass über „Schuld" zu sprechen den Theologen vorbehalten ist, während die Psychologen sich lediglich mit „Schuldgefühlen" zu befassen hätten. Wilhelm Keller (1909-1987), Professor für „Systematische Philosophie und Psychologie" der Uni Zürich, sieht die geschichtliche Voraussetzung für naturalistische Lehren in der Entgöttlichung der Welt, verbunden mit den wissenschaftlichen Bemühungen um die Erkenntnis der Natur. Keller, wie Freud, behauptet: „Alles Leben ist Sache der Triebe ...". Er bezieht sich vor allem auf drei primitive Lebensbereiche: Hunger, Sexualität und Macht. Aus anthropologischer Sicht setzt „Schuld" immer Entscheidungsfreiheit, bzw. Freiheit voraus. Die meisten Anthropologen sehen in der Schuld und im Auftreten von Schuldgefühlen eine Verletzung normsetzender Ordnungen. Martin Buber (1878-1965), österreichisch-israelischer jüdischer Religionsphilosoph, spricht von der „Existenzialschuld", die er als Verletzung der „Ordnung der Menschenwelt" verseht. Auch im Alten Testament geht es bei der Festlegung der Sünde um die Verletzung einer Ordnung. Für Buber ist die Sphäre des Gewissens und damit der Schuld nicht von jener des Glaubens trennbar. „Der Psychotherapeut ist kein Seelsorger und kein Seelsorgeersatz. Niemals hat er ein Heil zu vermitteln, sondern immer nur eine Heilung zu befördern."[154]

---

[153] Heidegger, Martin, Sein und Zeit, Tübingen, 1927, S. 281.
[154] Buber, Martin, Schuld und Schuldgefühle, Heidelberg, 1958, S. 29.

C. G. Jung (1875-1961) meint, Schuld schließe den Menschen aus der Gemeinschaft aus. Für ihn genügt es nicht, dass der Priester dem Schuldigen sagt: „Die Sünden sind dir vergeben". Für die Psyche des Menschen ist es wichtig, dass das soziale Umfeld ihm widerspiegelt, dass er willkommen ist.

C. G. Jung ist überzeugt von der heilenden Wirkung der Psychoanalyse. Dennoch fragt er Patienten, die zu ihm in die Praxis kommen, ob sie katholisch seien. Bejahten sie das, rät er ihnen, zuerst zur Beichte zu gehen und dann wiederzukommen. Der junge Mensch geht zum Arzt, der alte zum Philosophen, zitiert der nicht katholische Arzt und Psychologe ein chinesisches Sprichwort.[155] W. Böming (Neurologie/Psychiatrie, Halle, Saale) schreibt sinngemäß 1924, dass die Beichte psychotherapeutische Kraft hat und Lösungsansätze für innerpsychische Konflikte zwischen ES, ICH und ÜBER-ICH bietet. Von medizinischer Seite ist der Wert der Beichte durchaus nachvollziehbar. Papst Pius XI. äußert sich 1930 in seiner Enzyklika „Casti connubii" folgendermaßen: „Diesem Streben stellt sich nun aber sofort die Macht der ungezähmten Begierlichkeit entgegen, die ja auch die Hauptquelle der Sünden gegen die heiligen Ehegesetze ist." Hier finden sich die Triebe, das „Es", also die Verletzung der „Ordnung der Menschenwelt" aus päpstlicher Sicht im Kontext der Sexualität wieder. „Sehr richtig und ganz im christlichen Sinne handeln also jene Seelenhirten, die die Ehegatten, damit sie in der Ehe nicht von Gottes Gesetz abweichen, in erster Linie zu den religiösen Übungen anhalten: dass sie sich ganz Gott weihen, beharrlich um seine Hilfe flehen, die heiligen Sakramente häufig empfangen, immer und in allem bereitwillige

---

[155] Jung, Carl Gustav, C.G. Jung im Gespräch - Interviews, Reden, Begegnungen, Einsiedlingen, 1986, S. 37.

Hingabe an Gott pflegen und wahren." Um der Sexualmoral zu entsprechen kann sich der Katholik zur Eucharistiefeier und zur Beichte begeben.

Beide sind Sakramente der katholischen Kirche.

Für Michel Foucault (1926-1984) kann Sexualität aber nicht länger nur als Frage der Moral behandelt werden, sie ist auch eine Frage des Wissens und der Wahrheit.[156] Der französische Philosoph stellt fest, dass das westliche Gegenstück zur chinesischen, japanischen, indischen und arabischen „ars erotica" die „scientia sexualis" ist, die sich im 19. Jahrhundert entwickelt hat.[157] Aus der christlichen Beichte entwickelte sich eine neue Form des Geständnisses im Hinblick auf unsere Sexualität. Im Abendland ist der Mensch zum Geständnistier geworden.[148] Im Gegensatz zum Pastor, der alles gleich wieder vergisst, werden die ermittelten Erkenntnisse nun aber fein säuberlich analysiert.[158] Es kommt zu einer „Medikalisierung der Sünde", die Psychiatrie wird zur neuen moralischen Inquisition.[159] Die Gesellschaft hat sich zur Aufgabe gemacht, die Wahrheit herauszufinden. In der Gesetzgebung verlangen die Menschen das Geständnis der Kriminellen. In der Literatur genießen wir bewusst die Selbsterkenntnis und in der

---

[156] 6http://www.sparknotes.com/philosophy/histofsex/section4.rhtml.   -
Letzter Zugriff: 14.5.2010.
[157] Foucault, Michel, La volonté de savoir, Bd.I der „Histoire de la sexualité", Berlin, 1983, S. 75. [148]Ebd., S. 77.
[158] Ebd., S. 84.
[159] http://wapedia.mobi/de/Sexualwissenschaft. - Letzter Zugriff: 14.4.2010.

Philosophie sind wir immer mehr bestrebt die Wahrheit aus unserem Bewusstsein herauszukristallisieren.[160]

Der Katholik findet seine Wahrheit in der geistig-seelischen Führung durch Gott. Der Papst als Patriarch der katholischen Kirche verkündet das Wort Gottes und interpretiert es für die Gläubigen. Er hat die alleinige Jurisdiktion über die Kirche inne d. h. er entscheidet über Recht und Unrecht.

Den von Foucault beschriebenen Zeitgeist trifft J. B. Priestley präzise in seinem 1945 veröffentlichten sozialen Drama „An Inspector Calls". Inhaltlich geht es darum, dass Gewissen mit Wissen zu tun hat, vor allem dem um Gut und Böse, richtig und falsch. Wer nichts weiß so wie das neugeborene Kind, kennt auch kein Gewissen. Je mehr sich jedoch das Wissen um die Welt und die eigene Unzulänglichkeit anhäuft, desto größer wird auch die Wertigkeit des Gewissens, welches jedoch oft mit der Macht des Bewusstseins im Unbewussten unter Verschluss gehalten wird. Im Laufe des Lebens entwickelt der Mensch Abwehrmechanismen so z. B. Verdrängung, Verschiebung, Verleugnung, Rationalisierung und letztendlich auch Konversion, worunter die Äußerung seelischer Probleme in körperlichen Symptomen verstanden wird.

Diese Mechanismen dienen dazu, die Psyche vor Gewissenskonflikten zu schützen. In Priestleys Schauspiel bleibt eine betroffene Verlobungsgesellschaft zurück, deren jedes Mitglied den Tod einer jungen Frau mitzuverantworten hat. Dies ist eine Schuld, die lebenslänglich nicht tilgbar ist, weder durch Gebet noch durch Beichte.

---

[160] http://www.sparknotes.com/philosophy/histofsex/section4.rhtml. Letzter Zugriff: 14.5.2010.

Der katholische Säugling wird also mit der Erbsünde geboren. Das Böse ist von Anfang an immanent. Folglich ist es konsequent, dass die Vergebung der Sünden schon bei der Taufe beginnt. Sobald das Kleinkind der Sprache mächtig ist, beginnt es, das Vaterunser zu beten, um seinem Schöpfer Demut und Dankbarkeit zu erweisen. Der Mensch wird von der katholischen Kirche als ein schwaches, armseliges Geschöpf, das ständig der Versuchung des Bösen ausgesetzt ist, dargestellt. Seelische Unterstützung wird im Dialog mit Gott versprochen, der sogar dem Ungebildeten hilft, ohne dass er seine Phantasie bemühen muss. Die rituelle Wiederholung des Gebets enthält eine beschwörende Kraft. Der sonntägliche Besuch der Messe ist des Katholiken Pflicht. Das Seelenleid einem Psychotherapeuten anzuvertrauen, ist laut Papst nicht der richtige Weg zur Erkenntnis. Dieser liegt in der Zwiesprache mit Gott allein und auch nur Gott kann Sünden vergeben und er tut es immer wieder aufs Neue. Gebet und Beichte sind nicht das Thema für Priestleys Verlobungsgesellschaft. Hier geht es um einen Lernprozess, der durch die Reflexion des eigenen Handelns gefordert wird. Es geht darum, Zusammenhänge zu erkennen und zu lernen, dass alle Menschen mit einem seidenen Faden verbunden sind, was zur Folge hat, dass unsere Entscheidungen oftmals weitreichender sind als wir vermuten. Der Patriarch entmündigt dagegen seine Gläubigen. Er gibt genaue Verhaltensregeln vor, die zu befolgen sind. Handelt der Gläubige im Sinne des Papstes, so kann er reinen Gewissens leben. Der KKK spricht in diesem Zusammenhang von Freiheit, die zum Frieden des Herzens führt. Aus psychologischer Sicht ist frei, wer nicht ständig von Gewissensbissen geplagt wird. Damit ist gemeint, dass der Mensch aus seinen Fehlern lernt, auch mal über seine Fehler lachen kann, sich selbst vergibt und mit seiner Seele pfleglich umgeht. Da nach dem Selbstverständnis der katholischen Kirche nur Gott vergeben kann, macht die Kirche ihre Gläubigen zu abhängigen Sündern.

René Egli schreibt eine logisch durchdachte Analyse zum Thema „Sünde": „Bei unseren Betrachtungen über den machtlosen Menschen kommt der Sünde eine wichtige Rolle zu. Die Sünde ist außerordentlich praktisch, um die Menschen zu beherrschen, um sie abhängig zu machen. Der Mechanismus, der dahinter steckt, ist einfach und seit Jahrtausenden bewährt: Man erklärt den Menschen, „ihr seid Sünder." Somit haben sie ein schlechtes Gewissen. Und weil sie ein schlechtes Gewissen haben, sind sie manipulierbar. ...Sobald jemand ein schlechtes Gewissen hat, bekommt man von ihm Dinge, die man sonst nicht bekommen würde. Der Trick geht so: Man lässt ihn mit seinem schlechten Gewissen nicht allein. Man ist ja kein Unmensch. Man zeigt dem armen Sünder den Weg zur Erlösung, den Weg zum Heil. Er braucht nur dieses oder jenes zu tun - oder zu bezahlen - und siehe da, seine Sünden sind weggenommen. ...Wichtig ist aber, dass sich der Mensch trotzdem nicht sicher fühlt, sonst könnte es ihm zu wohl werden und er wäre nicht mehr leicht kontrollierbar. Es geht darum, ihm klar zu machen, dass die Sünde wie eine Drohung ständig über ihm schwebt. So ist er leichter manipulierbar. ...Unerklärlich ist aber, weshalb die Menschen das mit sich machen lassen. Weshalb geben so viele Menschen ihre Macht weg an andere Menschen? Und woher nehmen diese anderen Menschen das Recht, über Sünde und Nicht-Sünde zu entscheiden? ...Das Ganze macht keinen Sinn. Das wusste auch Jesus. Es sind jetzt rund zweitausend Jahre vergangen, seit er sich zu diesem Thema auf eindrückliche Weise geäußert hat: „Richtet nicht, auf dass ihr nicht gerichtet werdet." ...Wenn Sie es schaffen, einen Menschen von dessen sündhaften Lebenswandel zu überzeugen und ihm Angst einzuflößen, dann machen Sie aus ihm einen schwächlichen Menschen und können ihn auf einfache Art beherrschen".[161] In das Weltbild der christlichen Liebe passt dies nicht hinein, denn die bedingungslose Liebe und das Richten über die menschliche Sündhaftigkeit schließen einander aus.

Die „Ganzheitliche Medizin" beinhaltet nicht nur die organbezogene Betrachtungsweise des kranken Menschen, sondern sieht ihn in umfassenden Zusammenhängen, die naturphilosophische, religiöse, mystische, esoterische, systemtheoretische, psychosoziale, ökologische und politische Ansätze beinhalten. Der Menschen wird als ein nach außen offenes System gesehen, dessen Teile in wechselseitiger Beziehung mit sich selbst und zur Außenwelt stehen. Faktoren, die hier einwirken, sind die eigene Person (verstanden als Einheit von Körper, Seele und Geist), die soziale Umwelt (Mitmenschen, Gesellschaft), die natürliche Umwelt (Wasser, Boden, Luft, Klima), die künstliche Umwelt (Technik und Wissenschaften) und Übersinnliches (Religion, Glaube). Die Frage nach dem Wesen der Ganzheit und nach dem Verhältnis des Ganzen zu seinen Teilen hat die Philosophie seit der Antike beschäftigt. Die häufig Aristoteles zugeschriebene Aussage, „Das Ganze ist mehr als die Summe seiner Teile", wurde so allerdings erst 1890 von dem österreichischen Philosophen Christian von Ehrenfels geprägt.
Im Sinne der Ganzheitlichkeit haben sich Forscher gefragt, ob Gebete den Krankheitsverlauf beeinflussen. Zu diesem Thema sind groß angelegte medizinische Studien veröffentlicht worden.

---

[161] Egli, René, Das LOL^2A-Prinzip. 21. Auflage, Oetwil a.d.L., Schweiz, 2000, S. 30-33.

Skandalös endet der Fall eines Artikels der Columbia University, New York, welcher im Journal of Reproductive Medicine im September 2001 nachzulesen war, inzwischen aber zurückgezogen worden ist, mit dem Titel: „Does Prayer Influence the Success of in vitro Fertilisation-Embryo Transfer?". Drei Forscher (Dr. Kwang Cha, Dr. Rogerio Lobo und der Parapsychologe Daniel Wirth) behaupten, dass bei koreanischen Frauen die in-vitro Fertilisation durch Gebete fremder Menschen in 50 % gelingt und in der Kontrollgruppe, für die nicht gebetet wird nur 26 % der Frauen schwanger werden.[162]

Am 22. November 2004 wird Daniel Wirth wegen Betrugs zu fünf Jahren Haft verurteilt. Im Erratum der Oktoberausgabe 2004 des Journal of Reproductive Medicine wird Dr. Lobe gebeten, seinen Namen als Co-Autor des Artikels zu streichen, da er versehentlich als Herausgeber genannt worden war. Nur Dr. Cha versucht nach drei Jahren des Schweigens die Studie immer noch zu rechtfertigen.[163][164][165]

Dr. Krucoff vom Duke Clinical Research Institute in North Carolina, kann in seiner 2005 veröffentlichten MANTRA II DoppelBlind Studie mit n=748 Probanden (371 mit Gebet von einem Fremden, 377 ohne Gebet von einem Fremden) kein signifikant besseres Outcome für

[162] Skolnick, Andrew, Commission for Scientific Medicine and Mental Health, P.O. Box 741, Amherst, NY 14226, askolnick@centerforinquiry.net, www.cssmh.org.

[163] 4http://www.ncbi.nlm.nih.gov/pubmed/11584476.Letzter Zugriff

[164] .2.2009.

[165]

http://www.csicop.org/si/show/bizarre_columbia_university_miracle_saga_ continues/ Letzter Zugriff: 19.11.2009.

KHK-Patienten durch Beten feststellen.[166]Glaubhaft lesen sich auch die Autoren der Harvard Medical School.

Sie dokumentieren in ihrer randomisierten N=2055 Studie von 1998, dass ein Drittel der amerikanischen Erwachsenen für ihre eigene Gesundheit betet und dies als hilfreich empfindet. Vorwiegende Erkrankungen, bei denen gebetet wird sind, Depression, chronische Kopfschmerzen, Nacken- und Rückenschmerzen, Verdauungsprobleme und Allergien. Nur 11 % der Patienten informieren ihren behandelnden Arzt über ihre Gebetsrituale.[167]

Die aufgeklärte Denkweise der Menschen hat über die letzten 200 Jahre dazu geführt, Eigenverantwortung für ihr Gewissen zu übernehmen. Die intensiven Versuche der Päpste, Gott als Richter über das Gewissen walten zu lassen, konnten sich mehrheitlich nicht durchsetzen. Kritische wissenschaftliche Stimmen, z. B. aus der Psychologie, Daseinsanalyse, Anthropologie und Medizin haben dazu geführt, dass die Gewissensfreiheit ein Menschenrecht geworden ist. Die Nationalversammlung des deutschen Volkes, verabschiedet am 11. 08. 1919 die erste demokratische Verfassung des Deutschen Reiches. In Artikel 18 heißt es: „Jeder Mensch hat

---

[166] Krucoff, Mitchell, W., Crater SW, Gallup D, Blankenship JC, Cuffe M, Guarneri M, Krieger RA, Kshettry VR, Morris K, Oz M, Pichard A, Sketch MH, Harold Koenig G, Mark D, Lee KL, Music, imagery, touch, and prayer as adjuncts to interventional cardiac care: the Monitoring and Actualisation of Noetic Trainings (MANTRA) II randomised study
The Lancet, 2005, S. 211-217.

[167] McCaffrey, Anne M., Eisenberg, David M., Legedza ATR, Davis RB, Phillips RS, Prayer for Health Concerns Archives of Internal Medicine 164, 2004, S. 858-862.

Anspruch auf Gedanken-, Gewissens- und Religionsfreiheit; dieses Recht umfasst die Freiheit, seine Religion oder seine Überzeugung zu wechseln, sowie die Freiheit, seine Religion oder seine Überzeugung allein oder in Gemeinschaft mit anderen, in der Öffentlichkeit oder privat, durch Lehre, Ausübung, Gottesdienst und Vollziehungen von Riten zu bekunden." Im Jahr 1976 treten der völkerrechtswirksame „Internationale Pakt über bürgerliche und politische Rechte" (IPBPR) sowie der „Internationale Pakt über wirtschaftliche, soziale und kulturelle Rechte" in Kraft. Diese beiden Pakte bilden mit der „Erklärung der Menschenrechte" den „Internationalen Menschenrechtskatalog". Sie schützen die Bildung und das Innehaben eines Gewissens und das Ausrichten des Verhaltens am Gewissen. Als Bereich des Gewissens werden die Integrität und die Identität der Persönlichkeit anerkannt.[168]

3.2 Direkte Eingriffe in die Physiologie des Körpers

3.2.1 Empfängnisverhütung

Die katholische Hierarchie ist sich darüber im Klaren, dass es für ihre Sexualmoral in der Bibel keinen Beleg gibt. Sie beruft sich deshalb darauf, dass Christus seine Kirche als die Säule und das Fundament der Wahrheit gegründet hat. Mit dem Beistand des Heiligen Geistes interpretiert der Papst - ohne Irrtum - nicht nur das geoffenbarte

---

[168] http://www.hohewarte.de/MuM/Jahr2000/Religionsfreiheit0024.html. Letzter Zugriff 16.5.2010.

Gesetz, sondern auch die Prinzipien der sittlichen Ordnung, die aus dem Wesen des Menschen selbst hervorgehen.[169]

Generell beziehen sich päpstliche Aussagen zur Empfängnisverhütung immer wieder auf Thomas von Aquin (1225-1274), einen der einflussreichsten Theologen des Mittelalters. Er fasst die gesamte Sexualethik in einer dreifachen Faustregel zusammen. Danach erlaubt Gott sexuelle Handlungen nur:

- erstens, mit dem richtigen Partner (d. h. dem Ehepartner)

- zweitens, auf die richtige Weise (d. h. durch Coitus)

- drittens, zum richtigen Zweck (d. h. zur Fortpflanzung).

Die Verbindlichkeit der katholischen Sexualmoral wird letztlich auf den Heiligen Geist zurückgeführt, der die katholische Kirche zuverlässig vor jeglichen Irrtümern bewahrt. Das macht die katholische Hierarchie gleichzeitig unfähig, die über Jahrhunderte hinweg verteidigte Sexualmoral zu korrigieren, denn damit würde sie Zweifel an der Unfehlbarkeit des Papstes (Vaticanum I, 1870) herausfordern.

Die Geschichte der Empfängnisverhütung ist 4.000 Jahre alt. Während Frauen im 18. Jahrhundert erfolgreich Zitronenhälften als Zervikalkappen benutzen, wandelt sich das Sexualverhalten im 19.

---

[169] http://www.lsvd.de/703.0.html. - Letzter Zugriff: 19.2.2010.

und 20. Jahrhundert aufgrund revolutionärer Entwicklungen der Kontrazeption.[170]

Am Anfang des 19. Jahrhunderts ist der Coitus interruptus eine gängige Verhütungsmethode. Dieser ist von Seiten der katholischen Kirche unerwünscht. Hat eine Frau zum Beispiel Angst, dass sie die nächste Geburt nicht überleben wird, so darf sie den Mann nicht zum Coitus interruptus verleiten. Auf die Frage, ob sich eine Frau auch dem Mann widersetzen muss, wenn er aus seinem Willen heraus den Coitus interruptus praktiziert, bekam der Vikar von Chambéry am 15. November 1816 unter Papst Pius VII. eine Antwort aus Rom mit der Aussage, dass eine Frau den Verkehr mitvollziehen dürfe, wenn aus ihrer Weigerung ein ernster Nachteil zu gewärtigen sei womit immer Ehebruch seitens des Mannes gemeint ist.[171]

Um 1820 entfacht sich in Europa eine intensive Diskussion um die Empfängnisverhütung. Diese beruht auf der Veröffentlichung des Buches „Essay on the Principle of Population" (1798) des anglikanischen Pfarrers und Professors für Ökonomie, Thomas Robert Malthus (1766-1834). Er geht davon aus, dass die Bevölkerungszahl exponentiell steigt, die Nahrungsmittelproduktion in derselben Zeit aber nur linear.[172][173] Eine Bevölkerungskatastrophe mit Hungersnot, Elend, Seuchen,

---

[170] http://www.verhuetung-aktuell.de/bgdisplay.jhtml?itemname=geschichteverhuetung. - Letzter Zugriff: 18.4.2010.

[171] Ranke-Heinemann Uta, Eunuchen für das Himmelreich, erweiterte Taschenbuch-Neuausgabe, München, 2003, S. 428-432.

[172] König, Wolfgang, Geschichte der Konsumgesellschaft, Stuttgart, 2000, S.
[173] .

Krieg und Laster ist laut Malthus programmiert. „Wäre es für jedes Ehepaar möglich, die Zahl der Kinder nach Wunsch zu beschränken, dann hätte man sicher Grund zu befürchten, dass die Indolenz des Menschengeschlechts sehr beträchtlich zunehmen würde und die Bevölkerung weder der Länder noch der ganzen Erde jemals ihre natürliche und richtige Größe erreichen würde", so Malthus. Als er diese Zeilen schreibt weiß er noch nicht, dass zur selben Zeit in Frankreich, aber noch nicht in England und anderen europäischen Ländern die Geburtenrate bereits stark absinkt, weil immer mehr Familien aus der Mittel- und Unterschicht Empfängnisverhütung in Form des Coitus interruptus praktizieren.[174] 1826 verbietet Papst Leo XII. den Gebrauch des Kondoms. Da das Kondom vor Infektionen schützt, ist es, nach Meinung der Kirche, dem göttlichen Willen gegenüber kontraproduktiv. Es verhindert die Bestrafung an dem Körperteil, an dem die Sünder sündigen. Auch noch 80 Jahre später, als das Medikament Arsphenamin zur Syphilistherapie von Paul Ehrlich entdeckt wird, ruft es die gleiche ablehnende Reaktion hervor wie das Kondom.[175]

Vor allem kirchliche Kreise vertreten die Ansicht, dass Geschlechtskrankheiten eine gerechte Strafe für die Sünde des Ehebruchs sind. Interessanterweise sind es die gleichen Kirchenfürsten, die zu Erkenntnissen über die Syphilis beitragen, weil viele von ihnen darunter leiden, was die Hausärzte ausgezeichnet dokumentieren. Selbst zwei Päpste des 16. Jahrhunderts sind

---

[174] Jütte, Robert, Lust ohne Last: Geschichte der Empfängnisverhütung, München, 2003, S. 165.

[175] Gienow, Peter, Die Zeitenwende als Grundlage von Syphilinie und Karzinogenie, Buchendorf, 2005, S.101.

betroffen: Papst Leo der X. und Papst Alexander VI. leiden beide unter der sogenannten „Lustseuche".[176]

Die zeitnahe Variante der allgemeinen päpstlichen Stellungnahme, die sich auch auf die Berechnungen von Robert Malthus beziehen könnte, findet sich in der am 24. Mai 1829 von Pius VIII. veröffentlichten Enzyklika: „Traditi humilitati nostrae" (Zitat unter 3.1.1.). Hier ist von perversen Doktrinen die Rede, die bereits die Jugendlichen korrumpieren.

Der französische Jesuit und meistgelesene Moraltheologe des 19. Jahrhunderts, Jean-Pierre Gury, schreibt 1850: „In unseren Tagen hat sich die abscheuliche Plage des Onanismus (Coitus interruptus) überallhin ausgebreitet." „Eine Frau sündigt schwer, wenn sie ihren Mann, auch indirekt oder schweigend zum Ehemissbrauch (empfängnisverhütenden Verkehr) verleitet, indem sie über die Kinderzahl, die Geburts- oder Erziehungsmühen jammert oder auch erklärt, dass sie bei der nächsten Geburt sterben werde".[177][178]

Im 19. Jahrhundert sind die konfessionellen Tendenzen keineswegs einheitlich und lassen sich als Kampf zwischen Kirche und Volksreligiosität beschreiben. Diese Problematik, die sich im Bereich der Empfängnisverhütung nur marginal widerspiegelt, ist

---

[176]

http://www.optikur.de/gesundheit/krankheiten/geschlechtskrankheiten/syphilis/.

Letzter Zugriff: 9.6.2010.

[177] Gury, Jean-Pierre, Leitfaden der Moraltheologie II Rom, 1880, S. 705,

[178] .

für den Papst vorrangig.[179] So ist es verständlich, dass Pius IX. mit einem imposanten Glaubenssatz eingreift. Er verkündet am 8. Dezember 1854 in seiner dogmatischen Bulle „Ineffabilis Deus" („Der unbegreifliche Gott") die „Unbefleckte Empfängnis" („Immaculata Conceptio"), welche die Jungfrau Maria im ersten Augenblick ihrer Empfängnis durch ein einzigartiges Gnadenprivileg von jedem Schaden der Erbsünde unversehrt bewahrt. Die Sünde ist der Grund schlechthin, der Gebet, Beichte und Kirchenbesuche erfordert (siehe Kapitel 2.1.7). In einer Zeit, in der der Papst gegen die Trennung von Staat und Kirche kämpft, kann sein Augenmerk nicht auf Details wie die Empfängnisverhütung gerichtet sein. Im „Syllabus errorum", einem Katalog von 80 „Zeitirrtümern", verurteilt er 1864 mit einem Rundumschlag die Säkularisation des geistigen, sittlichen und politischen Lebens.

Die Veröffentlichung dieser „Kriegserklärung des Papsttums an die moderne Kultur" wird in vielen Ländern verboten.[180][181] Für Pius IX. ist eindeutig das Fortbestehen der generellen kirchlichen Einflussnahme vorrangig, was ihn aber nicht davon abhält, die ab 1870 entstehende umfangreiche Literatur zur Empfängnisverhütung zu unterdrücken.

Trotzdem kann er den ubiquitären Einsatz des Präservativs nicht verhindern. Die ersten Kondome werden aus gewebtem Stoff gefertigt. Sie sind bei der Empfängnisverhütung nicht besonders wirksam. Wirkungsvoll sind Kondome aus Schafsdärmen oder anderen tierischen Membranen. 1813 werden sie mit

---

[179] ://hsozkult.geschichte.hu-berlin.de/rezensionen/2007-1-063. - Letzter Zugriff: 21.2.2010.

[180] 8http://mitglied.lycos.de/Mundball/bis_heute.htm.-Letzter Zugriff:

[181] .8.2009.

Seitenbändern zur Befestigung hergestellt und mit lateinischer Gebrauchsanleitung verkauft. 1855 stellt Charles Goodyear das erste Gummikondom her, das 1870 mit zwei Millimeter Dicke und vernahtet serienmäßig produziert wird.[182]

Bereits in den 1870er Jahren bieten englische Apotheken eine große Auswahl empfängnisverhütender Mittel an: Kondome aus Kautschuk, mehr als 100 verschiedene Pessare (1882 erfindet der deutsche Arzt Wilhelm Peter Mensinga das erste Diaphragma), chemische Zäpfchen, vaginale Schwämme und medizinische Tampons.

Im Ersten Weltkrieg gehören Kondome zur Standardausrüstung der Soldaten. Die deutsche, französische und britische Armee verteilen Kondome unter ihren Soldaten. Die US-Armee tut dies jedoch nicht, was zur Folge hat, dass die US-Soldaten viel häufiger unter Geschlechtskrankheiten leiden als Angehörige anderer Armeen.

Am 3. Juni 1916 lautet die Antwort aus Rom bezüglich Kondomverkehr, die Frau müsse Widerstand leisten „wie gegenüber einem Vergewaltiger ...da die eheliche Keuschheit wie alle christlichen Tugenden ihre Märtyrer fordert".[183]

Die schottische Botanikerin Dr. Marie Stopes (1880-1958) ist Pionierin auf dem Gebiet der Familienplanung. 1918 schreibt sie das Buch „Wise Parenthood", in dem es um Empfängnisverhütung geht. Sie gründet 1921 die Gesellschaft für konstruktive Geburtenkontrolle. Im gleichen Jahr eröffnet sie die erste Klinik für Familienplanung in London. Mit ihrem Magazin „Birth Control News" werden Informationen zur Empfängnisverhütung und Familienplanung für viele Frauen leicht zugänglich gemacht. Ihre

---

[182] http://de.wikipedia.org/wiki/Kondom. Letzter Zugriff: 5.9.2009.
[183] Ranke-Heinemann, Ebenda.

Tätigkeiten bringen ihr Protest sowohl von der Church of England als auch von der katholischen Kirche ein. Ihr Buch „Married Love" (1918), von dem 2.000 Exemplare in den ersten vierzehn Tagen verkauft werden, ist kontrovers und einflussreich. Es wird in den USA als obszön verboten! Die römisch-katholische Bevölkerung in England ist in Aufruhr, besonders, weil der Papst gegen die Geburtenkontrolle ist. Halide Southland fordert sogar in einem Artikel in „The Daily Express", dass Stopes verurteilt und ins Gefängnis gesteckt werden solle.[184][185]

Mit dem medizinischen Fortschritt entwickeln sich ständig neue Verhütungsmethoden. Anfang der 1920er Jahre gelingt es dem japanischen Gynäkologen Ogino die richtige zeitliche Einordnung des Eisprungs auf 12 - 16 Tage vor der nächsten Periode zu datieren. Der österreichische Frauenarzt Knaus kommt zu einem ähnlichen Ergebnis. Er legt den Eisprung auf genau den 15. Tag vor der nächsten Menstruation fest und erklärt die drei Tage vor und einen Tag nach der Ovulation für die fruchtbaren Tage. Auf der Basis der Periodizität der weiblichen Fruchtbarkeit wird auf dieser Grundlage die Kalender-Methode zur Abstinenz entwickelt, die ab ca. 1933 zusätzlich zu den anderen Methoden Berücksichtigung bei der Familienplanung findet. Der Pfarrer Wilhelm Hillebrand lehrt erstmals in den 1930er Jahren die Basaltemperaturmessung im Rahmen der seelsorglichen Eheberatung und wird zum „Urvater der

---

[184] http://www.spartacus.schoolnet.co.uk/Wstopes.htm. - Letzter Zugriff:
[185] .8.2009.

Temperaturmethode" in Deutschland.[186][187]Liegt die Kinderzahl pro Frau in Deutschland 1890 noch bei durchschnittlich fünf Kindern, so sind es nach dem ersten Weltkrieg 1920 noch drei Kinder und zur Zeit der Weltwirtschaftskrise nur noch 1,5 Kinder. 1940 und Mitte der 60er Jahre (NachkriegsBaby-Boom) erhöhen sich die Geburten nochmals auf 2,5 pro Frau.[188]

In der 1930 veröffentlichten Enzyklika „Casti connubii" verbietet Papst Pius XI. nachdrücklich den Coitus interruptus: „Unerlaubt und unsittlich ist der eheliche Verkehr selbst mit der rechtmäßigen Gattin, wenn dabei die Weckung neuen Lebens verhütet wird. Das hat Onan, des Judas Sohn, getan, und darum hat ihn Gott getötet."

Trotzdem wird die Kondomproduktion unbeirrt fortgesetzt. Ab 1930 wird Latex als Material benutzt. Die Schwedische Regierung unterstützt - als erste überhaupt - die Geburtenkontrolle. Die Entwicklung der neuen Kondome ist ein großer Schritt nach vorne in Bezug auf Wirksamkeit und Verfügbarkeit. Trotzdem ist ihr Verkauf bis zur Mitte des 20. Jahrhunderts vielerorts verboten beziehungsweise nur zum medizinischen Gebrauch erlaubt. In Irland gilt eine solche Regelung noch bis Anfang der 1990er Jahre.[189] 1931 bringt Johnson & Johnson das erste Verhütungsgel auf den

---

[186] Historische Entwicklung der Familienplanung, In: Raith-Paula, Elisabeth; Frank-Hermann, Petra; Freundl, Günter; Strowitzki, Thomas (Hrsg): Natürliche Familienplanung heute. 4. Auflage, Heidelberg, 2008, S. 9-
[187].

[188] Birg, Herwig, Die demographische Zeitenwende, München, 2001, S. 51.
[189] http://de.wikipedia.org/wiki/Kondom. - Letzter Zugriff: 19.2.2010.

Markt und in den 1940er Jahren steht den Frauen ein Diaphragma von Johnson & Johnson zur Empfängnisverhütung zur Verfügung.

Infolge der Empfängnisverhütung beginnen immer mehr Menschen, die Größe ihrer Familie selbst zu bestimmen. Der Katholischen Kirche bleibt natürlich diese Entwicklung nicht verborgen. In seiner Enzyklika „Casti connubii" betont Pius XI. am 31. Dezember 1930, dass „jede Sünde, die in Bezug auf die Nachkommenschaft begangen wird, in gewissem Sinne auch eine Sünde gegen die eheliche Treue" ist.

In den sechziger Jahren geht eine bahnbrechende Erfindung um die Welt. Am 1. Juni 1961 bringt die Firma Schering die erste Antibabypille auf den deutschen Markt. Das beschert entspannten sexuellen Genuss ohne die Angst vor einer Schwangerschaft im Hinterkopf haben zu müssen. Auch innerhalb der katholischen Kirche finden viele Gläubige, von einigen Theologen bestärkt, nichts dabei, die Pille zur Empfängnisverhütung zu benutzen. Im Zweiten Vatikanischen Konzil (1962-1965) ist in Art. 47 nur summarisch von „unerlaubten Praktiken" die Rede. Das ist eine vage formulierte Kompromisslösung. Ursprünglich wollte man „unerlaubte Techniken" sagen, doch dann hätte man auch die moraltheologisch als bedenkenlos geltende Technik der Zeitwahl mitverurteilt. So gelten medizinische und „künstliche" Methoden als unerlaubt, während die nur mit viel technischem Raffinement durchführbare „Zeitmethode" erlaubt ist. Wenn schon die menschliche Vernunft auch im Bereich der Sexualität den Lauf der Natur zu steuern befugt ist, dieser also nicht ausschließlich göttlichen Rechts sein kann, dann vermag die Art der technischen Methoden keinen ethischen Unterschied mehr zu begründen. Das Konzil hat sich zu diesem Punkt weiterer Aussagen enthalten, weil der Papst sich diese Frage zur weiteren Prüfung vorbehalten hat.[175] Papst Paul VI. setzt hierzu eine Kommission ein, die das Bevölkerungswachstum und die Geburtenhäufigkeit untersucht. Alles blickt gebannt auf Rom: wie wird der Papst entscheiden?

Am 25. Juli 1968 ist es soweit: In seiner Enzyklika „Humanae Vitae", verfasst nach umfassender Vorbereitung und gegen den Mehrheitsbeschluss der beratenden Fachleute, entscheidet Papst Paul VI., dass die Benutzung der Antibabypille und auch anderer Verhütungsmethoden mit der katholischen Ehemoral nicht vereinbar ist und sich gegen die menschliche Natur richtet. Nach Ansicht des katholischen Theologen Prof. Hans Küng (Tübingen), hat Papst Paul VI. in seiner Enzyklika „Humanae vitae" die Pille nur deshalb verboten, weil er wegen des Unfehlbarkeitsdogmas nicht anders handeln zu können glaubte.[176]

Es beginnt im Frühjahr 1963. Zunächst hat Johannes XXIII. eine Kommission von acht Fachleuten über Empfängnisverhütung und Bevölkerungsprobleme eingesetzt. Paul VI. erweitert die Kommission sukzessive auf zuletzt 60 Mitglieder. Von ihnen waren am Ende der Beratungen 90 % für eine Änderung der traditionellen katholischen Lehre über die Empfängnisverhütung, wie sie Pius XI. 1930 in der Enzyklika „Casti connubii" formulierte. In der von Paul VI. danach eingesetzten bischöflichen Überprüfungskommission, der „Kardinalskommission", ist nur ein Drittel der Mitglieder für die alte Lehre. Die Minderheit setzt sich aber mit dem Argument durch, es sei undenkbar,

---

[175]Pesch, Otto H., Das Zweite Vatikanische Konzil (1962-1965), Würzburg, 1993, S. 335-339.

[176]http://www.spiegel.de/spiegel/print/d-44905023.html. - Letzter Zugriff: 19.2.2010.

dass der Heilige Geist 1930 mehr bei der anglikanischen als bei der römischen Kirche gewesen sei: „Wenn erklärt werden würde, Empfängnisverhütung sei nicht in sich schlecht, dann müsste aufrichtigerweise zugegeben werden, dass der Heilige Geist 1930, 1951 und 1958 den protestantischen Kirchen beigestanden hat und dass er Pius XI. und einen großen Teil der Katholischen Hierarchie ein halbes Jahrhundert lang nicht vor einem schweren Irrtum geschützt hat, einem höchst verderblichen für die Seelen; denn es würde damit unterstellt, dass sie höchst unklug Tausende und Tausende menschlicher Akte, die jetzt gebilligt würden, mit der Pein ewiger Strafe verdammt hätten".[190]

Die anglikanische Kirche hat nämlich 1930 ihre bisherige Verdammung der Empfängnisverhütung aufgegeben. Tatsächlich hat die Enzyklika „Humanae vitae" nicht die römische Autorität gestärkt, sondern ist der Beginn der moralischen Spaltung, an dem die katholische Kirche heute leidet. Inzwischen hält sich die Mehrzahl der gläubigen Katholiken nicht mehr an das, was Rom dekretiert.

Im Gegensatz zur Haltung der meisten protestantischen Kirchen, ist nach der offiziellen Position der römisch-katholischen Kirche („Humanae Vitae") der Gebrauch von Kondomen und der Antibabypille als Verhütungsmittel abzulehnen, da er wegen der künstlichen Verhinderung der Kindszeugung nicht der Würde des Menschen entspricht. Als Möglichkeit verantwortungsvoller Elternschaft wird einzig die natürliche Familienplanung, z. B. nach der

---

[190] Schmidthüs, Karlheinz (Hrsg): Herder Korrespondenz 21, Freiburg 1967, S. 436.

- Knaus-Ogino Kalender-Methode
- Symptothermalen Methode (zyklische Schwankungen der Basaltemperatur und die Veränderung des Zervikalschleims)

akzeptiert.

Abermillionen von Katholiken protestieren gegen diesen Eingriff in ihre Intimsphäre, die Verletzung der Menschenrechte, den Verstoß gegen die Entfaltung der Persönlichkeit und gegen diesen schweren Akt der Nötigung. Kirchenkritiker verurteilen die sogenannte „Pillenenzyklika" als weder sachkundig noch menschenkundig, dafür aber hart und grausam.

In diesem Zusammenhang ist es logisch, sich über die Analyse des Pearl Index einen Überblick über die Wirksamkeit der umstrittenen Verhütungsmethoden zu verschaffen.

Der Pearl Index dient zur Beurteilung der Sicherheit der verschiedener Verhütungsmethoden. Er gibt als Versagerquote an, wie viele von 100 Frauen im statistischen Mittel schwanger werden, wenn sie über ein Jahr hinweg mit der angegebenen Methode verhüten. Der Pearl Index liegt ohne Verhütung bei 20-jährigen Frauen bei 85, bei 35-jährigen Frauen liegt er bei 50 und nur noch bei 30 bei 40-jährigen Frauen. Er sinkt dann etwa im Alter von 45-50 mit dem Einsetzen der Menopause auf 0 ab.[191] Die Zahlen ergeben sich wie folgt:

- Knaus-Ogino Kalender-Methode - Pearl Index: 14 - 35

---

[191] Breckwoldt, Meinert, Empfängnisverhütung, In: Martius, Gerhard; Breckwoldt, Meinert; Pfleiderer, Albrecht, (Hrsg): Gynäkologie und Geburtshilfe. 2. Auflage, Stuttgart, 1996, S. 391-392.

- Temperatur-Methode - Pearl Index: 1

- Symptothermale Methode - Pearl-Index: 1

- Kondome - Pearl Index: 2 - 14

- Pille - Pearl Index: 0,2 - 1,5.[192]

Die Effektivität, der vom Papst befürworteten Methoden schneidet im Vergleich, isoliert gesehen, durchaus gut ab, wenn man die Vor- und Nachteile ausnimmt. Auch passen die Methoden zum Gesamtkonstrukt der Sexualität in der katholischen Ehe. Neutral betrachtet ist es aus Sicht Johannes Paul II. schlüssig, wenn er in seinem Apostolischen Schreiben „Familiaris consortio" (1981) eine normative Anerkennung vor allem der „Pillenenzyklika" „Humanae vitae" (1968) fordert.

Er untermauert seinen Standpunkt nochmals in dem im Jahre 1992 herausgegebenen Katechismus der Katholischen Kirche (KKK). Hier unterscheidet der Papst terminologisch zwischen Empfängnisregelung und Empfängnisverhütung.(vgl. KKK Nrn. 2368, 2370). Zur Empfängnisregelung werden die zeitweise Enthaltsamkeit sowie die auf Selbstbeobachtung und der Wahl von unfruchtbaren Perioden beruhenden Methoden gerechnet, die im Falle von guten Gründen angewendet werden dürften. Diese entsprächen der Natur des Menschen (KKK Nr. 2370). Diese theologische Entscheidung wurde in der Enzyklika „Humanae Vitae" Nr. 16 festgehalten. Als widernatürlich und verwerflich wird hingegen die direkte Empfängnisverhütung angesehen. Darunter wird jede Handlung verstanden, „die entweder in Voraussicht oder

---

[192] Ebd., S. 401.

während des Vollzuges des ehelichen Aktes oder im Anschluss an ihn beim Ablauf seiner natürlichen Auswirkungen darauf abstellt, die Fortpflanzung zu verhindern, sei es als Ziel, sei es als Mittel zum Ziel." (KKK Nr. 2370, „Humanae Vitae"
Nr. 14.)

Der Papst kämpft Ende des 20. Jahrhunderts auf verlorenem Boden. Bereits in den siebziger Jahren ist die Pille als Form der Empfängnisverhütung weitgehend akzeptiert und wird von über 50 Millionen Frauen weltweit eingesetzt.[193]

Karlheinz Deschner schreibt, dass Deutschland ohne Geburtenkontrolle zum Ende des 20. Jahrhunderts 180.000.000 Einwohner gehabt hätte. Eine solche hoffnungslose Bevölkerungsexplosion ist aus heutiger Sicht unvorstellbar, zumal die Menschen durch die Fortentwicklung der Medizin immer älter werden.[194] 1998 befinden sich 17,2 Millionen Frauen (41 % aller Frauen) in Deutschland im reproduktiven Alter und benötigen eine wirksame Methode zur Familienplanung. [195][196] Laut Statistik verhüten in Deutschland 54 % der Paare mit der Pille, 13,5 % mit der Spirale, 19 % mit dem Kondom und knapp 7 % mit Sterilisation. Nur rund 6,5 % wählen andere Methoden, wie z. B. die Dreimonatsspritze oder das Hormonimplantat. Der Vaginalring, das Femidom (Kondom für die Frau) und Spermizide haben sich nicht durchgesetzt. Ein hormonelles Verhütungsmittel für den Mann, die

---

[193] http://www.verhuetung-aktuell.de/bgdisplay.jhtml?itemname=geschichteverhuetung. Letzter Zugriff: 9.6.2010.

[194] Deschner, Karlheinz, Das Kreuz mit der Kirche, München, 1973, S. 304.

[195] http://www.uni-duesseldorf.de/AWMF/ll/015-015.htm. - Letzter Zugriff:
[196] .6.2010.

sogenannte „Pille für den Mann", gibt es heute noch nicht und es ist fraglich, ob es in absehbarer Zeit entwickelt sein wird (Stand 2008).[197]

3.2.2 Sterilisation

Zur Empfängnisverhütung und/oder nach abgeschlossener Familienplanung ist die Sterilisation zum Ende des 20. Jahrhunderts eine gängige Verhütungsmethode. Der chirurgische Eingriff zur Sterilisation des Mannes wird als Vasektomie bezeichnet. Dabei werden die ductus deferens im Skrotum des Mannes durchtrennt. Im Gegensatz zur Kastration bleibt die Hormonproduktion in den Hoden erhalten und auch die Erektionsfähigkeit des Penis wird nicht beeinflusst. Das Ejakulat eines sterilisierten Mannes enthält keine Spermien mehr, ist ansonsten aber bezüglich Volumen, Aussehen, Geruch und Geschmack weitgehend unverändert.
Bei der Frau wird die Thermokoagulation der Tuben laparoskopisch durchgeführt. Dieser Eingriff ist invasiver als die Vasektomie.[198][199]

Im März 2007 ergibt eine repräsentative Erhebung der Bundeszentrale für gesundheitliche Aufklärung (BzgA) unter 1.500 Frauen und Männern zwischen 20 und 44 Jahren, dass 3 Prozent der Männer und 2 Prozent der Frauen sterilisiert sind. [200]1872 führt der

---

[197] http://de.academic.ru/dic.nsf/dewiki/790492. - Letzter Zugriff: 9.6.2010.

[198] www.med.uni-giessen.de/aka/andro/.../09home.html. - Letzter Zugriff: 19. 3.2010.

[200]

http://dgk.de/gesundheit/frauengesundheit/sexualittverhtung/verhtungsm ethoden/hitliste-der-verhuetungsmittel-indeutschland.html. - Letzter Zugriff: 3.3.2010.

Freiburger Ordinarius für Gynäkologie und Geburtshilfe Alfred Hegar (1830-1914) erstmals Ovarektomien durch, um Frauen künstlich in die Menopause zu versetzen. Der Diskurs um die Wirkung dieser Operation, die bei verschiedenen somatischen aber auch bei psychischen Krankheitsbildern wie der Hysterie eingesetzt wird, beschäftigte die Frauenheilkunde über 25 Jahre. Die wissenschaftshistorische Untersuchung analysiert vor dem Hintergrund zeitgenössischer gesellschaftlicher, wissenschaftlicher und mikrosoziologischer Voraussetzungen, in welcher Weise und aus welchen Gründen sich die sogenannte „Hegar-Operation" zunächst rasch verbreitet und wenige Jahre später von der aufstrebenden Gynäkologie aufgegeben wird. [201] Mit seiner 1894 erschienenen Schrift „Der Geschlechtstrieb. Eine social-medicinische Studie" gehört Hegar zu den ersten Fürsprechern einer negativen Eugenik oder Rassenhygiene. [202] Er fordert eugenische Maßnahmen, um „wenigstens den größten Schäden des heutigen Zustandes ein Ende zu machen, und die Entstehung gebrechlicher elender Menschen zu beschränken". [203] 1905 wird er Ehrenmitglied der in diesem Jahr in Berlin gegründeten Gesellschaft für Rassenhygiene. [204][205]

---

[201] Jung, Jette, Erfolg und Scheitern der Hegar-Operation: Eine wissenschaftsgeschichtliche Untersuchung über die Kastration der Frau im 19.
Jahrhundert, Frankfurt 2007, Umschlagstext

[202] http://www.psychanalyse.lu/bibliographieFreudNeuro.php. - Letzter Zugriff: 16.5.2010.

[203] http://de.wikipedia.org/wiki/Alfred_Hegar. Letzter Zugriff: 16.5.2010.

[204] Schneck, Peter, In: Eckart u. Gradmann (Hrsg), Ärzte Lexikon, München,

[205] , S. 176.

Aus historischer Sicht ist die zwangsangeordnete Sterilisation im Nationalsozialismus negativ belegt. Adolf Hitler schreibt hierzu: "Die Forderung, dass defekten Menschen die Zeugung anderer ebenso defekter Nachkommen unmöglich gemacht wird, ist eine Forderung klarer Vernunft und bedeutet in ihrer planmäßigen Durchführung die humanste Tat der Menschheit."[206] Gerne bedient er sich religiösen Vokabulars: „Es gibt nur ein heiligstes Menschenrecht, und dieses Recht ist zugleich die heiligste Verpflichtung, nämlich: dafür zu sorgen, dass das Blut rein erhalten bleibt, um durch die Bewahrung des besten Menschentums die Möglichkeit einer edleren Entwicklung dieser Wesen zu geben."[191]

Die in Kapitel 2.2.1 zum Thema Empfängnisverhütung erwähnte Marie Stopes ist eine Ideologin der Eugenik und glühende Verehrerin Adolf Hitlers. Sie entbrennt in Liebe zu Hitler, mit dessen Vorstellungen über die Sterilisation von Armen, weniger Intelligenten, körperlich Behinderten oder rassisch Minderwertigen sie übereinstimmt. Stopes spricht sich bereits seit 1919 für die Sterilisation von Personen aus, die sie für eine Elternschaft für ungeeignet hält.

Sie nimmt 1935 an einer Berliner Konferenz zur Bevölkerungsforschung teil und schreibt, kurz vor Ausbruch des Zweiten Weltkriegs, im August 1939 einen persönlichen Brief an Hitler, in dem sie ihre Bewunderung und Zustimmung zum Ausdruck bringt. [207] Marie Stopes übersendet eine Sammlung ihrer Liebesgedichte mit folgenden Worten: „Dear Herr Hitler, Love is the greatest thing in the world: so will you accept from me these

---

[206] Hitler, Adolf, Mein Kampf, München, 1938, S. 279. [191]Ebd., S. 444.

[207] 2http://doku.abtreibungsmoratorium.de/?p=97. Letzter Zugriff:

(poems) that you may allow the young people of your nation to have them?"[19] [208][209] Weitere Informationen zur Sterilisation im Nationalsozialismus sind in Kapitel 2.6 nachzulesen.

Karl Hörmann, der 1969 von Papst Paul VI. zum Ordinarius für Moraltheologie und zum päpstlichen Ehrenprälaten ernannt wird, dokumentiert im Jahr 1976, dass Pius XI., Pius XII. (Nationalsozialismus) und Paul VI. gegen die Sterilisation sind: Bei einzelnen Arten empfängnisverhütender Eingriffe lassen sich Störungen der ehelichen Hingabe oder Gefahren für Ehe und Familie bis hin zu Gefahren für Gesundheit und Leben aufzeigen. Auf gründliche Art kann die Nachkommenschaft für die Zukunft durch dauernde chirurgische Sterilisation ausgeschlossen werden. Zu prüfen ist, ob Gatten mit der direkten Sterilisation, die in der Absicht vorgenommen wird, die Unfruchtbarkeit zu bewirken, im Sinn der vollen ehelichen Liebe (vgl. 2. Vat. Konz., GS 51) handeln oder damit eine Gefahr für ihre innige Verbundenheit (vgl. HV 13) heraufbeschwören. Zu denken wäre an die seelische Wunde, die das Bewusstsein der Versehrtheit im Sterilisierten schafft, an die Bitterkeit, in die er gerät, wenn er unter geänderten Verhältnissen Kinder zeugen möchte und es nicht kann sowie an den Verlust jener Persönlichkeitsreifung, die der Mensch erreichen kann, wenn er sich darum bemüht, seine Sexualität und all seine Triebe durch entsprechend motivierte Selbsterziehung in eine richtige Gesamtlebensordnung einzufügen. Gegen die Sterilisation bloß zum Zweck der Empfängnisverhütung sprechen somit gewichtige

---

[208] .3.2010.

[209] http://marymagdalen.blogspot.com/2008/08/dear-herr-hitler.html. Letzter Zugriff: 3.3.2010.

Gründe. Wie schon frühere Päpste (Pius XI., D 3722 f; Pius XII., UG 1065 5451; Hl. Offizium, 21.2.1940, D 3788) hat Paul VI. die direkte Sterilisation abgelehnt (HV 14).[210] Hörmann argumentiert gegen die Sterilisation mit der Warnung vor seelischen Wunden durch den Eingriff, mit der Feststellung, dass die eheliche Untreue erleichtert wird, mit möglicher Bitterkeit für den Mann, falls er mit einer anderen Frau nochmal Kinder zeugen möchte und spricht von Persönlichkeitsreifung durch Zügelung der Triebe. Er stellt ganz systematisch eine Negativliste auf, die mit dem Gedanken bezüglich der Selbsterziehung endet, welche an Argumente der Kirche für den Zölibat erinnert. Wenn auch schon 1872 die erste Ovarektomie durchgeführt worden ist, so ruft das Thema „Sterilisation" erst im 20. Jahrhundert öffentliche Äußerungen der Päpste hervor. Zur Zeit des Nationalsozialismus geht der Vatikan sowieso sehr vorsichtig mit Kritik um (siehe Kapitel 2.6). Erst als die Sterilisation zur Empfängnisverhütung gebräuchlich wird, beziehen die Päpste Stellung. Papst Johannes Paul II. bekräftigt die Aussagen der Enzyklika „Humanae Vitae" von 1968. Er verfolgt hier seine klare Linie zur Empfängnisverhütung (keine Pille, keine Kondome) und bezeichnet die Sterilisation als sittlich unzulässiges Empfängnisverhütungsmittel (KKK 2399). Bei strenger therapeutischer Indikation stimmt er diesem Eingriff jedoch zu (KKK 2297). Trotz der päpstlichen Einstellung gegen die Sterilisation ist die impotentia generandi (Zeugungsunfähigkeit) seit 1977 kein Ehehindernis mehr. Eine impotentia coeundi (Beischlafunfähigkeit) dagegen doch. Der neue Codex des Kanonischen (CIC) Rechts von 1983 spricht nicht mehr wie der CIC von 1917 davon, dass Impotenz die Ehe ungültig macht, sondern beschränkt durch die Hinzufügung

---

[210] http://stjosef.at/morallexikon/empfaeng.htm. - Letzter Zugriff: 3.3.2010.

des Wörtchens „coeundi" die Ungültigkeit nur noch auf die Beischlafunfähigkeit.[211] Es stellt sich hier die Frage, wie der von der katholischen Kirche zementierte Zeugungszweck der Ehe bei diesem Widerspruch aufrechterhalten werden kann. Außerdem ist zu überlegen, ob der Firma Pfizer, die 1998 den ersten PDE-5-Hemmer (Viagra) auf den Markt bringt, jetzt zur Rettung der Gültigkeit katholischer Ehen gratuliert werden kann.

3.2.3 Kastration

Unter einer Kastration wird üblicherweise die operative Entfernung der Testes verstanden. Alternativ können die Hoden durch ionisierende Strahlung mit einer Gesamtdosis von ca. 10 12 Gray oder durch die Unterdrückung der Hormonproduktion durch Pharmaka unfruchtbar gemacht werden. Diese reversible chemische Kastration durch Antiandrogene wird Ende des 20. Jahrhunderts z. B. in einzelnen Bundesstaaten der USA bei Sexualstraftätern vorgenommen.[196]

Im 17. und 18. Jahrhundert sind die Italiener die führenden Operateure in Europa. Dennoch ist die Suche nach Beschreibungen der Operationstechnik in italienischen Chirurgiebüchern vergebens, denn die OP ist offiziell verboten. In der 1841 in Leipzig erschienenen „Enzyklopädie der gesammten Medizin"[197] ist unter dem Stichwort „Castration" folgender Eintrag zu finden: „Entmannung, Ausrottung der Hoden. Es soll hier nicht von der in Italien zur Erhaltung der Sopranstimme ehemals mehr als jetzt gebräuchlichen, das Menschengefühl im höchsten Grade

---

[211] Ranke-Heinemann Uta, Eunuchen für das Himmelreich, Hamburg, 1988, S. 376, 378-379.

verletzenden Entmannung die Rede sein, sondern von derjenigen Operation, welche zur Erreichung des Heilzwecks in der Hinwegnahme eines oder beider Hoden besteht. Die große Wichtigkeit dieser Organe in geschlechtlicher Beziehung, in Beziehung zum übrigen Organismus und selbst zum Seelenleben machen ihre Entfernung auf operativem Wege immer zu einer der bedeutendsten und folgenreichsten Operationen. Sie ist höchst schmerzhaft und hat bisweilen gefährliche Nervenzufälle zur Folge, die durch eine aufmerksame Nachbehandlung aber sehr vermindert werden.

...“[198][199]

Am schwerwiegendsten ist der Eingriff, wenn er bei einem Knaben vor der Pubertät vorgenommen wird. In Italien sind dies in der Regel Findelkinder oder Jungen aus sozial schwachen Verhältnissen, die nach einer Stimmprüfung im Konservatorium mit Verheißung eines guten Verdienstes von ihren Eltern zur OP gebracht werden. Diese nehmen für ihre Söhne schwerwiegende Fol-

---

[196] http://www.römer.de/index.php/Kastrieren. - Letzter Zugriff: 9.6.2010.
[197] original Titel
[198] Ortenkemper, Hubert, Engel wider Willen, München, 1995, S. 19.
[199] Original Text

gen in Kauf, um selbst später einmal finanziell abgesichert zu sein. Die Kastration vor der Pubertät verursacht:

- ein geringes Wachstum des Larynx und daher das Ausbleiben des Stimmbruchs und deshalb eine hohe Kastratenstimme

- einen fehlenden Gestaltswechsel vom Jüngling zum Mann

- Hochwuchs und Störungen der Osteosynthese mit längeren Extremitäten, („eunuchoider" Körperbau)

- das Ausbleiben der männlichen Körperbehaarung

- Antriebsarmut

- völliges Ausbleiben der Libido und der Potenz

- Verzögerungen der psychischen und sexuellen Entwicklung, eventuell auch psycho-soziale Schwierigkeiten und Diskriminierung

- Sterilität

- mögliche Adipositas mit Fettansatz an den Hüften und Gesäß.[212]

Der Gesangslehrer der „Verschnittenen" verdient mit, da er die Knaben umsonst ausbildet, dann aber eine lebenslange Provision abgreift.[213]

Es stellt sich die Frage, warum Kastraten zum Gesang eingesetzt werden, wenn es viel einfacher wäre, Frauenstimmen auszuwählen. Die Tradition geht auf ein fälschlicherweise verkürztes Zitat des Apostel Paulus zurück, der im 14. Kapitel seines ersten Briefes an die Gemeinde in Korinth schreibt: „Wie in allen Gemeinden der Heiligen, so sollen in euren Gemeinden die Frauen schweigen; denn es ist ihnen nicht verstattet, Vorträge zu halten." Die Vereinfachung

---

[212] http://www.krankheiten.de/Gynaekologie/kastration.php. - Letzter Zugriff: 3.3.2010.

[213] Ortenkemper, ebd., S. 48.

des Satzes lautet: „mulier taceat in ecclesia - die Frau hat in der Kirche zu schweigen."[214] Somit ist auch der Gesang ausgeschlossen. In der päpstlichen Kapelle singen die Kastraten von 1562 bis zu Beginn des 20. Jahrhunderts. Am 7. Juni 1587 verbietet Papst Sixtus V. per Dekret die Kastration.[215] 1922 stirbt der letzte päpstliche Kastrat. Diese Differenz von mehr als drei Jahrhunderten erklärt sich dadurch, dass 1601 Papst Clemens VIII. voller Gnade den Opfern der verbotenen und dennoch fortgeführten Praxis eine Stelle in der päpstlichen Kapelle anbietet.[216] Papst Benedikt XIV. schließt sich 1748 der Mehrheit der Moraltheologen an und bezeichnet die Kastration ohne medizinische Notwendigkeit als Sünde. Er beschneidet den Bischöfen das Recht, dazu ihre Erlaubnis zu geben. Dennoch wird die Beibehaltung von Eunuchen zum Kirchengesang von ihm und in der Folgezeit geduldet. Die bewunderten Oberstimmen der Päpstlichen Kapelle gehören im späten 18. und 19. Jahrhundert zu den größten Attraktionen für Rombesucher mit dem Höhepunkt in den Trauergesängen der Katearge. Der Chor der Kapella Sinistra besteht im 19. Jahrhundert aus 32 Sängern (je acht für Sopran, Tenor, Alt und Bass). Unter Pius X. werden keine Kastraten mehr in die Päpstliche Kapelle aufgenommen. Dagegen erhebt sich Widerstand. Zu den letzten Kastraten der Päpstlichen Kapelle gehörten Domenico Mustafa (1829-1912) und Alessandro Moreschi (1858-1922). Moreschi singt dort bis 1913.[217]

---

[214] Ebd., S. 21.

[215] http://de.wikipedia.org/wiki/7._Juni. - Letzter Zugriff: 9.6.2010.

[216] http://inaenigmate.wordpress.com/2008/06/07/7-juni-1587-papstsixtus-v-verbietet-kastrationen/. Letzter Zugriff: 8.6.2010.

[217] Schwaiger, Georg, Papsttum und Päpste im 20. Jahrhundert, Von Leo

Ende des 20. Jahrhunderts singen im Petersdom die „Pueri Cantores". Hinter diesem Namen verbirgt sich die internationale Vereinigung der kirchlichen Kinder- und Jugendchöre. Der Deutsche Chorverband besteht seit 1951 und wird heute von ca. 400 katholischen Chören (Knabenchöre, Mädchenchöre, Kinderchöre, Jugendchöre und Scholen) mit mehr als 16.000 Sängerinnen und Sängern getragen.[218] Der vatikanische Chor „Pueri Cantores della Cappella Sistina" besteht nach wie vor ausschließlich aus männlichen Mitgliedern.[219]

3.2.4 Abort

Unter Schwangerschaftsabbruch (umgangssprachlich Abtreibung; medizinisch Interruptio graviditatis) versteht man die absichtliche Entfernung oder Herbeiführung der Ausstoßung einer nicht lebensfähigen oder abgetöteten Leibesfrucht aus dem Uterus. Er dient der Beendigung einer unerwünschten oder die Gesundheit der Frau gefährdenden Schwangerschaft.

Die Frage nach dem Beginn des menschlichen Lebens ist schon immer Gegenstand des Suchens. Dabei steht besonders der Zeitpunkt der Beseelung im Vordergrund.

Thomas von Aquin (1225-1274) hat die Empfängnis als ein zeitlich erstrecktes Geschehen, die sogenannte Sukzessivbeseelung, verstanden. Er nimmt an, dass beim Ausformungsprozess des

---

XIII. zu Johannes Paul II., München, 1999, S. 122-123.

[218] http://www.pueri-cantores.de/ueber-uns.html. Letzter Zugriff: 7.6.2010.

[219] http://www.vatican.va/news_services/liturgy/cap-

mussistina/documents/capmus_doc_20010403 _pueri-cantores_it.html.

Letzter Zugriff: 7.6.2010.

menschlichen Leibes die vegetative, die sensitive und die rationale Wesensform zu unterscheiden sind, von denen die höhere jeweils die Funktion der niedrigeren übernimmt. Die befruchtete Eizelle lebt also bereits, wird aber erst später beseelt; der männliche Embryo am 40. Tag, der weibliche Fötus am 90. Tag. Der deutsche Bischof Albertus Magnus (ca. 1200-1280) lehnt die Dreiteilung der Wesensform ab. Der Beginn des Eigenlebens und die Geistbeseelung fallen seiner Meinung nach in einem Augenblick der Simultanbeseelung zusammen.[220]

Der gesellschaftliche Stellenwert des ungeborenen Lebens lässt sich gut an der Rechtsprechung ablesen. Ende des 18. Jahrhunderts, zur Zeit der Aufklärung sagt Gotthold Ephraim Lessing (1729-1781): „An die Stelle der Religion muss die Überzeugung treten." Entsprechend pragmatisch fällt das 1794 festgelegte Allgemeine Landrecht für die Preußischen Staaten aus. Es stellt in mehrfacher Hinsicht einen Einschnitt in der deutschen Rechtsgeschichte dar, weil es die Todesstrafe für den Abort abschafft und den Rechtsstatus abhängiger, minderjähriger und unbegüterter Personen verbessert. Unter den Ausführungen des Anfangsteiles findet sich erstmals in einem europäischen Gesetzbuch eine Bestimmung, die bereits die frühesten Lebensstadien des Menschen dem Schutz der staatlichen Rechtsgemeinschaft unterstellt: „Die allgemeinen Rechte der Menschheit gebühren auch den noch ungeborenen Kindern schon von der Zeit ihrer Empfängnis."[221]

220

http://www.bistummainz.de/bistum/bistum/kardinal/texte/texte_2002/text_28 0602.html.

   - Letzter Zugriff: 9.6.2010.

[221] http://de.wikipedia.org/wiki/Menschenrechte. Letzter Zugriff: 3.3.2010.

In den nachfolgenden Gesetzesbestimmungen wirkt sich dieser Grundsatz jedoch nicht aus; in §987 taucht die eingebürgerte Unterscheidung des Strafmaßes nach dem Alter des Fötus wieder auf, jedoch ohne die Todesstrafe vorzusehen.

Im Kapitel „Unreife Geburten" schreibt der Medizinprofessor der Universität Königsberg Johann Daniel Metzger im Jahr 1820 Folgendes: „Vom Anfange der Erzeugung an ist die Frucht mit dem Lebensprinzip beseelt, folglich als ein lebendiges Geschöpf zu betrachten. Wann die denkende Seele sich mit dem Körper vereinige, hat noch niemand ergründet. Folglich ist der von den gerichtlichen Ärzten ehemals ersonnene und in die Ausübung der Rechtspflege aufgenommene Unterschied der beseelten und nicht beseelten Frucht nichtig und verwerflich." Metzger macht eine Anmerkung zu Paul Zacchia (1661), dem Leibarzt Papst Innozenz X.: „Fort. Fidelis von Paul Zacchias, handeln von der Frage der Beseelung der Frucht weitläufig und mit vieler philosophischen Wortkrämerey um zu beweisen, wie viel schuldiger der sey, der eine beseelte Frucht abtreibt, als einer, der einen unbeseelten Fötus - welcher noch kein Mensch sei - fortschafft."[210] Der Mediziner führt hier das aufklärerische Gedankengut fort, spricht von Beseelt-Sein mit dem Lebensprinzip aber nicht von Beseelt-Sein mit der vernunftbegabten Seele.

Gerade diese vernunftbegabte Seele ist aber 1854 für Papst Pius IX., als er die „Unbefleckte Empfängnis" Mariens zum Dogma erklärt, immanent wichtig. Er stützt sich wieder auf Zacchia, der 1661 in seiner Funktion als Gerichtsmediziner sagt, dass die vernunftbegabte Seele (anima rationalis) dem Menschen im Augenblick der Empfängnis eingegossen wird.[222] . Zacchia glaubt: „Die Vernunftseele entsteht aus dem Nichts und wird unmittelbar von Gott geschaffen."[223] Diese Argumentation ist für Pius IX. unabdingbar, sonst würde ja das Fest der „Unbefleckten Empfängnis Mariens" am 8. Dezember eine vernunft- und seelenlose Zelle feiern. Das aber sei der allerseligsten Jungfrau „unangemessen". Zacchia meint, weil die Jungfrau Maria ganz rein sei, feiere man ja nicht die Geburt am 8. September, sondern schon neun Monate davor die „Unbefleckte Empfängnis" und von einer „vernunftlosen Materie" als „unbefleckt" zu sprechen ergebe keinen Sinn.[224]

Ende des 19. Jahrhunderts setzt sich die Meinung von der Simultanbeseelung des Embryos weiterhin durch. Das Interesse der Päpste gilt seit dem 12. Oktober 1869 dem Schutz von Sekunden alten Embryonen, denn das Kirchenrecht wird an diesem Tag von Papst Pius IX. mit der Bulle „Apostolicae Sedis" bezüglich der Abtreibung geändert: Abtreibung wird „vom Augenblick der Empfängnis an" als Mord bezeichnet und hat die Strafe der Exkommunikation zur Folge.[225]

---

[210] Metzger, Johann Daniel; Gruner, Christian Gottfried; Remer, Wilhelm H., System der gerichtlichen Arzneiwissenschaft, Königsberg, 1820, S. 333-334.

[222] Ranke-Heinemann, Uta, Eunuchen für das Himmelreich, Hamburg, 1988, S. 463.

[223] Spitzer, Beatrix (Hrsg), Zacchia, Paolo, Die Beseelung des menschlichen Fötus, Köln, 2002, S. 113.

[224] Ranke-Heinemann, Ebenda.

[225] Ranke-Heinemann, ebd., S. 462-463.

Zwei Jahre später tritt am 15. Mai 1871 im Deutschen Reich die Urfassung des §218 des Strafgesetzbuches in Kraft, in der eine Schwangere, „welche ihre Frucht abtreibt oder im Leib tötet", mit Zuchthaus bis zu fünf Jahren bestraft wird. Bei „mildernden Umständen" konnte die Zuchthausstrafe in eine Gefängnisstrafe umgewandelt werden.

Die Frauenrechtlerin Camilla Jellinek fordert 1908 auf der Generalversammlung des Bundes deutscher Frauenvereine die Abschaffung von §218. Nach einer äußerst heftig geführten Debatte folgt die Mehrheit Jellineks Vorschlag nicht.[226][227] Auch ein Antrag der SPD, den Schwangerschaftsabbruch in den ersten drei Monaten straflos zu lassen, scheitert 1920 an den Mehrheitsverhältnissen im Reichstag. Die Interruptio wird 1926 vom Verbrechen zum Vergehen gemildert und nur noch mit Gefängnis bestraft. 1927 erkennt das Reichsgericht die medizinische Indikation für die Abtreibung mit dem Argument „Wenn das Leben der Mutter durch den Embryo in Gefahr ist, liegt ein übergesetzlicher rechtfertigender Notstand vor" erstmals an. (RGSt 61, 242).[228]Zu Zeiten der Weltwirtschaftskrise (1929-1932) ist die Notstandsregelung für deutsche Frauen nicht hilfreich. Die Zahl der illegalen Aborte steigt auf eine Million pro Jahr an.[229]Ausgerechnet zu dieser Zeit äußert sich Papst Pius XI. in seiner Enzyklika „Casti connubii" folgendermaßen: „Bezüglich der sogenannten „medizinischen und therapeutischen Indikation" haben Wir schon

---

[226] 5http://partners.academic.ru/dic.nsf/dewiki/26088.-Letzter Zugriff

[227] .3.2010.

[228] http://www.krankheiten.de/Gynaekologie/schwangerschaftsabbruch.php.

- Letzter Zugriff: 9.6.2010.

[229] Gerabek, Werner, Enzyklopädie Medizingeschichte, Berlin, 2004, S. 4.

erklärt, Ehrwürdige Brüder, wie sehr Wir es mitempfinden, dass mancher Mutter aus der Erfüllung ihrer Mutterpflichten große Gefahren für die Gesundheit oder gar das Leben entstehen. Aber was für ein Grund vermöchte jemals auszureichen, um die direkte Tötung eines Unschuldigen zu rechtfertigen? Denn darum handelt es sich hier. Mag man nun die Mutter oder das Kind töten, es ist gegen Gottes Gebot und die Stimme der Natur: „Du sollst nicht töten!" ...Und ein „Notstandsrecht" das bis zur direkten Tötung eines Schuldlosen reiche, gibt es nicht." Diese Aussage, die der werdenden Mutter keinen Schutz gewährt und auch bereits vorhandenen Nachwuchs nicht berücksichtigt, hat aus päpstlicher Sicht bis heute offiziell Gültigkeit. Im Alltag vieler Menschen ist sie aber schon längst überholt. Tatsächlich waren bereits 1854 Moraltheologen, wie z. B. der katholische Pfarrer und Professor Magnus Jocham, fortschrittlicher eingestellt als Pius IX.. Jocham stellt fest: „Für gewöhnlich wird die Rettung der Mutter durch den Tod des Kindes wahrscheinlich und die des Kindes durch den Tod der Mutter zweifelhaft sein. In diesem Falle müsste man der Mutter raten, ihr eigenes Leben zu retten mit Dahingabe des Lebens des Kindes."[230]

Abort im Nationalsozialismus

Das „Gesetz zur Änderung des Gesetzes zur Verhütung erbkranken Nachwuchses" führt 1935 eine von der nationalsozialistischen Haltung zu Eugenik und Sterilisation motivierte Option auf Schwangerschaftsabbruch bei einer zu Sterilisierenden in Form einer Sechs-Monats-Fristenregelung ein. Formale Bedingung für einen straffreien Abbruch ist unter anderem die „Einwilligung der

---

[230] Ranke-Heinemann, ebd., S. 461.

Schwangeren". In der Praxis dürften die Wünsche und Vorbehalte von als „minderwertig" definierten Frauen allerdings oft missachtet worden sein.

Zum Ende des Zweiten Weltkriegs kommt es 1943 zu einer Verschärfung der Strafe bei Abbruch für den Fall, dass „die Lebenskraft des deutschen Volkes" fortgesetzt beeinträchtigt wird. Mit sofortiger Wirkung wird die Todesstrafe für die Durchführung von Abbrüchen vorgesehen. Andererseits bleibt ein Abbruch straflos, wenn er die Fortpflanzung „minderwertiger Volksgruppen" verhindert. Dies erlaubt in der Endphase des Krieges auch den legalen Abbruch für deutsche Frauen, die Opfer der Massenvergewaltigungen durch sowjetische Soldaten sind. Eine Vergewaltigung durch Westalliierte Soldaten ist kein Anlass für einen legalen Abbruch.[231][232][233]

In den 60er Jahren wird die einsetzende Bewegung der Liberalisierung des Abbruchsrechts von scharfen Debatten und Protesten begleitet. Besonders viele Gegner findet der Abbruch unter den Christen, Juden und Muslimen, hierbei ragen die römischkatholische und die orthodoxe Kirche sowie viele evangelikale Christen heraus.[234][235]

---

[231] Erlass des Reichsministeriums des Inneren, 14. März 1945, AZ „B b

[232] /18,8,II"

[233]

http://www.adeba.de/html.php/modul/Encyclopaedia/op/display_term/tid/29/letter/S/zps/20

/startpos/0. - Letzter Zugriff: 9.6.2010.

[234] 1de.wikipedia.org/wiki/Schwangerschaftsabbruch.-Letzter Zugriff:

[235] .6.2010.

Die aufkommende „Frauenbewegung" und die Emanzipationswelle fordern in vielen Demonstrationen unter dem Motto „Mein Bauch gehört mir" die Abschaffung des §218 StGB.

Die päpstliche Kurie hält dagegen. In der Pastoralkonstitution über die Kirche in der Welt von heute „Gaudium et Spes" von 1965 hält das II. Vatikanische Konzil der katholischen Kirche fest: „Gott, der Herr des Lebens, hat nämlich den Menschen die hohe Aufgabe der Erhaltung des Lebens übertragen, die auf eine menschenwürdige Weise erfüllt werden muss. Das Leben ist daher von der Empfängnis an mit höchster Sorgfalt zu schützen. Abtreibung und Tötung des Kindes sind verabscheuenswürdige Verbrechen".

In seiner „Pillenenzyklika" von 1968 äußert Papst Paul VI., dass die Verhütung „in gleichem Maße zu verdammen ist (pariter damnandum est)" wie die Abtreibung. Aus dieser Dramatisierung der Verhütung ziehen manche Frauen den Schluss lieber ein paar Mal im Leben abzutreiben als ständig die Verhütung zu beichten.[236]

Unbeeindruckt von der Meinung des Papstes kommt es am 18. Juni 1974 in der Bundesrepublik zur Fristenlösung, die einen Schwangerschaftsabbruch in den ersten zwölf Wochen der Schwangerschaft straffrei lässt.[237] Danach sind Abbrüche nur noch bei erheblicher Gesundheitsgefährdung für die Mutter erlaubt. Dies ist jedoch relativ selten. Etwa 98 % der Abbrüche in Deutschland werden in den ersten 14 Wochen vorgenommen. In den Jahren

---

[236] Ranke-Heinemann, ebd., S. 445.

[237]

http://www.beepworld.de/members76/abtreibungen/europaabtreibung.ht m. - Letzter Zugriff: 3.3.2010.

1996 bis 1999 liegen die Schwangerschaftsabbrüche in Deutschland jährlich bei ca. 131000.[238][239]

Nach Angaben der Weltgesundheitsorganisation (WHO) ist die Zahl der Abtreibungen zwischen 1995 bis 2003 weltweit von 46 Millionen auf 42 Millionen zurückgegangen. Circa 35 Millionen dieser Schwangerschaftsabbrüche werden in Entwicklungsländern durchgeführt. Weltweit enden ungefähr 20 % aller Schwangerschaften mit einer Interruptio. Im Jahr 2003 liegt die höchste Letalität bei illegalen Abtreibungen mit 650 von 100.000 Fällen in Afrika, verglichen mit 10 von 100.000 Fällen in entwickelten Regionen.[240]

Unter guten medizinischen Bedingungen ist der Eingriff komplikationsarm. Über den Anteil von Spätfolgen etwa in Form psychischer Probleme oder vermehrter Fehlgeburten bei nachfolgenden Schwangerschaften gibt es unterschiedliche Ansichten.

Ende des 20. Jahrhunderts haben sich viele Themen aus dem Bereich der Biomedizin in den Vordergrund geschoben, wie das Human-Genom-Projekt, die Pränatale Diagnostik, die Präimplantationsdiagnostik, die Stammzellforschung sowie Patente auf Leben und Gentherapie. Hierzu ergibt sich die Frage nach dem

---

[238] Statistisches Bundesamt,
   https://wwwgenesis.destatis.de/genesis/online;jsessionid=
   [239] BF593176FC961F6DA44E6E878B.tomcat_GO_1_1. - Letzter Zugriff: 9.6.2010.
[240]

http://www.who.int/reproductivehealth/publications/unsafe_abortion/abortion_facts.pdf.
   - Letzter Zugriff: 30.6.2010.

Status des Menschen am Anfang seiner Existenz. Hier entscheidet sich, in welcher Perspektive sich das Menschwerden und das Menschsein von Beginn an bemerkbar machen und wie dies vom Menschen gewertet wird. Die Frage nach der Schutzwürdigkeit des menschlichen Lebens ist entscheidend von der anthropologischen Frage geprägt: Wann beginnt menschliches Leben? [241] Dieses Problem, vor allem die Suche nach dem moralischen Status des menschlichen Lebens, wird auch in Zukunft die Menschheit beschäftigen.

3.3 Gesundheit, Krankheit, Krankenpflege

Der Körper des Menschen kann auf mancherlei Weise betrachtet werden. Man kann ihn als die vornehmste Schöpfung Gottes bewundern, ihn als Kerker der Seele verachten, ihn als Tempel der Liebe verehren, ihn als Quelle der Versuchung fürchten oder man kann ihn zum Gegenstand wissenschaftlicher Forschung machen. Eines ist dabei jedoch ganz sicher: Was immer wir in ihm sehen, spiegelt unsere eigenen Einstellungen und Ansichten wider.[242]Heilkunde und Heilskunde (religiös: Erlösung) stehen seit ältesten Zeiten im zentralen Interesse des Menschen als eines hinfälligen Wesens, das in seiner befristeten Existenz grundsätzlich

---

[241]

http://www.bistummainz.de/bistum/bistum/kardinal/texte/texte_2002/text_28 0602.html.

    - Letzter Zugriff: 9.6.2010.

[242]   http://www2.hu-berlin.de/sexology/ATLAS_DE/html/der_menschliche_koerper.html.

    - Letzter Zugriff: 29.10.2009.

auf Heil und Heilung aus ist. Bei Gesundheit, Krankheit und Heilung haben wir es primär mit menschlichen Grunderfahrungen zu tun, die die Heilkunden berührt und geprägt haben und zu allen Zeiten darüber hinaus zu Schlüsselbegriffen der Weltreligionen geworden sind.[243][244]

Während Gesundheit, ein idealer, gottgewollter Status, als „Konstitution" des Menschen gedeutet wird, bedeutet Krankwerden eine „Destitution", Abfall und Verkehrung, Deformierung und Desintegration. Heilung wäre generell als „Restitution" zu verstehen, als Wende und Kehre, als Bekehrung und Versöhnung, Wiederherstellung und Eingliederung, als das Unterwegssein zum Heile.[245]

Schon in der zweiten Hälfte des 18. Jahrhunderts, im Zeitalter der Aufklärung, bestärkt sich bei den Menschen das Bewusstsein der "Machbarkeit", d.h. der zielgerichteten Beeinflussbarkeit der Dinge. Noch Goethe (1749-1832) hält das Licht für göttlich, und Driesch postuliert um 1900 die gleichsam seelische Lebenskraft, um die Fortpflanzung zu erklären. Da, wo wir etwas nicht verstehen, ziehen wir uns auf religiöse Bilder und obskure philosophische Überzeugungen zurück. Doch die Geschichte der modernen Wissenschaft ist eine Entzauberung dieser Bilder und Überzeugungen. Denn die Welt ist unserem berechnenden Verstand zugänglich. Das meiste, das einmal mysteriös erschien, hat sich bisher als mess- und berechenbar erwiesen.[246]

---

[243] Schipperges, Heinrich, Gesundheit-Krankheit-Heilung, Freiburg, 1980, S.
[244] .
[245] Ebenda.
[246] Hampe, Michael, Das vollkommene Leben: Vier Meditationen über das

Die analytische Geisteshaltung der Bevölkerung wird durch die wissenschaftlichen Erkenntnisse des 19. Jahrhunderts untermauert. Diese hat die Medizin und die Krankenpflege der heutigen Zeit vorgeprägt. Der Prozess des Umlenkens ist langwierig und noch lange sind die theologischen Glaubensauffassungen in den Köpfen der Menschen vorhanden. Im Verständnis, dass Krankheiten Gottes Strafe für begangene Sünden sind, soll, wer Heilung für körperliche Leiden sucht, sich vor allem um sein Seelenheil kümmern. Im Jahre 1796 muss sich die englische Schriftstellerin Fanny Burney deshalb ohne Betäubung eine Brust amputieren lassen.[247]

Dennoch ist der wissenschaftliche Fortschritt unaufhaltbar. Die pathologischen Studien vom Ende des 18. Jahrhunderts, so z. B. Morgagnis Vergleiche von Symptomen des Patienten mit anschließenden Befunden an seiner Leiche, werden konsequent weitergeführt. Durch die Weiterentwicklung des Mikroskops ist es Xavier Bichat (1771-1802) möglich, die Histologie der Organe zu beschreiben (Pariser Schule).[248]

Joseph Skoda (1805-1881) spezialisiert sich auf die Untersuchungsmethoden der Auskultation und Perkussion im Thoraxbereich und vertieft diese wissenschaftlich, (Wiener Schule). Weiterhin geht Hufeland (1762-1836) mit seiner LebenskraftTheorie von dem medizintheoretischen Ansatz des Selbsterhaltungsprinzips

---

Glück, München, 2009, S. 45.

[247] http://www.dradio.de/dlr/sendungen/merkmal/145726/. - Letzter Zugriff: 5.7.2010.

[248] Seidler, Eduard, Geschichte der Medizin und Krankenpflege, Stuttgart, 1993, S. 168.

des Organismus aus. Er spricht sich für die therapeutische Nutzung der Heilkraft der Natur (vis medicatrix naturae) und Anwendung von Diätetik und physikalischer Therapie aus. Sein Buch „Makrobiotik oder die Kunst das Leben zu verlängern" wird seit 1796 in alle Kultursprachen übersetzt und verbreitet, (Deutsche Schule).[249]

1796 führt Edward Jenner in England die Pockenimpfung ein. Die gesetzliche Pockenschutzimpfung, die in Bayern als erstem Land weltweit seit 1807 durchgeführt wird, muss insbesondere gegen den Widerstand der katholischen Kirche durchgesetzt werden; 1824 wird die Impfung von Papst Leo XII. sogar verboten. Das ihm zugeschriebene Zitat lautet: „Chiunque procede alla vaccinazione cessa di essere figlio di Dio: il vaiolo è un castigo voluto da Dio, la vaccinazione è una sfida contro il Cielo." (Übersetzung: „Wer auch immer sich der Impfung unterzieht, hört auf, ein Kind Gottes zu sein. Die Pocken sind ein Strafgericht Gottes, die Impfung ist eine Lästerung des Himmels.")

In den 1830er Jahren scheinen sowohl die Bestrebungen der Pariser und Wiener Schule sowie die deutsche Medizin an einen toten Punkt gelangt zu sein.

„Den Schmerz bei Operationen gänzlich beheben zu wollen, ist eine Chimäre, der nachzugehen heute fast unerlaubt ist", schreibt der französische Chirurg Alfred Velpeau im Jahre 1839. Leiden und Operationen sind im Denken westlicher Mediziner dermaßen zusammengewachsen, dass eine Trennung unmöglich scheint. So kommt es, dass bahnbrechende Entwicklungen wie z. B. die

---

[249] Ebd., S. 171.

analgetische Wirkung des Lachgases jahrzehntelang unbeachtet bleiben.[250]

Erst im November 1847 wird in Edinburgh die erste Geburt mit Chloroform vorgenommen. Prominenteste Patientin ist 1853 die englische Königen Victoria. Trotz der immer wieder vorkommenden Todesfälle bleibt die Chloroformnarkose für Jahrzehnte die Methode der Wahl.[251]

Jetzt folgt eine junge Generation von Ärzten, welche die exakte naturwissenschaftliche Methodik in die Medizin einführt. Hierzu gehörten:

- Theodor Schwann (1809-1885), der die Optik des Mikroskops verbessert. Er ist dem Mediziner von heute bekannt durch die Schwann´sche Zelle des Nervensystems

- Rudolf Virchow (1821-1902), der postuliert, „dass die Zelle wirklich das letzte Formelement aller lebendigen Erscheinungen sowohl im Gesunden als auch im Kranken ist, von welchem alle Tätigkeit des Lebens ausgeht." Krankheit ist daher nichts anderes als eine „Zelltätigkeit unter abnormalen Umständen". Heute wird an den Universitäten bei der Entstehung einer Thrombose noch immer die „Virchow Trias" unterrichtet: Endothelläsion, Hypozirkulation, Hyperkoagulation

---

[250] http://www.dradio.de/dlr/sendungen/merkmal/145726/. - Letzter Zugriff: 5.7.2010.

[251] http://www.hasler.net/narkose.htm. - Letzter Zugriff: 5.7.2010.

- Jakob Henle (1809-1885), ein Histologe, beschreibt die Henle´ sche Schleife im Tubulussystem der Niere

- Johannes Evangelista Purkinje (1787-1869), ein Histologe, erkennt die Purkinje Fasern des Reizleitungssystems am Herzen
- Der Russe Iwan Petrowitsch Pawlow (1849-1936), ist durch den Hundeversuch bekannt, der zur Beschreibung der klassischen Konditionierung führt.[252]

Der Dichter Christian Morgenstern (1871-1914) ist trotzdem keineswegs von der Medizin überzeugt. Einer seiner Aphorismen lautet: „Die Wissenschaft ist nur eine Episode der Religion. Und nicht einmal eine wesentliche."
Seit Mitte des 19. Jahrhunderts beginnen sich alle medizinischen Disziplinen konsequent an den Methoden der Naturwissenschaften Physik und Chemie zu orientieren.[253] Sie werden jetzt durch statistische Überprüfungen von Behandlungsergebnissen unterstützt. 1835 publiziert Pierre Louis "Researches sur les effets de la saigneé dans quelques maladies inflammatoires", worin er in Zahlen vorlegt, dass Aderlass bei fiebernden Patienten keine effektive Behandlungsmethode ist.
Zeitgleich verflachen während der Industrialisierung religiöse Bindungen und werden durch den aufklärerischen Glauben an den Fortschritt der Zivilisation ersetzt.[254]

---

[252] Seidler, ebd., S. 173.
[253] Ebd., S. 167.
[254] Ebd., S. 166.

Während seiner nur 20-monatigen Amtszeit steuert Papst Pius VIII. den Ereignissen entgegen. Am 24. Mai 1829 wird die Enzyklika " Traditi humilitati nostrae" veröffentlicht. Der Papst warnt vor der Korruption junger Menschen durch Lehrer, die sündhafte, unchristliche Doktrinen verbreiten. Er beschreibt diese Doktrinen als pervers und fehlerhaft, echauffiert sich über die öffentliche Attacke auf die Katholische Kirche und beklagt sich, dass jegliche Angst vor der Religion verloren gegangen sei. Dieser Kurs der Kirche wird von den nachfolgenden Päpsten entgegen der Bestrebungen der Bevölkerung fortgeführt. Die aufgeklärten Menschen verlangen immer mehr nach Selbstbestimmung in den Bereichen Religionsfreiheit, Pressefreiheit und Gewissensfreiheit. Die Konsequenz aus diesen Bestrebungen ist die Forderung nach der Trennung von Staat und Kirche.

In seiner 1832 veröffentlichten Enzyklika „Mirari vos", richtet sich Papst Gregor XVI. zunächst gegen den „liberalen Katholizismus" des französischen Theologen und Politikers Félicité de Lamennais (1782-1854), der sich für die oben erwähnte Religions- und Pressefreiheit sowie für die Trennung von Staat und Kirche ausspricht. Reformwünsche innerhalb der Kirche lehnt Gregor XVI. grundsätzlich ab: „Es ist völlig absurd und im höchsten Maß eine Verleumdung zu sagen, die Kirche bedürfe einer ...Erneuerung ..., als ob man glauben könnte, die Kirche wäre Fehlern, Unwissenheit oder irgendeiner anderen menschlichen Unvollkommenheit ausgesetzt." In seinen Aktionen sind keine direkten Aussagen zur aktuellen medizinischen Entwicklung zu finden. Im Kontext betrachtet ist allerdings festzustellen, dass der Fortschritt der Medizin zur Aufklärung beigetragen hat, welche ein Zeichen des Umdenkens in der Bevölkerung ist, deren Weltbild sukzessive neue, naturwissenschaftlich beweisbare Dimensionen angenommen hat.

Mit seiner Enzyklika „Apostolicae nostrae caritatis" vom 1. August 1854 beruft sich Papst Pius IX. auf die Kraft des Gebets, welches in der Lage ist, Feuer zu löschen und Krankheiten auszutreiben.

Rudolf Virchow (1821-1902), Weltautorität auf dem Gebiet der Medizin, ist zeitlebens politisch aktiv. Er ist 1861 einer der Mitbegründer der linksliberal-antiklerikalen „Deutschen Fortschrittspartei". [255] Als auf der Basis menschlicher Vernunft denkender Mediziner und Naturwissenschaftler hat er offensichtlich zur Säkularisierung im Sinne der Lösung von religiösen Begriffen wie z. B. Paradies, Sünde, Erlösung, Heilsgeschichte und Apokalypse beigetragen. Er stellt einen Gegenpol zu Pius IX. dar, der versucht mit der Verkündung der unbefleckten Empfängnis genau diese religiösen Begriffe lebendig zu halten. Am 17. März 1856 legt Pius IX. mit seiner Enzyklika „Singulari quidem" nochmal nach, in er er den Rationalismus als gefährliche Krankheit bezeichnet.

Zwölf Jahre später setzt er dem wissenschaftlich-liberalen Zeitgeist das erste Vatikanische Konzil entgegen. Es wird am 29. Juni 1868 einberufen. Ziel des Konzils soll die Abwehr moderner Irrtümer und die zeitgemäße Anpassung der kirchlichen Gesetzgebung sein. Pius IX. hat schon vor dem Konzil im Jahr 1864 die Enzyklika: „Quanta Cura" veröffentlicht, die als Anhang den Syllabus Errorum enthält. Er verurteilt die Religionsfreiheit und die Trennung von Kirche und Staat. Damit stellt er sich offen gegen die Entwicklung der sich säkularisierenden Staaten in Europa. Im Anhang über die zu verwerfenden Zeitirrtümer werden unter anderem die Idee der Redefreiheit und der Religionsfreiheit ausdrücklich als Irrtum bezeichnet.

---

[255] Bauer, Axel, In: Eckart u. Gradmann (Hrsg), Ärzte Lexikon, München, 1995, S. 365-366.

Im dritten Punkt bezeichnet Pius IX. folgende These als Irrtum: „Die menschliche Vernunft ist, ohne dass wir sie irgendwie auf Gott beziehen müssten, der einzige Richter über Wahrheit und Falsches, über Gut und Böse. Sie ist sich selbst Gesetz und mit ihrer natürlichen Kraft ausreichend, um das Wohl der Menschen und Völker zu sichern."

Dieser dritte Irrtum und die geächtete These 2 „Jede Einwirkung von Gott auf die Menschen und auf die Welt ist zu leugnen.", führen in Konsequenz zum letzten Punkt, dem achtzigsten Irrtum: „Der Römische Papst kann und muss sich mit dem Fortschritt, dem Liberalismus und der heutigen Zivilisation versöhnen und vereinigen."

Folglich bestimmt die Debatte über die päpstliche Unfehlbarkeit das Geschehen des 1. Vatikanischen Konzils und teilt die Konzilsväter in zwei Lager. Vor allem Bischöfe fordern die Verabschiedung eines solchen Dogmas. Die Gegner der Unfehlbarkeitserklärung machen 20 % aus. Zu ihnen gehört fast der ganze deutsch-österreichische Episkopat und ein Teil des französischen Bischofskollegiums. Die Gegner des Dogmas bezweifeln meist nicht dessen Wahrheit, sondern aus politischer Rücksicht die Zweckmäßigkeit der Definition.[256][257]

Der industrielle Fortschritt und die medizinischen Erkenntnisse tragen in der zweiten Hälfte des 19. Jahrhunderts eindeutig dazu bei, dass die Bevölkerung den Papst nicht mehr als alleinigen Heilsbringer anerkennt. Aus dieser Situation entfacht sich ein erbitterter politischer Kampf. Im Juli 1871 löst Bismarck die

---

[256] Ostjosef.at/dokumente/pontifikat_pius_IX.htm. -
Letzter Zugriff:
[257] .7.2010.

katholische Abteilung im preußischen Kultusministerium auf.[258] Im selben Jahr stellt Rudolf Virchow fest: „Jeder Fortschritt, den die Kirche im Aufbau Ihrer Dogmen macht, führt zu einer ... Bändigung des freien Geistes; jedes neue Dogma ... verengt den Kreis des freien Denkens ...." In diesem Zusammenhang prägt er 1873 den gegen die katholische Kirche gerichteten, letztlich sehr unglücklich gewählten Begriff "Kulturkampf".[259]Teil des Kulturkampfes ist der öffentliche Schlagabtausch zwischen Otto von Bismarck und Leo XIII.. 1875 verabschiedet Bismarck z. B. das „Klostergesetz", welches die Klostergemeinschaften in Preußen mit Ausnahme derjenigen, die sich mit Krankenpflege beschäftigen, auflöst.

Hospitäler, in denen Ärzte, Pflegende und Studenten arbeiten, entwickeln sich ständig weiter. Von Bildern aus dieser Zeit kennt man die großen Krankensäle. Die Krankenpflege, deren Wiege in Europa die christlichen Orden sind, verfügt im 18. Jahrhundert noch nicht über einen bestimmten Ausbildungsinhalt. Die erste Pflegeschule, die man mit einer heutigen vergleichen könnte, gründet der evangelische Pfarrer Theodor Fliedner 1836 in Kaiserswerth. Die als Pionierin der modernen Krankenpflege geltende Britin, Florence Nightingale (1820-1910), hat sich dort sogar für einige Monate unterrichten lassen. Im Kaiserswerther Mutterhaus werden Pflegerinnen in einer drei Monate dauernden Ausbildung von Ärzten unterrichtet. 1860 eröffnet Florence

---

[258] http://de.academic.ru/dic.nsf/dewiki/804552. - Letzter Zugriff: 5.7.2010.

[259] Bauer, Axel, „Die Medizin ist eine soziale Wissenschaft" - Rudolf Virchow (1821-1902) als Pathologe, Politiker und Publizist. Medizin-Bibliothek-Information, Heidelberg, S. 18.

Nightingale die erste Krankenpflegeschule in London. Die Ausbildungszeit für die Pflegerinnen beträgt hier ein Jahr.

Welche Fortschritte die Medizin vorangetrieben haben, sei hier an einigen wenigen, einschlägigen Beispielen genannt:

- 1816 wird das Stethoskop von dem Franzosen René Théophile Hyacinthe Laënnec entwickelt[260]
- 1820 isolieren P.J. Pelletier und J.B. Caventon erstmals das fiebersenkende Mittel Chinin aus der Chinarinde

- 1846 führt der Zahnarzt William Morton die erste ÄtherNarkose in Boston durch. Der Chirurg, Dr. Warren, spricht nach Beendigung seiner Operation, für die erstmals keine kräftigen Männer zum Festhalten des Patienten benötigt werden, folgende, oft zitierten Worte: „Gentlemen, this is no humbug."[261]

- 1847 führt Ignaz Philipp Semmelweiss die Desinfektion in Spitälern ein

- 1853 synthetisiert Charles Gerhardt erstmals Acetylsalicylsäure (Aspirin)

- 1863 gründet Henri Dunant das Internationale Rote Kreuz

---

[260] http://www.weltdererfinder.de/category/beruehmte-erfinder/. - Letzter Zugriff: 5.7.2010.

[261] Goodman, Alfred u. Louis Gilman, The Pharmacological Basis of Therapeutics, New York, 1985, S. 261.

- 1863 kreiert der korsische Chemiker Angelo Mariani ein Getränk namens "Vin Mariani". Es enthält Süßwein und ein Extrakt aus Cocablättern. Seine anregende Wirkung spricht sich schnell herum und es findet viele Verehrer wie Königin Victoria oder Papst Leo XIII., der den Erfinder des Getränks zum „Wohltäter der Menschheit" erklärt.[262]

- 1871 patentiert J.B. Morrison den fußbetriebenen Bohrer für Zahnärzte

- 1895 macht Wilhelm Conrad Röntgen die erste Röntgenaufnahme
- 1928 entdeckt Alexander Fleming das Penizillin

- 1953-1954 entwickeln Jonas Edward Salk und Albert Bruce Sabin die Polioimpfung

- 1967 verpflanzt Christiaan Barnard erstmals ein menschliches Herz

- 1996 klonen Ian Wilmut und Keith Campbell am RoslinInstitut (Edinburgh) erstmals ein erwachsenes Säugetier.

Der Luxus der Analgesie setzt sich nur langsam durch. Papst Pius XII. warnt 1956 die italienischen Hebammen vor der neuen Methode der schmerzfreien Geburt. Der Gynäkologe, der versucht die Schmerzen der Geburt zu lindern, indem er die Mutter in tiefe Hypnose versetzt, wird feststellen, dass dieses Verfahren zu einer gefühlsmäßigen Gleichgültigkeit der Mutter gegenüber dem Kind führt. Natürlich kann die Kirche im 20. Jahrhundert diesem sexistischen Dolorismus nicht mehr so offen frönen wie früher, aber

---

[262] http://www.thema-drogen.net/drogen/coca-und-kokain-geschichte. Letzter Zugriff 6.7.2010.

christlich-schmerzhafte Geburten haben schon ihr Gutes, wie der Papst befindet: „Wenn die neue Theorie die Schmerzen der Geburt erspart und mildert, so kann eine Frau sie ohne Gewissenskonflikte annehmen; die Schrift verbietet sie zwar nicht, doch ist die Frau auch nicht dazu verpflichtet, denn der Christ hütet sich wohl, die wissenschaftliche Entdeckung der schmerzlosen Geburt vorbehaltlos zu bewundern und mit übertriebenem Eifer anzuwenden."[263]

Johannes Paul II. unterstreicht 1992 im KKK die Ganzheitlichkeit von Körper und Seele: „Das Mitleid Christi mit den Kranken und seine Heilungen von Krankheiten jeder Art sind ein offensichtliches Zeichen dafür, dass Gott ...sich seines Volkes angenommen hat und dass das Reich Gottes ganz nahe ist. Jesus hat die Macht, nicht nur zu heilen, sondern auch Sünden zu vergeben. Er ist gekommen, den ganzen Menschen - Seele und Leib zu heilen. Er ist der Arzt, den die Kranken nötig haben." In den Zeugnissen aller Epochen der abendländischen Geschichte gibt es Überlegungen zum Verhältnis von Körper und Seele, Geist und Natur im Zusammenhang mit Gesundheit und Krankheit. Solche Zusammenhänge sind bis Mitte des 19. Jahrhunderts ein selbstverständlicher Bestandteil der Medizin, treten aber in den Hintergrund, als eine streng wissenschaftliche Medizin immer größere Bedeutung erlangt. Anfang des 20. Jahrhunderts tauchten diese Gedanken dann wieder als Gegenbewegung auf. 1950 wird als erste universitäre Einrichtung die Psychosomatische Klinik Heidelberg unter Leitung von Alexander Mitscherlich gegründet. Die Psychosomatische Medizin und Psychotherapie nehmen in Deutschland, in der Aufarbeitungsphase der Nazi-Verbrechen nach dem 2. Weltkrieg

---

[263] Moia, Nelly, Géint d'Pafen, Luxemburg, 1988, S. 126.

eine besonders intensive Entwicklung. 1970 wird die Psychosomatik als scheinpflichtiges Unterrichtsfach in der medizinischen Lehre verankert.[264]

Im KKK nimmt Papst Johannes Paul II. zu vielen medizinischen Themen Stellung. Er verurteilt Alkohol- und Drogenmissbrauch, er begrüßt die Organspende, er unterstützt die Forschung zur Behebung der weiblichen Unfruchtbarkeit, lehnt die Samenspende aber ab. Er steht Experimenten an Menschen extrem kritisch gegenüber und kann der Genforschung an Embryonen absolut nichts abgewinnen. Immer wieder weist er auf die heilende Wirkung des Heiligen Geistes hin. Die Vereinigung des Kranken mit dem Leiden Christi ist z. B. durch die Krankensalbung zu erlangen.

Zu den Schattenseiten der katholischen Kirche Ende des 20. Jahrhunderts gehört der Umgang mit der AIDS-Problematik. Das Kondomverbot trifft bei keinem klar denkenden Menschen auf Verständnis. Besonders irritierend ist der Umgang mit HIV-infizierten Klerikern. Auf „viele hundert" schätzt Pater Ludger Müller die Zahl kirchlicher Mitarbeiter in Deutschland, die mit dem HI-Virus infiziert sind. Die meisten stecken sich im homosexuellen Milieu an. Etwa der polnische Kirchenhistoriker, der an einer deutschen Hochschule lehrt, bis er von Kaposi-Sarkomen entstellt ist. Er fleht deutsche Kirchenobere an, ihm eine letzte Bleibe zu gewähren. In Polen werde er nirgends aufgenommen. Auch in Deutschland findet sich zunächst kein kirchliches Heim, das ihn aufnehmen will. Dann wird er in der Krankenstation eines Priesterseminars im Rheinland bis zu seinem Tod gepflegt auf Grund der persönlichen Intervention eines prominenten deutschen

---

[264] http://www.beratung-therapie.de/79-0-Psychosomatik.html. - Letzter Zugriff: 14.7.2010.

Klerikers. Allerdings wird die wahre Todesursache nie bekanntgegeben. „Wie diese armen Priester und Ordensleute leben und sterben, einsam, ständig in Angst, enttarnt zu werden, das ist eine Tragödie. Die Kirche kümmert sich hier zu Lande sehr um Aidskranke. Aber die HIV-infizierten im eigenen Personal erklärt sie für tabu. Wie soll das glaubwürdig wirken? Wie sollen wir dabei ehrlich bleiben?" Trotz des karitativen Engagements ihrer Kirche fährt die Sprecherin der Deutschen Bischofskonferenz auf Anfrage fort, es gebe keinerlei Informationen über infizierte Kleriker. Eine Stellungnahme sei daher nicht vorgesehen. Auch Kardinal Karl Lehmann, der Vorsitzende der Bischofskonferenz, antwortete nicht, als Ludger Müller ihn anschreibt und fragt, ob er denn von dem Problem noch nie gehört habe.[265] Diese Vogel-Strauß-Politik ist nicht im Dienst des Kranken, wie es Johannes Paul II. 1994 in einer Ansprache deutlich macht. Der Dienst am Leidenden „ist ein Weg der Heilung wie die Krankheit selbst. ...Es ist ein Dienst der Hingabe und Fürsorglichkeit, verbunden mit großer Fähigkeit zum Mitleid und Verständnis, er fordert, um so mehr, als man den Kranken über die Pflege unter dem rein medizinischen Aspekt hinaus auch moralischen Trost bringen muss, wie Jesus sagt: „Ich war krank, und ihr habt mich besucht"."

Es bleibt zu hoffen, dass im 21. Jahrhundert verknöcherte kirchliche Strukturen bezüglich des Umgangs mit dem menschlichen Körper von den Päpsten aufgebrochen werden. Moderne Einstellungen,

---

[265] http://www.welt.de/print-wams/article113902/Die_Aidskranken_im_Hause_Gottes.html.
   - Letzter Zugriff: 19.2.2010.

besonders zur Krankheitsprävention, könnten die Akzeptanz der Kirche in der Gesellschaft in Zukunft erheblich verbessern.

3.4 Tod und Sterben

Der Tod ist eines der großen Mysterien unserer Welt. Menschen und Körperbilder korrespondieren mit den Gottvorstellungen ihrer Kulturen und ihrer Epoche. Der göttliche Körper ist unsterblich oder besitzt wie, z. B. im Buddhismus, die Fähigkeit zur Reinkarnation. Die einzige Form menschlicher Unsterblichkeit liegt in einem kollektiven Gedächtnis, der Erinnerung anderer an das Leben und die Taten des verstorbenen Individuums. Dem menschlichen Körper und seiner Seele kommt im Christentum zwar eine hohe Würde, gleichzeitig aber auch das Leiden zu, denn er bedarf der Erlösung, die allein durch Gott erfolgen kann. Im Ritual der Eucharistie wird die Bedeutung des Erlösungsopfers Christi in seiner symbolischen Wiederholung deutlich. [266] Die Erlösung durch Gott ist laut Kirchenkritiker Otto von Corvin durchaus auch käuflich. So schreibt er in seinem Hauptwerk „Pfaffenspiegel" (1845): „Jeder gute Katholik, der das Vergnügen haben will, nach seinem Tode unter die Heiligen versetzt zu werden, konnte dies unter Gregor XVI. (1831-1846) noch haben - von seinen Nachfolgern weiß ich es nicht - der den Toten für
100.000 Gulden kanonisierte."[267][268]

---

[266] Seifert, Anja, Leitmotive im 20. Jahrhundert: Körper, Maschine und Tod, Essen, 2002, S. 62-63.
[267] Ohttp://pharmaindustrie.net/article/Gregor_XVI.. – Letzter Zugriff:
[268] .7.2010.

Dieser von Corvin angestimmte kritische Zeitgeist erklärt, weshalb im Verlauf des 19. Jahrhunderts die traditionelle Betreuung von Sterbenden und Toten durch Bezugspersonen und Priester immer mehr von Medizinern und Bestattern abgelöst wird.[269]An die Stelle gläubiger Lebenshingabe an Gott im Tod tritt der Wille, sich durch Leistung sein Lebensglück zu schaffen. Die Stelle der Hoffnung auf ewiges Leben nimmt der Fortschrittsgedanke ein, und die Angst vor dem Tod wird abgelöst durch die Furcht vor dem Alterungs- und Sterbeprozess. Man wünscht sich einen schnellen Tod am Ende eines glückhaften Lebens und glaubt, ihn so entproblematisiert zu haben und aus dem Lebensprozess selbst heraushalten zu können.[270]

In diesem Sinne prägt der gesellschaftliche Ehrenkodex des Duells die Männer in Europa stärker als die Angst vor dem Tod.

Während der freiwillige Zweikampf in England schon um die Mitte des 19. Jahrhunderts außer Gebrauch kommt, hält er sich in Kontinentaleuropa bis zum Beginn des 20. Jahrhunderts. Als Zweck des Duells gilt es, für eine wirkliche oder vermeintliche Beleidigung Satisfaktion zu erhalten. Dabei geht es nicht darum, wer in dem Zweikampf „siegt", sondern ausschließlich darum, dass beide Duellanten durch die bloße Bereitschaft, sich um ihrer „Mannesehre" willen zum Kampf zu stellen und dafür Verletzung oder Tod zu riskieren, ihre persönliche Ehrenhaftigkeit unter Beweis stellten.[271]

---

[269] http://www.deinetrauer.de/index.php?option=com_content&task=view&id=241&Itemid=47.

   - Letzter Zugriff 6.7.2010.

[270] Greshake, Gisbert, Tod und Auferstehung, Freiburg, 1980, S. 68.

[271] http://de.wikipedia.org/wiki/Duell. - Letzter Zugriff: 6.7.2010.

Im deutschen Reichsstrafgesetzbuch von 1871 ist dieser Zweikampf mit tödlichen Waffen verboten.

Trotzdem fragen die Bischöfe des Episkopats des Deutschen Reiches und Österreich-Ungarns bei Papst Leo XIII. an, um zum Thema „Duellieren" eine einheitliche und pastorale Aussage der katholischen Kirche zu erbitten. Er antwortet am 12. September 1891 mit seiner Enzyklika „Pastoralis officii" mit dem Untertitel: „Über die sittlichen Probleme des Duellierens". Hier bringt er zum Ausdruck, dass dieser Zweikampf nicht den christlichen Geboten entspricht und er deshalb eine Richtlinie seiner Vorgänger wiederholen möchte: Es sei rechtlich und sittlich nicht erlaubt, dass sich Männer mit diesem „Wettbewerb" töten oder zu verwunden versuchten, da dieser private Kampf nichts mit der Selbstverteidigung zu schaffen habe. Er stellte das Duellieren als eine Absurdität dar, denn diese Männer bestärkten sich nicht in der Ehre und sollten auch nicht diesen Kampf durchführen, denn Ehre und Töten seien sittlich nicht vereinbar. Die Männer, die diesen Geboten zuwiderhandelten, sollten die gerechte kirchliche und staatliche Strafe erhalten, für die Kirche hieße das, den Ausstoß aus der christlichen Gemeinschaft.[272]

Möglicherweise sind die Duellanten und die Menschen generell, wie es Sigmund Freud 1915 formuliert „im Unterbewussten von ihrer Unsterblichkeit überzeugt."[273] Ähnlich formuliert K. Jaspers: „Wir können den Tod gleichzeitig im allgemeinen wissen, und doch

---

[272] de.wikipedia.org/wiki/Pastoralis_officii. - Letzter Zugriff: 7.7.2010.

[273] Freud, Sigmund, Zeitgemäßes über Krieg und Tod, EBook #29941, 2009, S. 9.

ist etwas in uns, das ihn instinktmäßig nicht für notwendig und nicht für möglich hält."[274]

Der im 19. Jahrhundert beginnende Trend, den Tod nicht mehr als Schicksal hinzunehmen, sondern als altersbedingt oder Folge von Krankheit, etabliert sich nur langsam. Der autobiographische Roman von Frank McCourt aus dem Jahr 1996, „Angela´s Ashes", schildert sehr eindrücklich den natürlichen Umgang seiner Familie mit dem Tod seiner Geschwister. Frank wird 1930 als Sohn irischer Einwanderer in New York geboren. Nachdem in den nächsten Jahren weitere vier Geschwister geboren werden und seine einzige Schwester Margaret kurz nach ihrer Geburt 1935 stirbt, entscheiden sich die Eltern auch aufgrund der wirtschaftlichen Großen Depression, zurück nach Irland zu ziehen. Franks Brüder Oliver und Eugene sterben innerhalb eines Jahres nach der Rückkehr nach Irland, bis 1940 werden jedoch noch zwei weitere Brüder geboren. Hier ist der Tod noch Teil des Lebens. Die verstorbenen Kinder werden zu Hause aufgebahrt. Frank empfindet Trauer und Schmerz, dennoch erzählt er seine Lebensgeschichte, so wie sie ist. Es entsteht der Eindruck, dass die Menschen aus dieser Zeit das Leben annehmen wie es kommt und den Tod als traurig, aber nicht als tragisch empfinden, da das Leben in Armut sehr hart und schwer zu meistern ist. Der Tod ist auf der einen Seite das Selbstverständlichste und Natürlichste, auf der anderen Seite aber auch das Befremdlichste und Widernatürlichste.[275]

Angesichts des Todes wird das Rätsel des menschlichen Daseins am größten. Der alternde Mensch erfährt nicht nur den Schmerz und

---

[274] Pieper, Josef, Schriften zur philosophischen Anthropologie und Ethik, Hamburg, 2007, S. 328-329.

[275] Greshake,ebd., S. 67.

den fortschreitenden Abbau des Leibes, sondern auch, ja noch mehr die Furcht vor immer während Verlöschen.[276]Es stellt sich die Frage, wie häufig sich Menschen mit dem Thema beschäftigen. Nach Greshake denken Ende der 1970er Jahre 30 % der BRD-Bürger hin und wieder, 24 % selten und 34 % nie an den Tod. Gesellschaftliche Umstände, z. B. das Sterben im Krankenhaus, den Tod verschleiernde Bestattungsrituale und tabuisierende Redeweisen tragen dazu bei, dass die Menschen den Tod verdrängen.[277]

Diese Angaben decken sich weitgehend mit der Untersuchung der European Values Study von 1990. Laut einer N=16.000 Befragung denken die Portugiesen mit 12 % am wenigsten über den Tod nach, gefolgt von den Franzosen mit 35 %. Die Deutschen liegen bei 49 % und Spitzenreiter mit 52 % sind die Dänen und die Norweger.[278]

Die drei Gesichter des Todes lassen sich in einer Skizze des biblischen Todesverständnisses zusammenfassen. Sie können sich ergänzen, müssen sich jedoch nicht gegenseitig ausschließen.

- Der Tod ist das natürliche Ende des befristeten menschlichen Lebens. Für den Menschen dauert der status viatoris so lange sein leibhaftiges Dasein währt; der status viatoris endet mit dem leibhaften Dasein.[279](Vgl. KKK 1007)

---

[276] Vatikanum II., Pastorale Konstitution „gaudium et spes", 1965.

[277] Greshake, ebenda.

[278] Halman, Loek; Vloet, Astrid, Measuring and Comparing Values in 16 Countries of the Western Word, Documentation of the European Values Study, Tilburg University, 1994, 20.

[279] Pieper, Josef, Schriften zur Philosophischen Anthropologie und Ethik:

- Der Tod ist „Folge der Sünde". Er erscheint als gewaltsame und düstere, das Leben mindernde und destruktiv bestimmende Macht, sowie schließlich dessen abbrechender Schritt. (Vgl. KKK 1008)

- Tod und Sterben sind ein Wesensmoment des Lebens in Glaube und Nachfolge Jesu. Wer dem „Sich-Selbst-Leben" entsagt, erfährt zwar Tod und Sterben, darin zugleich aber auch das wahre und endgültige Leben. (Vgl. KKK 1009)[262]

Zu dieser Thematik führt Papst Johannes Paul II. im KKK 1033 aus: „...In Todsünde sterben, ohne diese bereut zu haben und ohne die barmherzige Liebe Gottes anzunehmen, bedeutet, durch eigenen freien Entschluss für immer von ihm getrennt zu bleiben. Diesen Zustand der endgültigen Selbstausschließung aus der Gemeinschaft mit Gott und den Seligen nennt man „Hölle"." Da es im katholischen Glauben keine Reinkarnation gibt, ist das „Schmoren" in der Hölle als ein dauerhafter Zustand nach dem Tod zu verstehen. Bei „leichten Sünden" gibt es ein „Reinigungsfeuer". Außerdem können Almosen, Ablässe und Bußwerke zugunsten der Verstorbenen erbracht werden.

Laut der oben erwähnten European Values Study glauben im Jahr 1990, 77 % der rund 23.127 befragten Europäer und Nordamerikaner an die Existenz einer Hölle. 78 % glauben an eine Auferstehung und 35 % an die Wiedergeburt.[280] Hierbei ist jedoch

---

Das Menschenbild der Tugendlehre, Hamburg, 2006, S. 260. [262]Greshake, ebd., S. 105-106.

[280] Halman, Loek; Vloet, Astrid, Measuring and Comparing Values in 16 Countries of the Western Word, Documentation of the European Values Study, Tilburg University, 1994, 17.

nicht klar, wie die Menschen den Begriff „Hölle" definieren. Moderne Theologen sehen die Hölle nicht mehr als körperliche Qual (Sinnenstrafe), sondern eher als Abstraktum, welches sich durch „Ferne von Gott" umschreiben lässt. Der römischkatholische Theologe und Kirchenkritiker Hans Küng schließt sich der Position des Professors für Dogmatik, Gisbert Greshake, an indem er feststellt: Die Hölle ist kein bestimmter Ort und keine bestimmte Zeit, sondern gemeint ist der Moment der Begegnung eines sterbenden Menschen mit Gott. In diesem Moment begegnet der unfertige und unvollkommene Mensch dem heiligen, unendlichen, liebevollen Gott. Diese Begegnung ist zutiefst beschämend, schmerzhaft und deswegen reinigend. Im KKK 1031 nennt Johannes Paul II. diese abschließende Läuterung der Auserwählten, die von der Bestrafung der Verdammten völlig verschieden ist, Purgatorium (Fegefeuer).

Nachdem die Bestattung der Toten im Christentum traditionell von der Kirche übernommen wird, ist sie ab ca. 1800 in Deutschland staatlich geregelt. In Österreich wird die Totenbeschau am 30. März 1770 eingeführt. Die Totenbeschauer müssen von der medizinischen Fakultät geprüft sein. [281] Nach 1871 wird die allgemeine Leichenschau in Deutschland obligatorisch und gilt seit Mitte des 20. Jahrhunderts ausschließlich als ärztliche Tätigkeit.[282] Anfang der 1960er Jahre wird der Tod als solcher nicht mehr unbedingt akzeptiert. Verschiedene Forschungsergebnisse führen zur Entwicklung der im Prinzip bis heute gültigen

---

[281] 4http://www.meduniwien.ac.at/gerichtsmedizin/page7/page7.html.
Letzter Zugriff: 13.7.2010.
[282] http://wwwuser.gwdg.de/ ksatern/Juristen/Leichenschau.pdf. - Letzter

Reanimationstechnik. 1957 gelingt es Greene nachzuweisen, dass mit der Ausatemluft des Helfers ein ausreichender Gasaustausch erzielt werden kann und dass die Mund-zu-Mund-Beatmung den vorher benutzten Beatmungsverfahren überlegen ist.[266] 1960 erkennt man die Effektivität der äußeren Herzdruckmassage, die zuvor nur als Verfahren bei eröffnetem Brustkorb eingesetzt wird.[267] Seither befasst sich die Thanatologie nicht nur mit den Begriffen: Agonie (Todeskampf), Scheintod, sichere und unsichere Todeszeichen, sowie Leichenschau, Obduktion und Leichenidentifizierung, sondern auch mit der Unterscheidung von klinischem Tod - die Zeit in der noch erfolgreich reanimiert werden kann -, endgültigem Tod und Hirntod.[268]

Die gut gemeinten und erfolgreichen Reanimationsmaßnahmen können im ungünstigen Fall zu einem hypoxischen Hirnschaden und somit zum apallischen Syndrom führen. Diese Patienten sowie Demenzkranke im Endstadium wären vor dem Zeitalter der PEG-Sonde verhungert. Das Legen der Sonde bei Sterbenden stellt eine lebensverlängernde Maßnahme dar. Liegt eine Patientenverfügung vor, in der der Patient eine solche ablehnt, dürfen nach einem Beschluss des Bundesgerichtshofs vom 17. März 2003[269] keine lebensverlängernden Maßnahmen mehr ergriffen

---

Zugriff: 13.7.2010.

[266]Greene DG, Bauer Robert O, Janney CD, Elam JO: Expired air resuscitation in paralyzed human subjects. J Appl Physiol 1957; 11: 313-318.

[267]Kouwenhoven William Bennett; Jude JR, Knickerbocker GG: Closed chest cardiac massage, JAMA 1960; 173: 1064-1067.

[268]Mattern, Rainer, Ökologisches Stoffgebiet, Stuttgart, 1991, S. 200. [269]XII. Zivilsenat, 17.3.2003, XII ZB 2/03, Leitsatzentscheidung.

werden, also auch keine Ernährungssonden gelegt werden. Am 8. Juni 2005 hat der Bundesgerichtshof diese Wertung dahingehend konkretisiert, dass eine gegen den Willen des Patienten durchgeführte künstliche Ernährung eine rechtswidrige Handlung sei, deren Unterlassung der Patient gemäß §1004, Abs. 1, Satz 2 BGB in Verbindung mit §823 Abs. 1 BGB verlangen kann, was auch dann gelte, wenn die begehrte Unterlassung zum Tode des Patienten führen würde[283]. Schwierig wird es, wenn der gesetzliche Vertreter des Patienten die Einstellung einer bereits vorgenommenen künstlichen Ernährung verlangt. Der BGH hat in dem erstgenannten Beschluss hierfür eine vormundschaftsgerichtliche Genehmigung für erforderlich gehalten.

Die Indikation zur künstlichen Ernährung wird generell sehr großzügig gestellt. 1891 legt der Chirurg Oskar Witzel (1856-1925) eine Sonde durch die Bauchdecke in den Magen, die sogenannte Witzel-Fistel. Diese ist z. B. bei Verätzungen des Ösophagus oder nicht operablem Ösophaguskarzinom indiziert. [284] Der entscheidende Durchbruch gelingt 1981 durch das Legen einer Bauchdeckensonde mittels Gastroskopie, die sogenannte PEG (Perkutane Endoskopische Gastrostomie). Ab Mitte des 20. Jahrhunderts wird außerdem, geleitet durch die Erkenntnisse über den Nährstoffbedarf des Menschen, erstmals sogenannte „Astronautenkost" hergestellt, welche die Ernährung über die PEG-Sonde sicherstellt. [285] Mit dieser Maßnahme können z. B.

---

[283] XII. Zivilsenat, 8.6.2005, XII ZR 177/03, Leitsatzentscheidung.

[284] Schumpelik, Volker, Chirurgie, Stuttgart, 1994, S. 465, 471.

[285] http://www.nahrungsverweigerung.de/scripts/peg.html. - Letzter Zugriff: 13.7.2010.

kachektische Patienten postoperativ mit Nährstoffen versorgt werden und eine verbesserte Heilungsprognose erfahren. Ob das Legen einer PEG-Sonde bei Menschen, die dauerhaft völlig geistesabwesend sind, aber deren Herz noch schlägt, sinnvoll ist, bleibt abzuwägen. Das „Zu-Tode-Pflegen" ist vom katholischen Kirchenoberhaupt nicht gewollt. Papst Johannes Paul II. bezieht im KKK 2278 Stellung, indem er aus moralischer Sicht keine Therapie um jeden Preis verlangt. Er weist in letzter Konsequenz auf die Gesetzgebung hin.

Das grundlegende Problem ist, dass das Thema „Tod" in unserer heutigen Gesellschaft tabu ist. Der Mensch darf nicht sterben. Angehörige sind häufig verunsichert, wenn es „dem Ende zugeht" und möchten keine Verantwortung für den Tod ihrer Verwandten übernehmen. Manche Menschen versterben zu Hause im Beisein eines Zivildienstleistenden, der zur Nachtwache bei ihnen ist. Ein Großteil der Bevölkerung möchte auch in der vertrauten häuslichen Umgebung sterben. Dabei wird der Wunsch nach Intimität, Persönlichkeit und Individualität während der letzten Lebensphase reflektiert. Die Realität sieht zum Ende des 20. Jahrhunderts meist anders aus. Nur noch knapp 30 % der Menschen in Deutschland sterben zu Hause. Die Mehrheit verbringt ihr Lebensende in staatlichen Institutionen, z. B. im Krankenhaus, im Pflegeheim oder im Hospiz. Dabei wird besonders das Krankenhaus immer mehr zu dem Ort des Sterbens. Über 50 % der deutschen Bevölkerung stirbt mittlerweile in Hospitälern.[273]

3.4.1 Suizid

Zu den psychisch belastendsten Situationen einer Medizinerkarriere zählt die Konfrontation mit dem Suizid. Die

Leichen sehen meist sehr unschön aus und der Schock und das Leid der Angehörigen erscheinen unermesslich. Das Ohnmachtsgefühl der

---

[273]Merda, Meiko, Hausarbeit: Sterben im Krankenhaus, Münster, 2004, S. 3

Freunde und Verwandten, die meist vor Minuten oder wenigen Stunden noch Kontakt zu einem lebendigen, geliebten Menschen hatten und mit ihm hätten reden können, ist von purer Verzweiflung gezeichnet, wenn nur noch eine Leiche vorzufinden ist. Die Erinnerung an das Geschehen begleitet sie ein Leben lang. Im Vordergrund steht die Frage nach dem „Warum". Hierbei sind die Kurzschlusssuizide, die Kinder und Jugendliche wegen schlechter Schulnoten oder Liebeskummer begehen, besonders schwer zu ertragen. Sie hätten das ganze Leben noch vor sich gehabt. Bilanzsuizide im Alter oder Suizide psychisch oder chronisch Kranker sind für die Angehörigen schmerzhaft, doch eher nachzuvollziehen.

Zu allen Zeiten haben Menschen von sich aus ihr Leben beendet. Die Umstände, unter denen sie das tun, und die Art und Weise, wie die Gesellschaft mit dieser Tatsache umgeht, sind historisch gesehen hochgradig variabel. Ist schon der Tod an sich ein Problem, das enormer kultureller Anstrengungen bedarf, um für Individuen und Kollektive erträglich zu werden, so potenziert der Suizid als Sonderfall unter den Todesursachen den Interpretationsaufwand und fordert besondere Regelungen und Praktiken des Umgangs heraus.[286]

---

[286] Baumann, Ursula, Eine Sozialgeschichte des Selbstmords, Weimar 2001, Klappentext.

Thomas von Aquin (1225-1274) führt drei Gründe gegen die Selbsttötung an, die weitgehend unverändert bis heute in kirchliche Dokumente übernommen werden.

- Inclinatio naturalis, natürliche Pflicht zur Selbsterhaltung und Selbstliebe.

- Bonum commune, der Mensch ist ein Gemeinschaftswesen. Die Gesellschaft hat Vorrang vor dem Privatgut, bonum privatum.

- Nur Gott allein hat das Verfügungsrecht über das Leben des Menschen.[287]

1663 begeht der Engländer George Gibbs Suizid. Er ist aus seinem Bett aufgestanden, hat seinen Bauch aufgeschlitzt und seine Gedärme herausgeholt. Dieser Mann liegt acht Stunden lang im Sterben und berichtet, dass er den Versuchungen des Teufels vor dieser Tat mehrmals widerstanden hat.[288]

Im 18. Jahrhundert benutzten katholische und protestantische Kleriker den Gedanken, dass Suizid eine Versuchung des Teufels ist, um ihren Gemeinden weiszumachen, dass die jeweilig andere Religionszugehörigkeit ihre Gläubigen in die Verzweiflung treibt und somit nicht die richtige ist.[277]

---

[287] Mösgen, Peter, Selbstmord oder Freitod?: Das Phänomen des Suizides aus christlich-philosophischer Sicht, Eichstätt, 1999, S. 45.

[288] MacDonald, Michael u. Terence Murphy, Sleepless souls: Suicide in early modern England, Oxford, 1990, S. 41. [277]Ebd., S. 43.

Anfang des 19. Jahrhunderts tritt Papst Pius VII. in einen Hungerstreik, der tödlich hätte enden können. Vergeblich versucht er Napoléon zur Wiederherstellung des Kirchenstaates zu bewegen. Er muss sich 1804 der Demütigung unterwerfen und Napoléon zum Kaiser krönen. 1806 eskaliert der Streit zwischen Kaiser und Papst. Der französische Herrscher erklärt, dass der Papst de facto sein Untertan sei und erwartet, dass er offen Maßnahmen gegen seine Feinde ergreift. Der Papst protestiert in einem Krieg Partei zu ergreifen. Napoléon annektiert schließlich den Kirchenstaat, der Papst exkommuniziert ihn dafür und wird daraufhin in Fontainebleau gefangengesetzt. Trotz starken Drucks bleibt Pius VII. gegenüber den Forderungen Napoléons fest; er weigert sich in Frankreich neue Bischöfe einzusetzen, solange er gefangen ist und tritt zum Zeichen seines Protests in den Hungerstreik.[289][290] Da diese Form des langsamen Suizids eine politische Entscheidung zum Erhalt der Katholischen Kirche ist und quasi einem Märtyrertum gleichkommt, ist anzunehmen, dass Pius VII. diese Entscheidung vor seinem Gewissen und im Angesicht Gottes als Ausnahmesituation verantworten kann.

Nach der aufklärerischen Debatte des 18. Jahrhunderts formiert sich im Laufe des 19. Jahrhunderts das wissenschaftliche Interesse an selbstzerstörerischen Handlungen. Gemäß der neuen Sichtweise, die den Selbstmord nicht mehr als kriminelle Tat, sondern als Ausdruck einer Krankheit betrachtet, die vielfältige physische, psychische aber auch gesellschaftliche Ursachen haben kann, wendet sich das Schwergewicht des Interesses dabei der

---

[289] http://www.uni-protokolle.de/Lexikon/Pius_VII..html. - Letzter Zugriff:
[290] .7.2010.

Medizin und den sich gerade entwickelnden Disziplinen der Psychologie und Soziologie zu.[291]

Am 21. 11. 1811 begeht Heinrich von Kleist Selbstmord. Der deutsche Schriftsteller erschießt in Absprache erst seine Freundin Henriette Vogel, die an Unterleibskrebs erkrankt ist und dann sich selbst. Seine Gründe: Er fühlte sich wirtschaftlich und schriftstellerisch am Ende, seine Familie hat ihn fallen lassen und der Zusammenbruch Preußens hat ihn ebenfalls zutiefst erschüttert.[280]

Im Zuge der Aufklärung verzichtete Preußen auf die Sanktionierung des Selbstmordversuches, die Suizidbeihilfe bleibt jedoch strafbar. Die generelle Straflosigkeit der Selbsttötung findet im Reichsstrafgesetzbuch von 1871 ihren Niederschlag: sowohl der Suizid als auch der Versuch und die Beteiligung sind nicht strafbar.[292]

Vincent van Gogh nimmt sich am 29. 7. 1890 das Leben. Der impressionistische Maler, der wie so viele andere heute berühmte Maler keine künstlerische Anerkennung in seiner Zeit findet, erschießt sich aus einer tiefen, lange andauernden Depression heraus.[293]

---

[291] Lind, Vera, Selbstmord in der Frühen Neuzeit, Göttingen, 1999, S. 11.

[280] http://www.wispor.de/wpx-smo.htm. - Letzter Zugriff: 19.7.2010.

[292] Eser, Albin, Lexikon der Bioethik, Gütersloh, 1998, S. 494.

[293] http://www.wispor.de/wpx-smo.htm. - Letzter Zugriff: 19.7.2010.

Wie der französische Soziologe Emile Durkheim in seiner 1897 erschienenen klassischen Studie zum Selbstmord argumentiert, ist dieser ein „Fait social" und somit von der Gesellschaft verursacht. Diese Erkenntnis lässt die Suizidrate zum Gradmesser der Gesundheit in einer Gesellschaft werden.[294]

Noch im römischen Codex Iuris Canonici von 1917 ist die überlegte Selbsttötung ein Grund zum Ausschluss von einem kirchlichen Begräbnis. Das gilt indes nicht im Falle von Anzeichen der Reue, die z. B. in einem Abschiedsbrief bekundet wird.[295] Im Zweifelsfall ist ein kirchliches Begräbnis zu gewähren. Der nachfolgende CIC von 1983 erwähnt unter den Ausschlussgründen den Suizid nicht mehr explizit. Nur noch im Falle der Erregung öffentlichen Ärgernisses kann es dazu kommen, beispielsweise wenn er laut KKK 2282 in der Absicht begangen wird, als Beispiel, vor allem für junge Menschen, zu dienen. Eine allgemeine Anwendbarkeit auf Fälle überlegten Suizids ohne Reueanzeichen ist aber umstritten und erfolgt in der Praxis oftmals nicht.

Selbstmorde im Dritten Reich:

- 21.12.1935. Kurt Tucholsky bringt sich um. Der deutsche Schriftsteller mit spitzer Feder und Zunge, der 1933 von den Nazis ausgebürgert wird, leidet unter Krankheiten und der politischen Situation in Deutschland. „Nichts ist schwerer und

---

[294] Goeschel, Christian, Sterben von eigener Hand: Selbsttötung als kulturelle Praxis, Köln, 2005, S. 170.

[295] www.intsel.org/Selbstbewusstsein-447.html. - Letzter Zugriff: 15.7.2010.

nichts erfordert mehr Charakter als sich in offenem Gegensatz zu seiner Zeit zu befinden und laut zu sagen: Nein."

- 23.9.1939. Sigmund Freud nimmt sich das Leben. Der österreichische Arzt und Psychologe und Begründer der Psychoanalyse leidet unter Gaumenkrebs. Er nimmt 1939 in der Emigration in London eine Überdosis Morphium.

- 14.10.1944. Erwin Rommel, deutscher Generalfeldmarschall, der „Wüstenfuchs", wird von Adolf Hitler zum Selbstmord gedrängt.

- 30.4.1945. Adolf Hitler schießt sich als Zeichen seiner Kapitulation eine Kugel in den Kopf.

- 1.5.1945. Propagandaminister Joseph Goebbels deutscher Journalist und Politiker, Minister für: „Volksaufklärung und Propaganda" scheidet mit Frau und sechs Kindern aus dem Leben.

23.5.1945. Heinrich Himmler, verantwortlich für die Organisation der Judenvernichtung in NS-Deutschland, stirbt im Verhörzimmer in Lüneburg. [296] Er beendet sein Leben mittels einer in einer Zahnlücke versteckten Zyankalikapsel, die er nach Aussage seiner Frau seit dem ersten Kriegsjahr ständig bei sich trägt. [297] Diese hindert ihn nicht daran, die ihm von den Briten gereichten Käsebrote zu verzehren und Tee dazu zu trinken. [298]

- 15.10.1945. Hermann Göring, Reichsmarschall 1940-45, begeht in alliierter Haft Selbstmord. [288]

- Im Zweiten Weltkrieg stürzen sich japanische Piloten, sogenannte Kamikaze mit ihren Flugzeugen auf feindliche Ziele.

Die einen töten sich selbst aus Überzeugung, die anderen aus Verzweiflung, wieder andere werden zum Selbstmord gezwungen. Die Gründe für ihr Handeln sind so unterschiedlich wie die Menschen selbst.

Seit 1983 ist im aktuellen CIC der Tatbestand der Selbsttötung mit Beerdigungsverbot verschwunden. Dies zeigt eine differenzierende Beurteilung des Suizids. Dennoch hält die katholische Kirche an der „traditionellen moralischen Verurteilung des bewusst verübten Suizids" fest und schließt Menschen, die einen

---

[296] Lüneburger Arbeitskreis „Machtergreifung", Heimat, Heide, Hakenkreuz.
Lüneburgs Weg in Dritte Reich, Lüneburg, 1984, S. 216.
[297] Richard Breitman, Heinrich Himmler. Der Architekt der „Endlösung",
München, 2000, S. 393.
[298] Longerich, Peter, Heinrich Himmler: Biographie, München, 2008, S.8.
[288] http://www.wispor.de/wpx-smo.htm. - Letzter Zugriff: 19.7.2010.

Suizidversuch hinter sich haben von Empfang und Ausübung sakramentaler Weihen aus. Es stellt sich die Frage, ob nicht gerade diese Menschen den Beistand der Kirche als Teil der Suizidprävention besonders brauchen. Auch das zweite Vatikanische Konzil geht nicht einen Schritt weiter als Thomas von Aquin, denn die Pastoralkonstitution „Gaudium et spes" besagt, dass der Selbstmord „in höchstem Maße ein Widerspruch gegen die Ehre des Schöpfers" ist.

Erst 1992 räumt der KKK 2282 von Johannes Paul II. ein, dass schwere psychische Störungen, Angst oder schwere Furcht vor einem Schicksalsschlag, vor Qual oder Folterung die Verantwortlichkeit des Selbstmörders vermindern.

Auf der anderen Seite hebt er die besondere Bedeutung der Liebe zu sich selbst beim Thema „Notwehr" im KKK 2264 besonders hervor: „Die Liebe zu sich selbst bleibt ein Grundprinzip der Sittenlehre. Somit darf man sein eigenes Recht auf das Leben geltend machen. Wer sein Leben verteidigt, macht sich keines Mordes schuldig, selbst wenn er gezwungen ist, seinem Angreifer einen tödlichen Schlag zu versetzen."

Der Verweis auf die Selbstliebe dürfte hier noch problematischer sein als beim unerlaubten Suizid, da sich ein wesentlich schärferer Konflikt zwischen Selbst- und Nächstenliebe ergibt als in manchen Fällen der Selbsttötung.[299]

Die WHO legt im Jahr 2000 folgende Zahlen zum Suizid vor:

---

[299] Wolbert, Werner, Du sollst nicht töten: Systematische Überlegungen zum Tötungsverbot, Fribourg, 2008, S. 31.

- Deutschland: 13,5/100.000. Davon 20/100.000 Männer und 7/100.000 Frauen.[300][301]

- Schweiz: 19/100.000. Davon 28/100.000 Männer und 10/100.000 Frauen.[302][303]

- Griechenland: 3,5/100.000. Davon 5,5/100.000 Männer und 1,5/100.000 Frauen.[304][305]

Die Statistik zeigt, dass Männer deutlich mehr suizidgefährdet sind als Frauen. Mentale Störungen, besonders Depression und Alkoholabusus gehören zu den hauptsächlichen Risikofaktoren für den Suizid in Nordamerika und Europa. In Asien spielt Impulsivität eine große Rolle. Dem Selbstmordgeschehen wird Ende des 20. Jahrhunderts eine große Komplexität zugeschrieben. Psychologische-, soziale-, biologische-, kulturelle- und Umweltfaktoren sind hier maßgeblich beteiligt.[306]

Die Weltgesundheitsorganisation schätzt im Jahr 2000, dass es weltweit etwa eine Million Suizide pro Jahr gibt und dass 10 bis 20

---

[300] http://www.who.int/mental_health/media/germ.pdf. - Letzter Zugriff:
[301] .7.2010.
[302] http://www.who.int/mental_health/media/swit.pdf. - Letzter Zugriff:
[303] .7.2010.
[304] http://www.who.int/mental_health/media/gree.pdf. - Letzter Zugriff:
[305] .7.2010.
[306] http://www.who.int/mental_health/prevention/suicide/suicideprevent/en/.
- Letzter Zugriff: 20.7.2010.

Mal so viele Suizidversuche scheitern. In manchen Ländern steht der Suizid als Todesursache an zweiter oder dritter Stelle.[307]

Unter dem Slogan „No Health Without Mental Health" reagiert die WHO am 9. 10. 2008 in Genf mit dem „mental health Gap Action Programme (mhGAP)" auf die besorgniserregenden Zahlen zum Suizid. Ziel dieses Programms ist die Suizidprävention um psychisch Kranken aus der Mittel- und Unterschicht, durch psychologische Hilfe und Medikation ein normales Leben zu ermöglichen.[308]

3.4.2 Euthanasie

Zu den wesentlichen Postulaten des ethischen Selbstverständnisses der Medizin zur Frage der Euthanasie zählt bis heute die Zusicherung aus dem Eid des Hippokrates, der im 5./4. Jh. v. Chr. abgefasst wurde: „Ich werde niemandem ein tödlich wirkendes Gift verabreichen, auch nicht, wenn man mich darum bittet, auch werde ich keinen Rat dazu erteilen. Ebenso werde ich keiner Frau ein abtreibendes Mittel geben."[309]

Als Reflektionsgrundlage sollen Definitionen aus der Zeit des Endes des 20. Jahrhunderts dienen.

---

[307] http://www.who.int/mental_health/media/en/382.pdf. - Letzter Zugriff: 15.7.2010.

[308] 5http://www.who.int/mental_health/mhgap/en/index.html.- Letzter Zugriff: 10.7.2010.

[309] 6http://www.vox-graeca-gottingensis.de/Texte/Hippokra/eiddtgr.htm. Letzter Zugriff: 21.7.2010.

- Papst Johannes Paul II. ist 1980 folgender Auffassung: „Unter Euthanasie wird eine Handlung oder Unterlassung verstanden, die ihrer Natur nach oder aus bewusster Absicht den Tod herbeiführt, um so jeden Schmerz zu beenden."[310]

- Im Allgemeinverständnis bedeutet Sterbehilfe eine Beschleunigung des Sterbeprozesses oder die Herbeiführung des Todes bei unheilbar Kranken oder Sterbenden. Dabei wird zwischen aktiver, indirekter und passiver Sterbehilfe unterschieden.
  Aktive Sterbehilfe ist die direkte, aktive Tötung eines Menschen. Sie ist strafbar, auch wenn sie auf Verlangen des Betroffenen geschieht.

- Der assistierte Suizid - die Beihilfe zum Selbstmord - liegt vor, wenn der Betroffene selbst letztverantwortlich entscheidet und handelt.

- Indirekte Sterbehilfe ist die bewusste Inkaufnahme einer Lebensverkürzung durch eine notwendige, zum Beispiel schmerzlindernde Behandlung. In rechtlicher Hinsicht problematisch ist, dass der Arzt hier bedingt vorsätzlich handelt.

---

[310] http://www.vatican.va/roman_curia/congregations/cfaith/documents/ rc_con_cfaith_doc_19800505 _euthanasia_ge.html. - Letzter Zugriff: 21.7.2010.

- Mit passiver Sterbehilfe ist ein einseitiger Behandlungsabbruch durch das Unterlassen lebensverlängernder Maßnahmen gemeint.[311]

In der Zeit der Aufklärung im 18. Jahrhundert verlieren religiöse Überzeugungen zunehmend an Wirksamkeit. Prinzipien und Normen, die religiösen Ursprungs sind, sind den Menschen immer weniger zu vermitteln.[312]

„Geboren werden und sterben, gesund seyn und krank seyn; dies sind die Stadien im menschlichen Leben. Um dem Menschen ins Leben hinein zu helfen, dazu gibt es eine Kunst, die Hebammenkunst; aber dafür, dass man erträglich wieder hinaus komme ist fast nichts gethan." Diese „Hinaushelfekunst" nennt der deutsche Medizinprofessor und Wegbereiter der romantischen Medizin Johann Christian Reil (1759-1812) „Euthanasie".[313]1806 ist für den deutschen Arzt und Vertreter der Lebenskraft Theorie Christoph Wilhelm Hufeland klar, dass der gute Arzt nicht „blos heilen, sondern auch bei unheilbaren Krankheiten das Leben erhalten und Leiden erleichtern" sollte: „Selbst im Tode soll der Arzt den Kranken nicht verlassen, noch da kann er sein großer Wohltäter werden und wenn er ihn nicht retten kann, wenigstens das Sterben erleichtern." Wie diese Erleichterung aussehen soll, darüber schweigt sich Hufeland an dieser Stelle aus. Der deutsche Arzt Karl Ludwig Klohss bemerkt 1835, dass Hufeland in einem Aufsatz aus

---

[311] http://www.hospiz-weinsberg.de/sthi_versch_info.htm. - Letzter Zugriff: 21.7.2010.

[312] Lutterotti von, Markus, Sterbehilfe, Gebot der Menschlichkeit?, Düsseldorf, 2002, S. 10-11.

[313] Benzenhöfer, Udo, Der gute Tod?: Geschichte der Euthanasie und Sterbehilfe, Göttingen, 2009, S. 65. [301]Ebenda.

dem Jahr 1829 Opium zur Erleichterung des Sterbens empfiehlt. Hufeland legt aber auch großes Gewicht auf den Hippokratischen Eid. Der Arzt „soll und darf nichts anderes thun, als Leben zu erhalten. Ob es ein Glück oder Unglück sey, ob es Werth habe oder nicht, dies geht ihn nichts an."[301] Grundsätzlich sind diese Aussagen als vom Arzt ermöglichte Sterbeerleichterung im heutigen Sinne der indirekten Euthanasie zu interpretieren.

Bei Hufeland wie auch bei Reil wird deutlich, dass die Übergänge zwischen Analgesie mit Opiaten und aktiver Sterbehilfe fließend sind, denn selbst bei vorsichtiger Dosierung kann kein Arzt mit Sicherheit sagen, ob der Tod aus biologischem Grund oder durch die Atemdepression als Medikamentennebenwirkung eingetreten ist.

Nach der Ära des „weichen Todes", der zaghaft, menschenwürdig und wohlwollend von den Ärzten zu Beginn des 19. Jahrhunderts intendiert ist, finden sich Ende des Jahrhunderts plötzlich krasse Ansichten zum „Recht auf den Tod" wieder. Ungewollterweise ist Charles Darwin mit seiner „Survival-of-The-Fittest" Theorie von 1859 Wegbereiter für die Rassenhygiene.

1895 publiziert Adolf Jost, Student der Philosophie, Mathematik und Physik, im Alter von 20 Jahren seine soziale Studie „Das Recht auf Tod". Jost macht seine Überlegungen an zwei Faktoren fest: „Der erste Faktor ist der Werth des Lebens für den betreffenden Menschen selbst, also die Summe von Freude und Schmerz, die er zu erleben hat. Der zweite Faktor ist die Summe von Nutzen oder Schaden, die das Individuum für seine Mitmenschen darstellt." Bezüglich der unheilbar körperlich Kranken gibt es laut Jost genügend Fälle „in welchen das Fortleben für das Individuum ein Unglück und der Tod im Interesse des Individuums" ist. Der Geisteskranke führt in Tausenden von Fällen „ in der Regel nicht nur ein nutzloses, sondern auch ein höchst qualvolles Leben." Es ist bemerkenswert, wie unreflektiert Jost von einem „Recht des Kranken auf den Tod" spricht, wo doch nur ein Recht der Gesellschaft gemeint sein kann.[314] Für Jost hat der individuelle Anspruch hinter die Interessen der Gesellschaft zurückzutreten, denn für ihn werden utilitaristische Interessen zum absoluten Maßstab.

Hier spricht ein mutiger, junger Mathematiker, der einen völlig anderen Denkansatz verfolgt als Mediziner, die mit ihren Patienten und deren Familien in direktem Kontakt stehen und ganze Familiengenerationen betreuen.

---

[314] Ebd., S. 83.

Eine besonders wichtige Schrift zur Euthanasiebewegung in Deutschland verfassen 1920 zwei Professoren: der Freiburger Strafrechtler Karl Binding und der Psychiater Alfred Hoche. Die Stadt Leipzig ernennt Binding 1909 in seiner Funktion als Rektor der Universität noch zum Ehrenbürger. In einem anderen Licht erscheint Binding wegen des gemeinsam mit Alfred Hoche verfassten Werks „Die Freigabe der Vernichtung lebensunwerten Lebens. Ihr Maß und ihre Form". Darin sprechen sich die Autoren für die Tötung unrettbar Todkranker und unheilbar Verblödeter, von Hoche genannt „geistig Tote" aus. Diese im psychiatrischen Sinne „Vollidioten" seien nicht in der Lage, einen Willen zu bilden oder auch nur Gefühlsbeziehungen zur Umwelt aufzunehmen und deshalb nach Maß und Form zur Vernichtung freizugeben. So schreibt Hoche: „Im Falle der Tötung eines geistig Toten, der ...nicht imstande ist, subjektiven Anspruch auf irgendetwas, u. a. also auch auf das Leben zu erheben, wird somit auch kein subjektiver Anspruch verletzt." Der Unwert eines Lebens kann sich nach Binding und Hoche dementsprechend nur daraus ergeben, dass es sowohl „für die Lebensträger wie für die Gesellschaft" keinen Wert hat. Hoche errechnet die Belastung für die Gesellschaft folgendermaßen: „Es ergibt sich daraus, dass der durchschnittliche Aufwand pro Kopf und Jahr für die Pflege der Idioten bisher 1.300 M. betrug. Wenn wir die Zahl der in Deutschland zurzeit gleichzeitig vorhandener, in Anstaltspflege befindlicher Idioten zusammenrechnen, so kommen wir schätzungsweise etwa auf eine Gesamtzahl von 20 - 30.000. Nehmen wir für den Einzelfall eine durchschnittliche Lebensdauer von 50 Jahren an, so ist leicht zu ermessen, welches ungeheure Kapital in Form von Nahrungsmitteln,

Kleidung und Heizung, dem Nationalvermögen für einen unproduktiven Zweck entzogen wird."[315]
Binding und Hoche erweisen sich als die Propheten direkter medizinischer Tötungen. Ihre Thesen haben zu regen Diskussionen deutscher Psychiater geführt, vor der Machtübernahme der Nazis repräsentieren ihre Vorstellungen aber nicht die herrschende Meinung der deutschen Psychiatrie. Erst ab Sommer 1933 tendiert die medizinische Diskussion des Sterilisationsprojekts immer mehr in die Richtung von radikaleren Maßnahmen.[316](Zur Euthanasie im Nationalsozialismus siehe Kapitel 2.6.)

Papst Pius XII. gibt bei seiner Ansprache an die Teilnehmer des IX. Nationalkongresses der Italienischen Gesellschaft für Anästhesiologie am 24. Februar 1957 sehr differenzierte Ausführungen zur Sterbehilfe, die in empathischer Weise auf das Wohl des Patienten abzielen: "Zunächst ist jede Form von direkter Euthanasie, d. h. die Verabreichung von Narkotika, um den Tod herbeizuführen oder zu beschleunigen, verboten, weil man sich dann anmaßt, direkt über das Leben zu verfügen. Wenn die Verwendung von Narkotika an sich zweierlei Folgen nach sich zieht, einerseits die Erleichterung des Schmerzes und anderseits die Verkürzung des Lebens, so ist sie erlaubt."
Die im Zweiten Vatikanischen Konzil erarbeitete Pastorale Konstitution „Gaudium et spes" lehnt die Euthanasie kategorisch

---

[315] http://staff-www.uni-marburg.de/ rohrmann/Literatur/binding.html. Letzter Zugriff: 31.7.2010.
[316] http://www.psychiatrie-erfahrene.de/eigensinn/bilder_tumarkin/alexander_meschnig.htm.
- Letzter Zugriff: 31.7.2010.

ab, weil sie der Meinung ist, dass, was zum Leben selbst im Gegensatz steht, nämlich jede Art von Mord, Völkermord, Abtreibung oder Euthanasie, in höchstem Maße ein Widerspruch gegen die Ehre des Schöpfers ist. Möglicherweise schwingt in dieser Aussage noch die Angst vor einer Wiederholung der Praktiken des Nationalsozialismus mit, eine Angst, die bei den Überlegungen Pius XII. 1957 nicht im Vordergrund steht.

Johannes Paul II. beruft sich in seiner Erklärung zur Euthanasie vom 5. Mai 1980 wieder auf Pius XII. und erklärt dessen Aussagen noch immer für gültig. Er fügt hinzu, dass es wichtig für den Menschen ist, sich auf den nahenden Tod vorzubereiten, weshalb ihm möglichst nicht das Bewusstsein geraubt werden sollte. Die direkte Euthanasie, durch die aus welchen Gründen und mit welchen Mitteln auch immer dem Leben behinderter, kranker oder sterbender Menschen ein Ende gesetzt wird, ist für Johannes Paul II. unannehmbar.

Nach dem Nationalsozialismus ist es in Deutschland still um das Thema „Euthanasie" geworden. Erst zur Jahrtausendwende haben die Niederlande, Belgien, Luxemburg und die Schweiz Sterbehilfe in unterschiedlichem Ausmaß legalisiert. Das „Wet toetsing levensbeëindiging op verzoek en hulp bij zelfdoding" Gesetz, welches das erste Mal in der Welt in den Niederlanden die aktive Sterbehilfe zulässt, sorgt 2001 für Aufsehen.[317]

Die Deutsche Gesellschaft zum Studium des Schmerzes (DGSS) und die Deutsche Gesellschaft für Palliativmedizin (DGP) betonen im Jahr 2008, dass „Tötung auf Verlangen" keine Alternative ist. Statt die Ängste der Menschen vor Sterben und Tod zu instrumentalisieren, sollten die Möglichkeiten der Palliativmedizin

---

[317] http://de.wikipedia.org/wiki/Sterbehilfe. - Letzter Zugriff: 1.8.2010.

und der Schmerztherapie noch mehr als bisher in der Behandlung von unheilbar kranken und sterbenden Menschen zum Tragen kommen. Sowohl die DGSS als auch die DGP weisen darauf hin, dass es Verfahren zur Linderung schwerster Schmerzen gibt. „Wir können fast immer die Schmerzen und Symptome sterbender Patienten lindern und ihnen ein Lebensende in Würde ermöglichen", sagt Professor Rolf-Detlef Treede, Präsident der DGSS.[318][319]

3.4.3 Todesstrafe

In der Antike entwickelt sich die Todesstrafe aus der sogenannten „Blutrache". Dies ist ein ungeschriebenes Sippenrecht in vorstaatlichen Gesellschaften, das es jedem Angehörigen eines Mordopfers erlaubt, Rache an dem Täter und seiner Sippe zu nehmen. Die erste bekannte Gesetzgebung mit einer Todesstrafe entsteht etwa um 1700 v. Chr. mit dem Codex Hammurapi. Dort wird die Todesstrafe mit der sogenannten Talionsformel „Leben für Leben", begründet. Das schränkt die „Blutrache" ein und führt das Prinzip der Verhältnismäßigkeit von Tat und Schadensausgleich ein. Erst mit der Aufklärung im 18. Jahrhundert entsteht in der Philosophie und im Humanismus eine wirksame Opposition gegen die Todesstrafe.[320]

---

[318] http://www.dgss.org/index.php?id=98&tx_ttnews[backPid]=15&tx_ttnews[pointer]=4&tx_ttnews[tt_news]=25&cHash=722994e349. - Letzter Zugriff:
[319] .7.2010.
[320] http://www.calsky.com/lexikon/de/txt/t/to/todesstrafe.php. - Letzter Zugriff: 1.8.2010.

In Anwesenheit von mindestens 150.000 Gläubigen proklamiert Papst Johannes Paul II. am Sonntag dem 3. 9. 2000 bei einer großen Messfeier seine beiden Vorgänger Johannes XXIII. und Pius IX. zu Seligen. Am Abend zuvor hat der katholische römische Adel in der San Lorenzo Kirche einen Gedenkgottesdienst für „Pius IX. - Papst und König" gefeiert. Bei einer „Gegenveranstaltung" vor dem römischen Janusbogen haben rund 200 Anhänger laizistischer und radikaler Gruppen gegen die Seligsprechung protestiert. Sie gedachten zweier Attentäter, die 1868 mit Zustimmung Pius IX. im damals noch existierenden Restkirchenstaat hingerichtet worden waren.[321][322]

Die letzte Hinrichtung durch die katholische Kirche findet am 9. Juli 1870 mit der Guillotine statt.[323]

Papst Pius XI. gibt dem Vatikan am 7. Juni 1929 kurz nach Unterzeichnung der Lateranverträge, die zur Klärung des Status der Vatikanstadt nach der Auflösung des Kirchenstaats von 1870 dienen, ein Grundgesetz. Wer ein Attentat auf den Papst oder ein anderes Staatsoberhaupt begeht oder etwa einen bewaffneten Aufstand anzettelt, soll nach Vatikanischem Recht hingerichtet werden. Die Todesstrafe wird vom italienischen Nachbarstaat übernommen.

Pius XI. äußert sich in der Enzyklika „Casti Connubii" vom 31. Dezember 1930 folgendermaßen: „Niemals", so sagt er (der heilige Thomas von Aquin), „darf ein Schuldloser durch ein menschliches Gericht mit Körperstrafe belegt werden, die in Tötung oder

---

[321] http://www.katolsk.no/nyheter/2000/09/04-0015.htm. - Letzter Zugriff:
[322] .2.2010.
[323] 9http://de.academic.ru/dic.nsf/dewiki/1450793.-Letzter Zugriff:

Verstümmelung oder Züchtigung besteht." Es stellt sich hier die Frage, wie Pius XI. „schuldlos" definiert. Diese Aussage gilt offensichtlich nicht für Papstattentäter.

Seit 1968 lehnt der Vatikan die Todesstrafe zunehmend ab und erklärt sie für unvereinbar mit der Gottebenbildlichkeit jedes Menschen.[324][325] Papst Paul VI. lässt sie 1969 aus der Verfassung des Vatikanstaates streichen. Somit wird die Todesstrafe stillschweigend abgeschafft.[326]

Als „Finaler Rettungsschuss" wird in Deutschland der gezielte tödliche Einsatz von Schusswaffe von Polizisten im Dienst bezeichnet, um im Sinne der Nothilfe Gefahr von Dritten genau dann abzuwenden, wenn keine anderen Mittel zur Abwendung verfügbar sind. Ein Einsatzgebiet sind etwa Geiselnahmen, bei denen Verhandlungen und der Einsatz von nicht tödlichen Waffen keine realistischen Aussichten auf Erfolg bieten. Das juristische Konzept des finalen Rettungsschusses wird im Jahre 1973 entwickelt.[327] Vorausgegangen war die Gründung der GSG 9 nach dem Olympiaattentat von München.[328][329]

---

[324] .8.2010.

[325] http://wapedia.mobi/de/Todesstrafe?t=7. - Letzter Zugriff: 1.8.2010.

[326] Rossi, Fabrizio, Der Vatikan: Politik und Organisation, München, 2005, S. 25.

[327] http://de.wikipedia.org/wiki/Finaler_Rettungsschuss. - Letzter Zugriff: [328] .8.2010.

[329] http://de.wikipedia.org/wiki/Geiselnahme_von_M%C3%BCnchen. Letzter Zugriff: 1.8.2010.

Der KKK 2266 liest sich so, als sei eine Situation wie in München gemeint. Die Bezeichnung Todesstrafe wäre in diesem Fall mit dem „Finalen Rettungsschuss" gleichzusetzen. „Der Schutz des Gemeinwohls der Gesellschaft erfordert, dass der Angreifer außerstande gesetzt wird. Aus diesem Grund hat die überlieferte Lehre der Kirche die Rechtmäßigkeit des Rechtes und der Pflicht der gesetzmäßigen öffentlichen Gewalt anerkannt, der Schwere des Verbrechens angemessene Strafen zu verhängen, ohne in schwerwiegendsten Fällen die Todesstrafe auszuschließen. Aus analogen Gründen haben die Verantwortungsträger das Recht, diejenigen, die das Gemeinwesen, für das sie verantwortlich sind, angreifen, mit Waffengewalt abzuwehren."

Die katholische Theologieprofessorin Uta Ranke-Heinemann interpretiert den KKK von 1992 anders: „Ähnlich beklemmend ist das, was der Papst über die Todesstrafe schreibt (KKK 2266). Dass sie in schwerwiegendsten Fällen zulässig, ja sogar „Pflicht" ist, ist an und für sich schon ein Schock für einen Christen, der Christus ganz anders verstanden zu haben meint."[330]

Noch bevor der Papst den KKK heraus gibt, kann die Welt am 13. Mai 1981 mit zusehen, wie er mit Attentätern umgeht. Ein türkischer Rechtsextremist schießt mit einer Pistole auf Johannes Paul II., welcher durch drei Projektile schwer verletzt wird. Er erregt besonderes Aufsehen, weil er dem Attentäter schon auf dem Krankenbett in der Klinik vergibt. Zwei Jahre später besucht er ihn sogar im Gefängnis. Da das Attentat auf den 64. Jahrestag der ersten

---

[330] Ranke-Heinemann, Uta, Eunuchen für das Himmelreich, München, 2004, S.452.

Marienerscheinung von Fátima fällt, schreibt Johannes Paul II. seine Rettung Maria, der Mutter Jesu, zu und bedankt sich später mit einer Wallfahrt nach Fátima![331]

Heute setzen sich die Kirchen gemeinsam mit Menschenrechtsgruppen für die weltweite Abschaffung der Todesstrafe ein. Dies ist bemerkenswert, weil die Bibel jahrhundertelang fast nur zur Rechtfertigung aber nicht zur Infragestellung der Todesstrafe herangezogen worden ist. [33233316]

3.5 Evolutionstheorie

Affe oder Engel? Darwin oder Bibel? Für die Viktorianer und ihre Zeitgenossen sind das brennende Fragen und Anlässe für Streitigkeiten. Der Kern von Darwins Theorieentwurf lautet, dass die Organismen nicht als sorgfältig konstruierte Schöpfungen eines göttlichen Meisters, sondern als Ergebnisse völlig natürlicher Prozesse anzusehen sind. [334] Darf die Naturwissenschaft Fragen beantworten, die bislang Sache der Theologen gewesen sind? Was ist Sinn und Zweck unserer Welt, wenn es keinen Grund für die Existenz der Tugend gibt?

Der englischen Naturforscher Charles Darwin (1809-1882) veröffentlicht am 24. November 1859 erstmals ein zentrales Werk der Wissenschaftsgeschichte. Seine Arbeit gilt auch heute noch als

---

[331] 5http://de.wikipedia.org/wiki/Johannes_Paul_II. -Letzter Zugriff:
[332] .8.2010.
[333] http://www.calsky.com. Ebenda.
[334] Browne, Janet, Charles Darwin, Die Entstehung der Arten, München, 2007, S.7.

Grundlagenforschung im Bereich der Evolutionstheorien. Der Originaltitel lautet: „On the Origin of Species by Means of Natural Selection, or the Preservation of Favoured Races in the Struggle for Life"; auf Deutsch: „Über die Entstehung der Arten durch natürliche Zuchtwahl oder die Erhaltung der begünstigten Rassen im Kampfe ums Dasein."

Die Evolutionstheorie erklärt die Entstehung, Entwicklung und Vielfalt des Lebens auf physikalisch-chemische Weise. Sie basiert auf Vererbung, Mutation und natürlicher Auslese. Bereits 1838 entwirft Darwin seine Theorie der Anpassung an den Lebensraum durch Variation und natürliche Selektion und erklärt so die evolutive Entwicklung aller Organismen und ihre Aufspaltung in verschiedene Arten.

Auch für Laien ist „The Origin of Species" verständlich und erweckt deshalb schon bei seiner Veröffentlichung breites Interesse; die erste Auflage von 1250 Exemplaren ist gleich am ersten Tag vergriffen.[335]

Darwin blickt am Tag der Veröffentlichung seines Buches auf 50 Jahre seines von Wissenschaft und Theologie geprägten Lebens zurück. Als Darwins Vater bemerkte, dass sich sein Sohn mit dem Studium der Medizin schwer tat, schlug er ihm vor, Geistlicher der Kirche von England zu werden und ein Studium der Theologie zu beginnen. Nach kurzer Bedenkzeit willigte Darwin ein und begann im Januar 1828 mit dem Studium in Cambridge, nachdem er mit Privatunterricht sein Griechisch aufgefrischt hatte. Zwar absolvierte Darwin seine theologischen Studien ohne Begeisterung und schätzte sie als Zeitverschwendung ein, bezeichnete später jedoch seine Zeit in Cambridge als die glücklichste in seinem Leben. „Upon

---

[335] Ebd., S. 85.

the whole the three years which I spent at Cambridge were the most joyful in my happy life; for I was then in excellent health, and almost always in high spirits."[336] Ab 1842 kränkelte, der früher so robuste Darwin und litt fortwährend an Erschöpfung, Schlaflosigkeit, Nausea und rezidivierenden Darmbeschwerden.[337] Auf Empfehlung des Botanik-Professors John Steven Henslow, den er in Cambridge kennen gelernt hatte, begab sich Darwin an Bord der HMS Beagle, die am 27. Dezember 1831 in See stach. Er kehrte nach fünf Jahren Weltumsegelung im Oktober 1836 nach England zurück.[321]

Darwins Überlegungen zur Entstehung der Arten werden von seiner breit gefächerten Lektüre in den Bereichen Medizin, Psychologie, Naturwissenschaft, Philosophie, Theologie und politische Ökonomie begleitet. Zwanzig Jahre lang überdenkt Darwin seine gesammelten Informationen und setzt sich mit den Denkern seiner Zeit auseinander, bis es zur Veröffentlichung seines Lebenswerks kommt. Hier seien nur zwei Beispiele genannt: Zurück in England zeigt Darwin seine Vogelsammlung dem gefeierten Ornithologen John Gould. Dieser macht ihn auf die spezifische Verschiedenheit der Finken aufmerksam. Darwin hat den Vögeln auf seiner Reise kaum Aufmerksamkeit geschenkt und die gesammelten Exemplare noch nicht einmal den einzelnen Galapagos Inseln, von denen sie stammen, zugeordnet. Gould zeigt nicht nur, dass alle Arten die heute Darwin-Finken heißen, eng verwandt sind, sondern, dass bei diesen Vögeln keine klare Trennung zwischen Arten und Varietäten möglich ist, also keine klaren Artgrenzen bestehen. In den

---

[336] Darwin Charles, The Autobiography of Charles Darwin (1809-1882), London, 1958, S. 86-87.
[337] Howard, Jonathan, Darwin, Stuttgart, 1996, S. 19. [321]Ebd., S. 15.

folgenden 15 Monaten entsteht langsam und schrittweise Darwins Entwicklungstheorie. In den zwanzig Jahren nach 1837 spricht er aber niemals über Evolution. Er war in dieser Zeit an den Arten interessiert.[338]

Als Kristallisationspunkt für die Ausformulierung seiner Selektionstheorie erweist sich das Wachstumsgesetz nach Thomas Robert Malthus (siehe auch 2.2.2), dessen Buch Darwin im September 1838 liest. Die Theorie von Malthus geht von der Beobachtung aus, dass die Bevölkerungszahl ohne Kontrolle oder äußere Beschränkung exponentiell wächst, während die Nahrungsmittelproduktion nur linear wächst. Somit kann das exponentielle Wachstum nur für eine beschränkte Zeit aufrechterhalten werden und irgendwann kommt es zu einem Kampf um die beschränkten Ressourcen. Darwin erkennt, dass sich dieses Gesetz auch auf andere Arten anwenden lässt und ein solcher Konkurrenzkampf dazu führen wird, dass vorteilhafte Variationen erhalten bleiben und unvorteilhafte Variationen aus der Population verschwinden. Dieser Mechanismus der Selektion erklärt die Veränderung und auch die Entstehung von neuen Arten. Darwin erkennt: „Here, then, I had at last got a theory by which to work; …".[339] In den drei Jahren von 1837 bis 1839 formuliert Darwin die gesamte Evolutionstheorie auf etwa 900 Seiten privater Aufzeichnungen, die er in seiner Freizeit schreibt. Sie sind zunächst nicht zur Veröffentlichung bestimmt. Dafür publiziert er 1839 sein

---

[338] Mayr, Ernst, The growth of biological thought: Diversity, evolution, and inheritance, 12. Auflage, Harvard University Press, USA, 2003, S. 409, 420.

[339] Darwin Charles, The Autobiography of Charles Darwin (1809-1882), London, 1958, S. 86-87, 120.

Reisetagebuch, welches zum Bestseller wird. Hierin tauchen nur andeutungsweise evolutionistische Gedanken auf.[340]

Als der deutsche Geologe Franz Hilgendorf (1839-1904) Mitte des 19. Jahrhunderts einen Stammbaum schwäbischer Schnecken entwickelt, nimmt ihn kaum jemand für voll. Der nur zehn mal fünfzehn Zentimeter große Stammbaum mit millimeterkleinen versteinerten Schneckenarten liegt im Tresor des Naturkundemuseums in Stuttgart. Heute gilt er als weltweit erster Fossilnachweis für die bahnbrechende Evolutionstheorie von Charles Darwin,[341] der in seinem Buch „On the origin of species by means of natural selection, or the preservation of favoured races in the struggle for life" sogar Bezug auf Hilgendorf nimmt.[342] Der erste Bezug, der sich zwischen dem Vatikan und der Familie Darwin herstellen lässt geht zurück auf das Jahr 1817. Charles Darwins Großvater, Erasmus, hat ein zwei-bändiges Werk zur menschlichen Anatomie, Physiologie und Pathologie veröffentlicht, das unter Papst Pius VII. auf den Index der verbotenen Bücher aufgenommen wird.

Pius IX. hat sein fast 32-jähriges Pontifikat seit den Erhebungen in Italien 1848 vor allem dem Kampf gegen den Liberalismus gewidmet. Der Liberalismus begründet die Befreiung von überlieferten Dogmen aus dem Feudalismus und Absolutismus, die Unfreiheit rechtfertigen sollen, so z. B. das Gottesgnadentum. Um

---

[340] Howard, ebd., S. 19.

[341] http://www.paleoweb.net/hilgendorf/hilgendorfs_schneckenstammbaum.htm. Letzter Zugriff: 27.2.2010.

[342] http://darwin-online.org.uk/content/frameset?viewtype=text&itemID=F387&keywords= hilgendorf&pageseq=394. - Letzter Zugriff: 27.2.2010.

dieses besonders herauszustellen veröffentlicht er 1854 die Dogmatische Bulle „Ineffabilis Deus", in der er fordert, dass an die unbefleckte Empfängnis fest und beständig zu glauben ist. Diese vorwiegend politisch gemeinte Bulle, lässt aber auch einen ersten Bezug zum Evolutionsgedanken zu, denn unter Empfängnis ist die passive Empfängnis zu verstehen, also der Augenblick, in dem die Seele von Gott erschaffen und in den Embryo, den die Eltern gezeugt haben, eingegossen wird. Folglich ist es ein großer Unterschied, ob unser Körper bis ins letzte wohldurchdachte, aber oft noch unverstandene Detail hinein von einem liebenden Vater geschaffen wurde oder von einer blinden Evolution als Torpedo-Brücken-Turm-Konstruktion. Also von einer hypothetischen fischähnlichen Stammform (Torpedo) über den landlebenden Quadrupeden (Brücke) zum aufrecht gehenden Hominiden (Turm).[343]

In England werden ab Dezember 1859 die Evolutionsdiskussionen entfacht. Auf der Versammlung der British Association for the Advancement of Science im Jahre 1860, beschließt der Bischof von Oxford, Samuel Wilberforce „...Darwin zu zerschmettern". Der Anatom Thomas Huxley steht erfolgreich für den nicht anwesenden Darwin ein und erhält dafür einen Dankesbrief: „Ich Ehre Ihren Mut; ich wäre eher gestorben, als dass ich versucht hätte, dem Bischof in einer solchen Versammlung zu antworten."[344]

Interessanterweise gibt es in der Bevölkerung kaum nachhaltigen Einspruch gegen Darwins „Entstehung der Arten". Die Bibelwissenschaft hat die Christen seit der Aufklärung zunehmend

---

[343] Riedl, Rupert, Strukturen der Komplexität: Eine Morphologie des Erkennens und Erklärens, Berlin, 2000, S. 37.

[344] Howard, ebd., S. 21-23.

gelehrt, die Anfangskapitel der Heiligen Schrift weniger als Tatsachenbericht, sondern als Metapher aufzufassen. Die eigentliche Provokation des Darwinismus liegt für die Viktorianer darin, dass er das Leben zu einem moralischen Chaos macht, in dem keine göttliche Autorität nachweisbar ist und weder ein Zweck noch eine Planung wahrnehmbar ist.

Rudolf Virchow, der 1856 beginnt das neugegründete Pathologische Institut der Universität Berlin zu leiten, bewertet Darwins Theorie lediglich als nicht zweifelsfrei beweisbare kluge Hypothese.[345]

Um die göttliche Autorität zu stärken verfasst Pius IX. im Jahr 1863 die Enzyklika „Quanto conficiamur moeroe". Hierin nimmt er zum ersten Mal seit Darwins Schrift „On the Origin of Species" Bezug auf die Gleichgültigkeit gegenüber der Veröffentlichung falscher Lehren. Mit dieser Enzyklika wendet sich Pius IX. an das italienische Episkopat und bezeichnet die Veröffentlichung dieser falschen Lehren als einen Notfall und eine Beleidigung. Er verweist darauf, dass sich der Glaube nicht von den Katholischen Lehren entfernen darf. Die Ausdehnung der falschen Doktrin und die Gleichgültigkeit, mit der ihnen begegnet wird, bezeichnet er als Quelle des Bösen und als einen Angriff gegen die Kirche. In diesem Sinne ist auch die 1864 veröffentlichte Enzyklika „Quanta Cura" inklusive des Syllabus errorum nicht nur auf die politischen Ereignisse, sondern auch auf den medizinischen Fortschritt (siehe auch Kapitel 2.3) und Darwins Schriften anwendbar. Die dritte der 80 Fehlannahmen des Syllabus errorum spricht von zahllosen Irrtümern und der Lehre perverser Doktrinen, welche nicht länger heimlich, sondern offen und heftig den katholischen Glauben angreifen. Irrtum Nummer sieben lautet: „Wir möchten, dass Ihr von einer weiteren heimlichen Gesellschaft

---

[345] Eckart u. Gradmann, In: Ärzte Lexikon, München, 1995, S. 365-366.

wisst, die sich kürzlich organisiert hat um junge Menschen, die im Gymnasium und auf der Hochschule unterrichtet werden, zu korrumpieren. Ihr listiger Zweck ist die Einstellung frevelnder Lehrer um die Studenten durch die Lehre unchristlicher Doktrinen auf den Weg von Baal zu führen. Ihr Einfluss ist bereits so überzeugend, dass jegliche Angst vor der Religion verloren gegangen ist, alle moralische Disziplin wurde aufgegeben, die Heiligkeit der echten Doktrin wurde angefochten und die Rechte der heiligen und der zivilen Mächte wurden mit Füßen getreten."

Tatsächlich schreibt Darwin in seiner Autobiographie: "I can indeed hardly see how anyone ought to wish Christianity to be true; for if so the plain language of the text seems to show that the men who do not believe, and this would include my Father, Brother and almost all my best friends, will be everlastingly punished. And this is a damnable doctrine. [346] („Ich kann es kaum begreifen, wie jemand, wer es auch sei, wünschen könnte, die christliche Lehre möge wahr sein; denn wenn dem so ist, dann zeigt der einfache Text [das Evangelium], dass die Ungläubigen, und ich müsste zu ihnen meinen Vater, meinen Bruder und nahezu alle meine besten Freunde zählen, ewige Strafen verbüßen müssen. Das ist eine abscheuliche Lehre.")[347][348] Dies spricht ein Darwin, der erlebt hat, dass drei seiner zehn Kinder früh gestorben sind. Darunter war auch seine Lieblingstochter Annie. Er kann nicht verstehen, wie Gott dieses Leid zulassen kann. [349] In der Enzyklika „Quanta Cura" inklusive des Syllabus errorum heißt es nicht, dass der Respekt vor

---

[346] Darwin, ebd., S. 120.

[347] Wuketits, Franz M., Darwin und der Darwinismus, München, 2005, S.

[348] .

[349] http://www.wdr.de/themen/kultur/stichtag/2009/02/12.jhtml. - Letzter Zugriff: 6.1.2010.

der Religion verloren gegangen ist, sondern die Angst! Die katholische Kirche steht zu diesem Zeitpunkt geschwächt da. Eine Maßnahme, die schwindende Machtposition wieder herzustellen, ist das am 8. Dezember 1869 eröffnete Erste Vatikanische Konzil. Es verkündet im Sommer 1870 ein Lehrdokument über den katholischen Glauben, den päpstlichen Jurisdiktionsprimat und erhebt die Lehre von der Unfehlbarkeit des Papstes definitiv zum Dogma. Dieses Infallibilitätsdogma beinhaltet, dass der Papst „ex cathedra"

d. h. auch ohne Zustimmung der Bischöfe, Entscheidungen über Angelegenheiten des Glaubens oder der Moral treffen kann.[350]Darwin gibt sich daraufhin diplomatisch, um seine Freunde nicht vor den Kopf zu stoßen und den Menschen den Zugang zu seinen Lehren offenzuhalten. Der Biologe Edward Aveling, dem aufgrund seines Atheismus und seiner marxistischen Einstellung am Londoner King´s College eine Karriere nicht gewährt wird, will Darwin 1880 ein Buch widmen. Dieser lehnt ab: „Obwohl ich ein starker Befürworter freier Gedanken bin, scheint es mir (ob zu Recht oder nicht), dass direkte Argumente gegen das Christentum und den Theismus in der Öffentlichkeit kaum eine Wirkung erzielen; am besten fördern lässt sich die Gedankenfreiheit, indem der Geist allmählich erleuchtet wird, was sich durch die Fortschritte der Wissenschaft ergibt."

Ein Jahr nach Darwins Tod (1882) veröffentlicht Papst Leo XIII. das Rundschreiben „Providentissimus deus", worin er erklärt, dass naturwissenschaftliche Sitten sich gegen die göttlichen Bücher richten und das Unbekannte als bekannt ausgeben. Der wissenschaftliche Fortschritt ist allerdings nicht aufzuhalten. Wenn

---

[350] Köhler, Thomas, Das christliche Rom, Freiburg, 2000, S. 36-37.

man Darwins Biographie Revue passieren lässt, erschließt sich folgendes Resümee: „In der Religion ging Darwin den Weg von der konventionellen Gläubigkeit (er war anglikanisch getauft) seiner Jugend zu einem skeptischen Agnostizismus, den er nie mehr verlor."[351]

In den 1930er Jahren wird die von Darwin herausgestellte natürliche Selektion mit den Mendelschen Regeln zur Vererbung verbunden. Daraus entsteht die Synthetische Theorie der Evolution. Mit ihrer außerordentlichen erklärenden und vorhersagenden Kraft wird diese Theorie zum zentralen organisierenden Prinzip der modernen Biologie. Sie liefert die Erklärung für die Vielfalt des Lebens auf der Erde.[352]

Aus heutiger Sicht ist der Homo sapiens innerhalb der biologischen Systematik ein höheres Säugetier aus der Ordnung der Primaten. Er gehört zur Unterordnung der Trockennasenaffen (Haplorrhini) und dort zur Familie der Menschenaffen (Hominidae). Der moderne Mensch ist die einzige bis heute überlebende Art der Gattung Homo. Vom naturwissenschaftlichen Aspekt muss eindeutig gesagt werden, dass die Evolutionstheorie nicht so unumstritten ist, wie sie zunächst erscheint. Es existieren eine Anzahl von Publikationen, die sich insbesondere mit den konkreten Mechanismen der Evolution befassen. Wie konnten sich unbelebte Moleküle zu der ersten lebenden Zelle von selbst zusammenschließen, wie konnten aus einfachen Zellen komplizierte Vielzeller, später Fische, Amphibien, Reptilien und Säugetiere werden? Von evolutionistischer Seite sind bisher keine tragfähigen Modelle für die behauptete Höherentwicklung publiziert worden und Evolution im Sinne von

---

[351] Howard, ebd., S. 25.

[352] de.wikipedia.org/wiki/Evolution. - Letzter Zugriff: 19.2.2010.

Entstehung neuer, vorher nicht vorhandener Strukturen, z. B. Beine bei einem Fisch, konnte bisher nie beobachtet werden. Alle beobachteten Beispiele für die Evolution bewegen sich im Bereich der Variation vorhandener Strukturen und Baupläne, z. B. der Verlust von Zehen und die Größenzunahme von Pferdevorfahren. Die moderne Molekulargenetik weiß heute sehr viel über die Mechanismen der Vererbung. Man kann abschätzen, wie viele Mutationen nötig sind, um eine neue Struktur zu schaffen, die dem betroffenen Lebewesen einen Überlebensvorteil verschafft, und die Wahrscheinlichkeit von deren zufälligem Auftreten als praktisch Null berechnen. Die Evolutionstheorie erscheint als ein typisches Produkt des 19. Jahrhunderts, das noch keine Vorstellung von der ungeheuren Komplexität eines Lebewesens hatte. So äußert sich auch Papst Pius XII. in seinem Rundschreiben „Divinu afflente spiritu" von 1943: „...Gott hat in den von ihm inspirierten Heiligen Büchern absichtlich Schwierigkeiten gelassen, damit wir zu eifrigem Studium und Forschen angespornt und, der Grenzen unseres Geistes uns heilsam bewusst, in der geziemenden Demut geschult werden."

Darwin hat seine Thesen nie auf den Menschen übertragen, also eine soziale Auslese angeregt. Dies geschah Mitte des 19. Jahrhunderts durch die sogenannten Sozialdarwinisten, wie z. B. Schallmayer (1857-1919, deutscher Arzt und Begründer der Rassenhygiene) durch Übertragung des Selektionsgedankens auf den Menschen.[353] Die Selektion ist für Schallmayer die Grundlage

---

[353] Fornefeld, Barbara, Einführung in die Geistigbehindertenpädagogik, Stuttgart, 2004, S. 38.

jeden Fortschritts. Er beschreibt störende Momente im Selektionsprozess, die sozusagen zu einem „umgekehrten Darwinismus" führen:

- Auslese durch Krieg, da im Krieg körperlich schwache durch ihre Wehruntauglichkeit bevorzugt werden

- Privilegierung des Besitzbürgertums, durch bessere Ausstattung, nicht aber grundsätzlich bessere Erbanlagen

- Verschlechterung der Auslese durch den Fortschritt der Heilkunde.[354]

Auch Adolf Hitler macht sich Darwins Theorien für seine Verfechtung der Eugenik zunutze. In seinem Buch „Mein Kampf" schreibt er: "Die politische Vorbereitung sowohl als die technische Rüstung für den Weltkrieg war nicht deswegen ungenügend, weil etwa zu wenig gebildete Köpfe unser Volk regierten, sondern vielmehr, weil die Regierenden überbildete Menschen waren, vollgestopft von Wissen und Geist, aber bar jedes gesunden Instinkts und ledig jeder Energie und Kühnheit. Es war ein Verhängnis, dass unser Volk seinen Daseinskampf ausfechten musste unter der Reichskanzlerschaft eines philosophierenden Schwächlings ...Bethmann Hollweg ...."[355] „So große Bedeutung im völkischen Staat die Art der körperlichen und geistigen Erziehung

---

[354] Großkopf, Michael, Behinderung im Nationalsozialismus, München, 2007, S. 4.
[355] Hitler, Adolf, Mein Kampf, München, 1938, S. 480-481.

haben wird, ebenso wichtig wird auch die Menschenauslese an sich für ihn sein."[356]

Die aussondernde Erziehung und Unterbringung von Behinderten, Kranken und Randständigen, die auch schon vor 1933 Realität waren, müssen als positive Voraussetzungen für die spätere Sterilisatuions- und Euthanasiekampagne im Dritten Reich gewertet werden.[357][358] 1950 schreibt Pius XII. in seiner Enzyklika „Humani generis", es sei unklug, die Evolutionslehre zu verfechten. Diese Worte wären in Bezug auf Hitlers Eugenik, bei seinem Amtsantritt 1939 wünschenswert gewesen, doch der Papst hält sich bei Aussagen gegen Hitler (siehe Kaptel 2.6.) vollkommen zurück.

Einzelne Theologen haben zwischen der Evolutionstheorie und der katholischen Religion Kompromissversuche unternommen. Beispielsweise kann angenommen werden, dass der Zufall der Evolution durch Gott in seinem Sinne gesteuert wurde, dass Gott lediglich den Körper eines einzelnen, hochevolvierten tierischen Lebewesens nahm, diesem Seinen Geist einhauchte und es damit zu einem Menschen machte, der ursprünglich im Stande der Urstandsgnade war und diese dann im Sündenfall verlor. Die Enzyklika „Humani generis" verbietet solche Annahmen nicht. [359] Johannes Paul II. genügt diese Theorie nicht. In der

---

[356] Ebd., S. 477.

[357] Rudnick, Martin, Behinderte im Nationalsozialismus, Weinheim, Basel,

[358] , Weisenborn, S. 13.

[359]

http://209.85.129.132/search?q=cache:Qymag6dmiY0J:www.wolfganglindema nn.net/html/

theologisches_3.html+im+Stande+der+Urstandsgnade+war+und&cd=1&hl=de& ct=clnk&gl=de.

Enzyklika „Fides et Ratio" von 1998 erklärt er: „Das Geheimnis der Menschwerdung wird immer der Mittelpunkt bleiben, auf den man sich beziehen muss, um das Rätsel vom menschlichen Dasein, der geschaffenen Welt und von Gott selber begreifen zu können." Gemäß dem heutigen Stand der Wissenschaft ist Evolution die Veränderung der vererbbaren Merkmale einer Population von Lebewesen von Generation zu Generation. Diese Merkmale sind in Form von Genen kodiert, die bei der Fortpflanzung kopiert und an den Nachwuchs weitergegeben werden. Durch Mutationen entstehen unterschiedliche Varianten (Allele) dieser Gene, die veränderte oder neue Merkmale hervorrufen können. Diese Varianten sowie Rekombinationen führen zu erblich bedingten Unterschieden (Genetische Variabilität) zwischen Individuen. Evolution findet statt, wenn sich die Häufigkeit dieser Allele in einer Population (die Allelfrequenz) ändert, diese Merkmale in einer Population also seltener oder häufiger werden. Dies geschieht entweder durch natürliche Selektion, also der unterschiedlichen Überlebens- und Reproduktionsrate aufgrund dieser Merkmale, oder zufällig durch Gendrift.[360]

126 Jahre nach Darwins Tod entschuldigt sich die anglikanische Kirche im September 2008 posthum bei Charles Darwin. Der Verfasser des Entschuldigungsschreibens Dr. Reverend Malcolm Brown sagt dazu: „Menschen und Institutionen machen Fehler und Christen und die Kirche sind da keine Ausnahme. Wenn eine neue Idee auftaucht, die die Sicht der Menschen auf die Welt ändert, kann sehr schnell der Gedanke aufkommen, dass jede alte Idee umgestoßen werden könnte und man sich gegen die neue Idee

---

Letzter Zugriff: 27.2.2010.
[360] http://de.wikipedia.org/wiki/Evolution. - Letzter Zugriff: 16.9.2009.

wehren muss. Diesen Fehler hat die Kirche mit Galileos Astronomie begangen (...) und einige Mitglieder der Kirche haben es erneut in den 1860ern mit Charles Darwins Theorie der natürlichen Auslese getan."[361]

Am 16. 9. 2008 ist im Radio Vatikan keine an Darwin gerichtete Entschuldigung zu hören. Der Präsident des Päpstlichen Kulturrates, Erzbischof Gianfranco Ravasi, macht klar, dass sich die katholische Kirche nicht sozusagen postum bei Darwin entschuldigen wird: „Ich möchte bekräftigen, dass die Evolutionstheorie und die Botschaft der Bibel sich nicht von vornherein gegenseitig ausschließen. Darwin ist nie verurteilt worden; „Der Ursprung der Arten" stand nie auf dem Index; vor allem aber gab es auch wichtige Wortmeldungen zur Evolution vom Lehramt selbst. Es wird interessant sein, zu verfolgen, wie auf diesem internationalen Kongress („Biologische Evolution - Fakten und Theorien" im März 2009) die wissenschaftliche und die philosophischtheologische Seite ins Gespräch kommen werden." Natürlich, so Ravasi, sehe das kirchliche Lehramt weiterhin vieles an der Evolutionstheorie kritisch. Darüber müsse man reden. Doch habe schon Papst Pius XII. und zuletzt auch Johannes Paul II. die Stichhaltigkeit vieler Punkte der Evolutionstheorie ausdrücklich bestätigt. „Natürlich stehen wir - der Theologe und der Wissenschaftler - auf zwei verschiedenen Terrains. Aber es ist wichtig, dass die Demarkationslinie zwischen beiden Bereichen keine Chinesische Mauer ist oder ein Eiserner Vorhang, den man mit dem Blick nicht zu durchdringen vermag,

---

[361] Daily Mail, 13. September 2008.

sondern dass der Adel der Unterscheidung gewahrt bleibt."[362] Somit verlautet aus Rom nichts Neues, denn hier finden sich, die in Andeutung bereits in der Enzyklika „humani generis" von 1950 verkündeten Aussagen in bestätigter Form wieder.

Der Vatikan ist sicherlich als konservativ anzusehen, doch kann er nur seine Richtlinienkompetenz für die katholischen Gläubigen, die Andersgläubigen und die Nichtgläubigen bewahren, indem er sich mit den Entwicklungen der Wissenschaft auseinandersetzt. Dazu beschäftigt er seine eigenen Wissenschaftler. Das neueste Fazit zum Thema „Evolutionstheorie" wird kurz und prägnant von SPIEGEL-ONLINE zusammengefasst: "Es gab nie einen Krieg mit Darwin". Evolution ja, Kreationismus nein: Auf der vom Vatikan veranstalteten Konferenz zur Evolution erteilen Theologen fundamentalistischen Evolutionsgegnern eine klare Absage. Der Philosoph Jürgen Mittelstraß erklärt im SPIEGEL-ONLINE-Interview, wieso die Kirche mit Darwin kein Problem hat. SPIEGEL ONLINE: In der Vergangenheit gab es widersprüchliche Aussagen der katholischen Kirche zur Evolution. Hat sie sich nun zur Evolutionslehre neu positioniert? Mittelstraß: Papst Johannes Paul II. sagt, die Evolutionstheorie sei mehr als eine Hypothese. Die katholische Kirche erkennt die Evolution als Fakt an, die Evolutionslehre wird nicht in Frage gestellt. Den Kreationismus hingegen lehnt sie unisono ab.[363] Als Lösungsmöglichkeit wird also

---

362

www.radiovaticana.org/tedesco/tedarchi/2008/september08/ted16.09.08.htm 56k-2009-07-18. - Letzter Zugriff: 27.7.2010.

363   http://www.spiegel.de/wissenschaft/mensch/0,1518,612173,00.html.   Letzter Zugriff: 19.2.2010.

bei dieser Konferenz eine Win-winSituation hergestellt, bei der beide Positionen ihr Gesicht wahren.

Darwin ist mit seinen Aussagen auch als Wegbereiter moderner psychologischer Interpretationen der Religion und ihrer Funktion im menschlichen Leben zu sehen. Er schreibt in seinem Buch „Die Abstammung des Menschen" folgenden kritischen Satz: „Das Gefühl religiöser Erhebung ist sehr kompliziert; es setzt sich zusammen aus Liebe, vollkommener Unterwerfung unter ein erhabenes, geheimnisvolles Etwas, einem starken Abhängigkeitsgefühl, Furcht, Ehrfurcht, Dankbarkeit, Hoffnung auf ein Jenseits und vielleicht noch anderen Elementen. Kein Wesen, dessen intellektuelle und moralische Fähigkeiten nicht mindestens auf einer mäßig hohen Stufe stehen, könnte eine so komplizierte Gemütsregung an sich erfahren."

Welche Konsequenzen sollten also Katholiken als Einzelne und die katholische Kirche als Ganzes ziehen? Die Evolutionstheorie ist zunächst eine naturwissenschaftliche Theorie, die als solche nicht in den Bereich des für Glauben und Sitten eingerichteten Lehramtes fällt. Da jedoch die Kirche die Aufgabe hat, generell für die Wahrheit einzutreten und da die Evolutionstheorie so schwerwiegende philosophische und theologische Konsequenzen hat, derer Argumentation sich die Feinde der Kirche bedienen, um die Autorität der katholischen Religion zu schwächen, ist es ein Muss für die Kirche Christi, sich mit dieser Theorie bzw. Weltanschauung auseinanderzusetzen. Den Gemeinden der katholischen Tradition kommt hierbei eine entscheidende Rolle als ein gesellschaftlicher Rückhalt für Evolutionskritik zu. So geben z. B. 72,3 % der Bevölkerung in Ecuador römisch-katholisch als Glaubensrichtung an. Die katholische Kirche Ecuadors gilt als eine der konservativsten Lateinamerikas. Die Naturführer des Galapagos Nationalparks leben

täglich mit beiden Welten nämlich mit der Kirche und der Evolutionstheorie. Auf die Frage, wie die katholische Kirche und die Evolutionstheorie vereinbar seien, antwortet mir der auf San Cristobal, Galapagos geborene Nature Guide Jorge Guanga am 26. 12. 2009 mit einem einfachen
Satz: "God is responsible for evolution."

3.6 Nationalsozialismus

Warum hat die katholische Kirche nicht gegen die Grausamkeiten des Nationalsozialismus die Stimme erhoben bzw. sich nicht deutlich gegen das Dritte Reich eingesetzt? Was weiß der Papst über Konzentrationslager und Menschenversuche? Welche Position hat der Vatikan gegenüber Hitler eingenommen? Welche Erwägungen waren im Strategiespiel der Diplomatie maßgeblich, um die Position des Papstes zu sichern? Für diese offenen Fragen gilt es Antworten zu finden.

Immer wieder hat Adolf Hitler, der „Führer" der Nationalsozialistischen Deutschen Arbeiterpartei (NSDAP), zur Ausübung von Gewalt gegen gesellschaftliche Gruppen und die staatliche Ordnung aufgerufen. Am 9. März 1925 erteilt ihm die bayerische Landesregierung ein öffentliches Redeverbot. In der folgenden
Zeit schließt sich die Mehrheit der übrigen Reichsländer diesem Erlass an. Von 1927 an wird das Redeverbot für Hitler gelockert und schließlich wieder völlig zurückgezogen. Mittlerweile veröffentlicht Hitler den ersten Band seines Buches „Mein Kampf" am 18. Juli

1925, der zweite Band folgt am 11. Dezember 1926.[364]Statt zu reden schreibt Hiter: „Indem wir uns immer wieder mit anderen Rassen paaren, erheben wir wohl diese aus ihrem bisherigen Kulturniveau auf eine höhere Stufe, sinken aber von unserer eigenen Höhe für ewig herab."[347] „Man halte sich die Verwüstung vor Augen, welche die jüdische Bastardierung jeden Tag an unserem Volke anrichtet, und man bedenke, dass diese Blutvergiftung nur nach Jahrhunderten oder überhaupt nicht mehr aus unserem Volkskörper entfernt werden kann; man bedenke weiter, wie die rassische Zersetzung die letzten arischen Werte unseres deutschen Volkes herunter zieht, ja oft vernichtet, so dass unsere Kraft als kulturtragend Nation ersichtlich mehr und mehr im Rückzug begriffen ist ..."[365] Der Jude war „...immer nur Parasit im Körper anderer Völker." „Das Dasein treibt den Juden zur Lüge, und zwar immerwährend zur Lüge, wie es den Nordländer zur warmen Kleidung zwingt."[366]

Eines der spannendsten Kapitel des Verhältnisses der Kirche zu den Juden ist ein Dekret, das im März 1928 von Papst Pius XI. veröffentlicht wird und in dem zum ersten Mal von Seiten der katholischen Kirche ganz eindeutig der moderne Rassenantisemitismus verurteilt wird. In diesem Dekret heißt es: „Die katholische Kirche hat sich daran gewöhnt, für das jüdische Volk, dem die göttliche Verheißung bis zum Kommen Jesu Christi anvertraut gewesen ist, stets zu beten trotz seiner späteren Verblendung, ja gerade wegen dieser Verblendung. Durch diese

---

[364] http://de.wikipedia.org/wiki/Mein_Kampf. - Letzter Zugriff: 29.10.2009. [347]Hitler, ebd., S. 476.

[365] Hitler,ebd., S. 629.

[366] Hitler, ebd., S. 334-335.

Liebe bewegt hat der Apostolische Stuhl dieses Volk gegen ungerechte Verfolgungen geschützt. Und so, wie er allen Neid und alle Feindschaft unter den Völkern verwirft, so verdammt er umso mehr den Hass gegen das von Gott einst auserwählte Volk, jenen Hass nämlich, den man heutzutage mit dem Namen Antisemitismus zu bezeichnen pflegt." Dieser Satz der Verurteilung des Antisemitismus wird immer dazu verwendet, die katholische Kirche vom Antisemitismus reinzuwaschen: „Wir haben ja schon bereits 1928, lange vor der Machtergreifung Hitlers, eindeutig die Sache verurteilt", so der Tenor.

Was hat den Erlass dieses Dekrets ausgelöst? Eine Gruppe aus über 3.000 Priestern und 278 Erzbischöfen und Bischöfen und 19 Kardinälen hat 1928 den Papst gebeten, er möge sich mit der Karfreitagsfürbitte für die Juden beschäftigen. Er möge die in der katholischen Liturgie vorgeschriebene Fürbitte, die da heißt: „Oremus et pro perfidis Judaeis" („Lasst uns auch beten für die perfiden Juden"), verändern und das schrecklich klingende Wort „perfide Juden" streichen, weil dies nach Antisemitismus riecht. Pius XI. weist den Antrag zurück. Dafür erlässt er aber das Dekret vom März 1928. Die Karfreitagsfürbitte für die Juden bleibt bis 1970 bestehen. [367]

Schon zu Beginn der Verfolgung durch die Nazis erkennen Papst Pius XI. und Kardinal Pacelli, der zukünftige Pius XII., dass die Kirche intervenieren muss, um das Leid der Deutschen Juden zu lindern. In

---

[367] SÜDWESTRUNDFUNK, SWR2 AULA - Manuskriptdienst, Abschrift eines frei gehaltenen Vortrags: Kampf gegen das Böse, Der Vatikan und das Dritte Reich (1), Autor: Prof. Wolf, Redaktion: Ralf Caspary, Sendung: Samstag, 1. November 2008, 8.30 Uhr, SWR 2.

diesem Zusammenhang sind Korrespondenzen mit drei Personen besonders hervorzuheben.

Der gewissenhafte wie zaghafte Cesare Orsegnio wird als Diplomat des Vatikans nach Berlin entsendet. Zu seinen Aufgaben gehört es, über die Geschehnisse im Dritten Reich zu berichten. Am 1. April 1933 rufen die Nationalsozialisten zum Boykott jüdischer Geschäfte auf und erzeugen damit eine Pogromstimmung. Am 4. April 1933 übermittelt Pacelli an Orsegno folgende, vom Papst erlassene Instruktion: „Da es in der Tradition des Heiligen Stuhls liegt, seine universale Mission des Friedens und der Nächstenliebe allen Menschen zukommen zu lassen, egal aus welchen Verhältnissen sie stammen oder welcher Religion sie angehören, indem er - wo nötig - auch seine wohltätigen Ämter einschaltet, beauftragt der Heilige Vater Eure Erlauchte Exzellenz hiermit, zu überprüfen, ob und wie es möglich wäre, sich im beabsichtigten Sinne zu engagieren." Im Telegramm vom 8. April 1933 vermeldet Orsegnio, dass der „antisemitische Kampf" mittlerweile „offiziellen Charakter von Seiten der Regierung" angenommen hat. Mit der für ihn typischen Ängstlichkeit führt er weiterhin aus, dass die Zeit für einen Protest noch nicht reif sei.[368] Der Münchner Erzbischof Kardinal Michael von Faulhaber wendet sich zeitgleich mit einem Brief an Pacelli mit der Frage, warum die deutschen Bischhöfe nicht zugunsten der Juden eingreifen könnten. Die schlichte Antwort lautet: „Ein Eingriff ist unmöglich, weil die Kampagne gegen die Juden andernfalls auch die Katholiken ins Visier nehmen wird." Faulhaber schmerzt besonders das Leid, das man denen zufügt, die vom jüdischen zum christlichen

---

[368] Godman, Peter, Der Vatikan und Hitler, München, 2004, S. 56, 58-59.

Glauben konvertiert sind. Die deutschen Bischhöfe stellen fest, dass sich ihre Autorität in einer schweren Krise befindet.[369]

Edith Stein bittet den damaligen Papst Pius XI., mit einer Enzyklika gegen die Judenverfolgung einzuschreiten. Am 12. April schreibt die Karmeliternonne jüdischer Abstammung an das Kirchenoberhaupt, dass Juden und Christen hoffnungsvoll warten, dass die Kirche ihre Stimme erhebe. Sie schreibt u. a.: „Ist nicht diese Vergötzung der Rasse und der Staatsgewalt, die täglich durch Rundfunk den Massen eingehämmert wird, eine offene Häresie? Ist nicht der Vernichtungskampf gegen das jüdische Blut eine Schmähung der allerheiligsten Menschheit unseres Erlösers ...?"[370] Eine direkte Antwort aus dem Vatikan erhält Edith Stein zwar nicht, aber der Staatssekretär und spätere Papst Pius XII. schreibt ihrem Erzabt Walzer, dass der Brief pflichtgemäß dem Papst vorgelegt worden sei.[371] Auf die Juden geht Pacelli in seinem Schreiben mit keinem Wort ein. Allerdings betet er zu Gott um Schutz für die Kirche und um die Gnade von Tapferkeit und Edelmut.[355]

(Edith Stein wird am 7. August in das Vernichtungslager Auschwitz Birkenau deportiert und am 9. August 1942 in der Gaskammer ermordet. Am 11. Oktober 1998 wird sie von Papst Johannes Paul II. heiliggesprochen.)

Wir schreiben den 14. Juli 1933. Die Reichsregierung hat das Gesetz zur Verhütung erbkranken Nachwuchses beschlossen:

---

[369] Ebenda.

[370] Ebd., S. 60-61.

[371] Neyer,Maria A., OCD: Der Brief Edith Steins an Papst Pius XI., In: Edith Stein Jahrbuch, Würzburg, 2004, S. 18-22. [355]Godman, ebenda.

(1)   Wer erbkrank ist, kann durch chirurgischen Eingriff unfruchtbar gemacht (sterilisiert) werden, wenn nach den Erfahrungen der ärztlichen Wissenschaft mit großer Wahrscheinlichkeit zu erwarten ist, dass seine Nachkommen an schweren körperlichen oder geistigen Erbschäden leiden werden.

(2)   Erbkrank im Sinne dieses Gesetzes ist, wer an einer der folgenden Krankheiten leidet:

- angeborener Schwachsinn

- Schizophrenie

- zirkuläres (manisch-depressives) Irresein

- erbliche Fallsucht

- erblicher Veitstanz (Huntingtonsche Chorea)

- erbliche Blindheit
- erbliche Taubheit

- schwere erbliche körperliche Missbildung.

(3)   Ferner kann unfruchtbar gemacht werden, wer an schwerem Alkoholismus leidet.

Zum einen ist bemerkenswert, dass dabei von Anfang an und ganz offen der strengen Wissenschaftlichkeit, das heißt dem Nachweis der Erblichkeit bei den vom Gesetz angesprochenen Krankheiten und Defekten gar keine sehr große Beachtung geschenkt wird. Wie die beiden Ärzte, der Psychiater E. Rüdin und der

Allgemeinpraktiker A. Gütt, einer der frühesten NS-"Kämpfer" oder etwa einer der nationalsozialistischen Kommentatoren in der Standespresse, Medizinalrat L. Vellguth, im offiziellen Kommentar zum Gesetz betonen, geht es eigentlich nur um die „Wahrscheinlichkeit" der Erblichkeit oder es kommt sogar „in vielen Fällen gar nicht auf die Erblichkeit an". Zum anderen ist von vornherein für die Praktizierung des Gesetzes eine enorme Ausdehnung des Betroffenenkreises weit über die in §1 des Gesetzes definierte Gruppe von Krankheiten und Defekten hinaus intendiert. Nicht nur stärker Kurzsichtige oder Klumpfußträger, sondern auch alle, die das Ziel der Volksschule letztlich nicht erreichten, ja generell all die „Schwächlinge", von denen überdurchschnittliche oder selbst durchschnittliche Leistungen „im Sport, im Leben, im Kriege" nicht zu erwarten sind, werden als „Parasiten" oder „Ballastexistenzen" angesehen, die man meint sterilisieren zu müssen.[372]

Nach Verabschiedung des Gesetzes kontaktiert Pius XI. umgehend Orsegnio in Berlin, der nach einer „geeigneten Abhilfe" suchen soll. Dieser bemüht sich in den katholischen Zeitungen eine Protestkampagne zu organisieren.

Am 20. Juli 1933 (sechs Tage nach Inkrafttreten des Gesetzes zur Verhütung erbkranken Nachwuchses!) wird im Vatikan feierlich das Reichskonkordat von Kardinal Eugenio Pacelli und von Franz von Papen, dem Vizekanzler im Hitlers Kabinett, unterzeichnet. Die Ratifizierung durch das Deutsche Reich erfolgt am 10. September 1933. Das Konkordat ist der zwischen dem Heiligen Stuhl und dem Deutschen Reich geschlossene Staatskirchenvertrag. In ihm ist das

---

[372] Winau, Rolf, Sterilisation, Euthanasie, Selektion, In: Kudlien, Fridolf (Hrsg): Ärzte im Nationalsozialismus, München, 1985, S. 199.

Verhältnis zwischen dem Deutschen Reich und der römisch-katholischen Kirche geregelt. Es wird auch heute noch für die Bundesrepublik Deutschland als gültig betrachtet.
Inhaltlich sind unter anderen folgende Punkte festgelegt:

- Freiheit des Bekenntnisses und der öffentlichen Ausübung der katholischen Religion (Artikel 1)

- Freie Korrespondenz zwischen dem Heiligen Stuhl und allen deutschen Katholiken (Artikel 4)

- Schutz des Beichtgeheimnisses (Artikel 9)

- Katholischer Religionsunterricht ist ordentliches Lehrfach. (Artikel 21)

- Erlaubnis zur kirchlichen Trauung vor der Ziviltrauung in Todesgefahr und „Fällen sittlichen Notstandes" (Artikel 26)

- Garantie der Militärseelsorge, die allerdings exemt ist (Artikel 27)
- Verpflichtung des Klerus, „für das Wohlergehen des Deutschen Reiches und Volkes" zu beten (Artikel 30)

- Keine Mitgliedschaft oder Tätigkeit von Geistlichen und Ordensleuten in politischen Parteien (Artikel 32)

- Das Reich wird für nicht katholische Konfessionen gleichartige Regelungen treffen (Schlussprotokoll zu Artikel 32)[373]

Was ist nun Sinn und Zweck dieses Vertrages und wie wird das Resultat dieses Dokuments von beiden Seiten wahrgenommen? Nach Pacellis Definition sind Konkordate „völkerrechtliche Vereinbarungen, ...die kirchliche Interessen einerseits und die staatliche Interessen andererseits im gerechten Ausgleich so gegeneinander abwägen, ...dass volle Gegenseitigkeit verbürgt ist." Für Hitler verbürgt das Konkordat nichts außer einen Zugewinn an internationalem Prestige. Er frohlockt damit, dass der Vatikan die Rechtmäßigkeit seiner Regierung anerkannt hat und ignoriert von Beginn an den Terminus „Gegenseitigkeit". Schon in der Zeit zwischen Unterzeichnung und Ratifizierung des Vertrags kommt es zu eklatanten Verletzungen des Abkommens.[358]

Am 4. August 1933 wendet sich Kardinal Bertram aus Breslau an den Papst. Er hat erkannt, dass Sterilisation der Enzyklika „Casti connubii" vom 30. Dezember 1930 widerspricht. Der Papst erteilt seinen Bischhöfen Order, den Richtlinien seiner Enzyklika zu folgen, bleibt in seinen Formulierungen jedoch so vage, dass er eine offene Kampagne gegen das Gesetz zur „Unfruchtbarmachung" weder ermutigt noch ausschließt. Er will mit dieser Politik den Konkordatsabschluss nicht gefährden.[374]

---

[373] Kupper, Alfons (Hrsg), Staatliche Akten über die Reichskonkordatsverhandlungen 1933, Mainz, 1967, S. 384-407. [358]Godman, ebd., S. 23.
[374] Ebd., S. 65.

Die Verletzungen des Konkordats bleiben dem Heilige Stuhl zu Zeiten Pius XI. nicht verborgen. Er arbeitet an einer Verurteilung der Irrtümer des Nationalsozialismus in Angelegenheiten von Moral und Lehre. Hitlers „Mein Kampf" wird nie in den Index der verbotenen Bücher aufgenommen. Tatsächlich hat es jedoch einen Fall Hitler in der Inquisition gegeben. Denn nicht weniger als drei Jahre, nämlich von 1934 bis 1937 beschäftigt man sich mit der Ausarbeitung eines Syllabus, also einer Liste aller modernen Zeitirrtümer, die feierlich verdammt werde sollen. Die Sätze, die man zum Thema Rassismus verurteilen will, stammen allesamt aus Hitlers „Mein Kampf". Die Veröffentlichung dieser Liste wird aber „sine die" vertagt.[375] Die Irrtümer sind deutlich in Formulierungen gekleidet, die Adolf Hitler verstehen konnte, wie zum Beispiel: „Die Kirche verurteilt folgende Lehrmeinung als häretisch: Die menschliche Natur ist nicht in allen Menschen essentiell dieselbe. Die Menschheit, die nun die Erde bevölkert, besteht nämlich aus Rassen ..., die untereinander so verschieden sind, dass die niedrigste von den höchsten ebenso weit entfernt ist, wie von der höchsten Art der Tiere, die dem Menschen am nächsten ist ..."

Wäre dieser Urteilsspruch je veröffentlicht worden, so hätte Hitler die geächtete Meinung mit Sicherheit wiedererkannt, denn er selbst hatte sie in seiner „Siegesrede" verkündet, die er am 3. November 1933 vor dem Reichsparteitag der NSDAP gehalten hatte.[376] Erst am 13. April 1938 taucht diese Stellungnahme für den begrenzten Personenkreis der Lehrenden an katholische

---

[375] Wolf, Hubert, Index - Der Vatikan und die verbotenen Bücher, München, 2006, S. 240.

[376] Godman, ebd., S. 17.

Universitäten und Seminaren auf. Pius XI. weist an, Hitlers Einstellung als „lächerliches Dogma" zurückzuweisen.

Wenn auch im selben Monat beschlossen, so ist das Konkordat für die Verfolgten in Deutschland nicht hilfreich und richtet gegen das Gesetz zur „Unfruchtbarmachung" gar nichts aus. Es stabilisiert lediglich die Position der katholischen Kirche, zumindest auf dem Papier. Allein im Jahr 1934 gibt es auf der Basis des neuen Gesetzes mindestens 65.000 Anträge auf Sterilisierung, wovon mindestens 45.000 bis 50.000 positiv entschieden werden. Nach der Beschlussfassung der „Sterilisationsrichter" werden die Betroffenen von der Polizei ins Krankenhaus gebracht. Bei Frauen werden die Tuben gequetscht oder unterbunden, Männer werden vasektomiert. Wer versucht sich dem Zugriff des Staates zu entziehen wird im „Reichskriminalblatt" zur Fahndung ausgeschrieben.[377] 1939 wird die Sterilisierung beschränkt. Man fürchtet jetzt einen zu starken Geburtenrückgang, was jedoch durch die nun einsetzenden Massentötungen der „Euthanasie" konterkariert wird. Schätzungen zufolge beläuft sich die Anzahl der sterilisierten Personen im Dritten Reich auf 200.000 bis 350.000 Personen.[378]

Durch das Gesetz vom 4. Februar 1936 werden im §1, Abs. 1 des Gesetzes zur „Unfruchtbarmachung" die Worte „durch einen chirurgischen Eingriff" gestrichen. Mittels Röntgenstrahlen sollen zwei bis drei der zehn Millionen europäischer Juden ihrer Fruchtbarkeit beraubt werden. Viktor Brack, Mitarbeiter der

---

[377] Maiwald, Stefan; Mischler, Gerd, Sexualität unter dem Hakenkreuz, Hamburg, Wien, 1999, S. 68.

[378] Winau, Rolf, Sterilisation, Euthanasie, Selektion, In: Kudlien, Fridolf (Hrsg): Ärzte im Nationalsozialismus, München, 1985, S. 199.

Kanzlei des Führers, schreibt am 23. Juni 1942 in einem Brief an Himmler, dass „eine Sterilisation, wie sie normaler Weise an Erbkranken durchgeführt wird, ...in diesem Fall nicht in Frage kommt, da sie zu zeitraubend und zu kostspielig ist. Eine Röntgenkastration jedoch ist nicht nur relativ billig, sondern lässt sich bei Tausenden in kürzester Zeit durchführen."[379] 1937 bricht der Kampf zwischen dem Hitler-Regime und der katholischen Kirche doch noch öffentlich aus.

Das Reichsministerium für Volksaufklärung und Propaganda (RMVP) unter der Leitung von Propagandaminister Joseph Goebbels übernimmt im Deutschen Reich in der Zeit des Nationalsozialismus die inhaltliche Lenkung der Presse, Kultur und Massenmedien. Die Kirche soll in den Augen der Gläubigen unglaubwürdig gemacht werden. Folglich ist die Kirche gezwungen, mit regelmäßigen Informationen von kirchlichen Stellen entgegenzuwirken. Durch die Kontrolle des Propagandaministeriums sind aber der Kirche alle gängigen Informationswege verwehrt. Ein päpstliches Rundschreiben kann also nur unter strengster Geheimhaltung verfasst werden. Der Kardinalssekretär Pacelli lädt im Auftrag des Papstes im Januar 1937 drei deutsche Kardinalerzbischöfe und zwei Bischöfe nach Rom ein. Unter ihnen befindet sich auch Erzbischof Kardinal Michael von Faulhaber, der ausersehen ist, den Text dieses Rundschreibens zu verfassen. Für diese Aufgabe scheint er bestens gerüstet denn seit einer persönlichen Zusammenkunft mit Hitler acht Wochen zuvor hat er im Weihnachtshirtenbrief und dann in einem Referat für die Fuldaer Bischofskonferenz die kirchliche Entwicklung der jüngsten Zeit

---

[379] Brack, Viktor, Proposal for the Sterilisation of 2-3 Million Jewish workers, In: Arad Y, Gutman I, Margaliot A (Hrsg): Documents on The Holocaust, London, 1999, S. 273.

sorgfältig analysiert und ohne Beschönigung kommentiert.[380] Der von Faulhaber vorgelegte Entwurf wird später von Pacelli für die Enzyklika „Mit brennender Sorge" überarbeitet und erweitert.

Die Enzyklika trägt das Datum des 14. März 1937. Schon zwei Tage später erhalten alle deutschen Bischöfe ein gedrucktes Exemplar, das ihnen über Kuriere der Nuntiatur überbracht wird. Dieses Rundschreiben wird am 21. März 1937, am Palmsonntag, verlesen. Es sind nur fünf Tage Zeit, um die für ihre Diäzösen benötigten Exemplare herzustellen. Unter größter Geheimhaltung gelingt der Vertrieb von über 300.000 Exemplaren.[366]

Im Laufe des 20. März 1937, eines Samstages, erhält die Gestapo Hinweise auf die bevorstehende Aktion. Der stellvertretende Gestapochef Reinhard Heydrich informiert Hitler persönlich und außerdem noch Goebbels, Göring, Himmler und den Reichsminister für kirchliche Angelegenheiten Hanns Kerrl.

Mitten in der Nacht lässt er folgendes Ergebnis seiner Recherche telegraphisch im ganzen Reich verbreiten: „Heydrich an alle Stapoleit- und Stapostellen, 21.03.1937 um 00.30 Uhr. Der Wortlaut des morgen allgemein zur Verlesung kommenden Rundschreibens des Papstes ist dank ausgezeichneter Arbeit einer SDDienststelle sowie zwei Gestapostellen bereits bekannt. Es enthält hochverräterische Angriffe gegen den national-sozialistischen Staat. Ich ersuche, alle katholischen Kirchen auf die Verlesung hin zu überwachen. Soweit die Kundgebung bereits im Druck

---

Kirche 1935-1939, In: Hampel, Johannes (Hrsg): Der Nationalsozialismus. Friedenspropaganda und Kriegsvorbereitung 1935-1939. Band II. Bayerische Landeszentrale für politische Bildungsarbeit, München, 1993,

---

[380] Immenkötter, Herbert, Höhepunkte des Kirchenkampfes, Die katholische

S. 191.

[366]Stegmeyer, Ulli, Papst Pius' XI. Enzyklika „Mit brennender Sorge" vom 14. März 1937 im Vergleich mit dem Entwurf des Münchener Erzbischofs Kardinal Michael Faulhaber, Hauptseminararbeit, Otto-FriedrichUniversität Bamberg, 1998, S. 1-16.

erschienen ist, sind alle außerhalb der Kirchen und Pfarrhöfe greifbaren Exemplare zu beschlagnahmen. Soweit Personen außerhalb der Kirchen und Pfarrhöfe Druckschriften verteilen und es sich nicht um Geistliche handelt, sind diese sofort zu verhaften. Ihre Entfernung aus der Partei, ihren Gliederungen und angeschlossenen Verbänden, wie DAF, ferner Handwerkskammern und dergleichen ist sofort zu veranlassen. Sie sind sofort zur strafrechtlichen Aburteilung vor Gericht zu überstellen ..."[381] Es kommt jedoch zu keinerlei Beschlagnahmungen. Da man sich nicht auf Machtkämpfe vor und in jeder Kirche einlassen will, werden nur Privatpersonen verhaftet. Die Enzyklika kann am Palmsonntag ohne nennenswerte Störungen vorgetragen werden.

Am 3. April 1937 übernimmt Erzbischof Kardinal Faulhaber die Verantwortung für das Rundschreiben in einem Brief an Herrn Dr. Valentin Mayer, Druckerei Höfling-München. Dieser Brief nützt Dr. Mayer allerdings nicht. Der Druckerei wird das gesamte Vermögen zu Gunsten des Landes Bayern entzogen.[382] Die Kirche hat hier nur einen kleinen und nicht sonderlich nachhaltigen Triumph erzielt. Da der Vatikan befürchtet, dass Hitler, wenn man ihn einmal öffentlich attackiert, das Konkordat annullieren könne, verschwimmen die Inhalte der Enzyklika „Mit brennender Sorge" zu schlichten allgemeinen Anspielungen auf Punkte, die das Heilige Offizium

---

[381] Immenkötter, ebenda.

[382] Hofer, Walther (Hrsg), Der Nationalsozialismus. Dokumente 1933-1945.
   Frankfurt a. M., 1989, S.154.

eigentlich in konkreter Form hatte verbieten wollen. Die berühmte Enzyklika ist alles andere als eine vollständige Zurückweisung des Nationalsozialismus. Sie ist ein Kompromiss zwischen den Sorgen des deutschen Episkopats und den Ängsten in Rom. In seinen letzten Lebensmonaten gibt es Anzeichen dafür, dass Pius XI. eine strengere Haltung gegenüber dem Nationalsozialismus einnimmt. Der Papst weiß, dass Hitler die Kirche hasst und verfolgt. Der Führer ist zwar katholisch getauft, doch vertritt und verordnet Anschauungen, die das Heilige Offizium als häretisch bestimmt hat. Es liegen somit Gründe vor, ihn aus der Gemeinschaft der Gläubigen zu exkommunizieren, doch trotz aller im Vatikan verfügbaren Beweise spricht kein Mitglied diese Möglichkeit an. Solche Zurückhaltungen sind längst Merkmal der vatikanischen Politik als Pius XII. am 2. März 1939 Papst wird. Auch während der Reichsprogromnacht vom 9. auf den 10. November 1938 bleibt der Vatikan stumm.[383]

Papst Pius XI. lässt 1938 die Antirassismus-Enzyklika „Humani Generis Unitas" von dem amerikanischen Jesuiten und Harvardabsolventen John LaFarge erarbeiten, deren Entwürfe inzwischen in einem amerikanischen Archiv aufgetaucht sind. Bis heute weigert sich der Vatikan, diesen Enzyklikaentwurf zu veröffentlichen.[384]

In dieser Enzyklika stehen deutliche Sätze: " 131 Diejenigen, die die Rasse zu Unrecht auf dieses Podest erhoben, haben der Menschheit einen schlechten Dienst erwiesen. Denn sie haben nichts getan, um der Einheit näherzukommen, nach der die Menschheit strebt. Man

---

[383] Godman, ebd., S. 237.

[384] Passelecq, Georges; Suchecky, Bernard, Die unterschlagene Enzyklika, Berlin, 1999, S. 61.

fragt sich natürlich, ob dieses Ziel von vielen Befürwortern einer sogenannten Reinheit der Rasse redlich verfolgt wird oder ob ihre Absicht nicht eher dahin geht, eine raffinierte Parole auszugeben, um die Massen für ganz andere Ziele zu gewinnen. Der Verdacht erhärtet sich, wenn man beobachtet, in welchem Maße Untergruppen derselben Rasse zur selben Zeit von denselben Menschen völlig unterschiedlich beurteilt und behandelt werden. Er wird noch stärker, wenn klar wird, dass der Kampf für die Reinheit der Rasse schließlich einzig zu einem Kampf gegen die Juden wird, einem Kampf, der sich weder in seinen wahren Motiven noch in seinen Methoden - mit Ausnahme seiner systematischen Grausamkeit - von den Verfolgungen unterscheidet, denen die Juden seit der Antike allerorten ausgesetzt waren. Diese Verfolgungen sind vom Heiligen Stuhl bei mehr als einer Gelegenheit verurteilt worden, vor allem wenn sie sich des Christentums als eines Deckmantels bedienten." „

132 Ist die Verfolgung einmal in Gang gekommen, dann werden Millionen von Menschen auf dem Boden ihres eigenen Vaterlandes der elementarsten Bürgerrechte und -privilegien beraubt, man verweigert ihnen den Schutz des Gesetzes gegen Gewalt und Diebstahl, Beleidigung und Schmach harren ihrer, man geht sogar so weit, das Brandmal des Verbrechens Personen aufzudrücken, die das Gesetz ihres Landes bis dahin peinlich genau befolgt haben. Sogar jene, die tapfer für das Vaterland gekämpft haben, werden wie Verräter behandelt; die Kinder derer, die auf dem Schlachtfeld gefallen sind, werden aufgrund der alleinigen Tatsache, wer ihre Eltern sind, für außerhalb des Gesetzes stehend erklärt."[385]

Hier ist von „systematischer Grausamkeit" und „Gewalt" die Rede, was durchaus den Schluss zulässt, dass dem Vatikan sehr wohl

---

[385] Passelecq, ebd., S. 264-265.

bekannt ist, was in Nazi-Deutschland vor sich geht. Die „unterschlagene Enzyklika" nimmt deutlich Stellung, indem sie die Verfolgungen verurteilt. Liest man weiter zu Punkt 136, so wird auch eine Abgrenzung der katholischen Kirche gegenüber dem „unglücklichen" jüdischen Volk deutlich, welches verblendet ist und auch insgesamt „sich selbst ins Unglück stürzte." Der folgende Absatz liest sich wie ein fatalistischer „billiger Kreuzzug" für die Katholische Kirche, bei dem sich der Papst im Kontext mit Hitler nicht die Hände schmutzig machen muss:

„ 136 Andererseits haben die Juden, durch den Traum von weltlichem Gewinn und materiellem Erfolg verblendet, das verloren, wonach sie selbst gesucht hatten. ...Was Israel erstrebt, hat nicht das ganze Volk, sondern nur der erwählte Rest erlangt; die übrigen wurden verstockt (Röm. 9, 7). Vielmehr kam durch ihr Versagen, das heißt durch die Zurückweisung des Messisas durch die Juden, die der Grund für ihren weltlichen und geistlichen Ruin ist, „das Heil zu den Heiden", wie der heilige Paulus sagt (Röm. 9, 11). Darüber hinaus wurde dieses unglückliche Volk, das sich selbst ins Unglück stürzte, dessen verstockte Führer den göttlichen Fluch auf ihre eigenen Häupter herabbeschworen, das, wie es scheint, dazu verurteilt ist, ewig über die Erde zu irren, durch eine geheimnisvolle Vorsehung vor dem völligen Untergang bewahrt und erhielt sich durch die Jahrhunderte bis in unsere Tage hinein. Keine natürliche Erklärung scheint diese unbegrenzt fortdauernde Existenz und diesen unzerstörbaren Zusammenhalt des jüdischen Volkes auf eine befriedigende Weise zu erklären."[386]

Bis heute ist unklar, warum diese Enzyklika nie erschienen ist. Wir wissen nicht, ob der Papst, der die letzten eineinhalb Jahre seines

---

[386] Ebd., S. 267.

Pontifikats schwer krank ist, diese Enzyklika noch gesehen hat. Auch wissen wir nicht, ob sein Kardinalstaatssekretär Pacelli verhindert hat, dass sie publiziert wird, oder ob es schlicht und ergreifend an der Krankheit des Papstes liegt. Pius XI. wird in seinen letzten Lebenstagen wieder der große Gelehrte, der er gewesen ist als langjähriger Präfekt der bedeutendsten Bibliothek Italiens, der Ambrosiana in Mailand. Als jüdische Studenten in Deutschland, Österreich und Italien 1938 aufgrund ihres Jüdischseins von den Universität verwiesen wurden, bittet er in einem eigenhändig geschriebenen Brief die Kardinäle in USA und Kanada flehentlich darum, alles zu tun, damit die Studenten aus allen Fakultäten in den USA und Kanada ihre Studien beenden dürfen. Die Kirche habe eine besondere Verantwortung für sie, weil sie der „razza", der Rasse, angehörten, der auch der Erlöser Jesus Christus seiner menschlichen Natur nach angehörte. Am 10. Februar 1939 verstirbt Pius XI. und Kardinalstaatssekretär Pacelli tritt als neuer Papst Pius XII. sein Amt an. Am 27. November 1940 publiziert das Heilige Offizium einen Dekretsentwurf, der die seit Januar 1940 laufende „Aktion T4" - die vom NS-Regime angeordnete Ermordung Kranker und Behinderter - als „unmenschliches und frevelhaftes Verbrechen" verurteilt. Pius XII. streicht diese vier Worte, da sie ihm, obwohl gerechtfertigt, zu polemisch erscheinen, und nennt die Morde „nicht erlaubt". Sie verstießen gegen das „natürliche und positive göttliche Recht".[387]

Die Informationen zum Holocaust, die Pius XII. erreichen, sind vielfältig. Im Januar 1941 unterrichtet Kardinal Theodor Innitzer den Papst von ersten Deportationen von Wiener Juden. Am 27. Oktober

---

[387] Dekret des Heiligen Offiziums, 2. Dezember 1940; Acta Ap. Sedis, vol. XXXII (1940), S. 553-554.

1941 berichtet der slowakische Nuntius Giuseppe Burzio dem Vatikan, Juden würden systematisch massenhaft erschossen. Am 9. März 1942 telegrafiert er nach Rom, die bevorstehende Deportation von 80.000 slowakischen Juden nach Polen bedeute für die meisten den sicheren Tod.

Am 20. März 1942 autorisiert der Generalinspekteur der Luftwaffe Erhard Milch die Verwendung von Dachauer Häftlingen für Kälteexperimente. Nach der Aussage des tschechischen Pathologen und Dachau-Gefangenen Franz Blaha wurden zwischen 400 und 500 Gefangene als Versuchsobjekte für Experimente mit niedrigem Luftdruck missbraucht. Blaha, der sowohl im Nürnberger Hauptkriegsverbrecherprozess als auch in den Dachauer verfahren aussagt, erklärt, dass viele bei den Experimenten zu Tode gekommen seien. Bei 300 Menschen, die für Kälteexperimente missbraucht wurden, weiß Blaha nur von zwei überlebenden. Schließlich berichtet er noch über andere Experimente, darunter „Leberpunktionen", Phlegmone hervorrufende Injektionen und Experimente zur Aufbereitung von Salz- und Trinkwasser. Auch bei diesen gab es zahlreiche Todesfälle.[388]

Im März 1943 schreibt Bruzio erneut an Pius XII., dass polnische Juden durch Gas oder Maschinengewehre ermordet würden. Der Schweizer Nuntius berichtet im März 1942 von Judendeportationen aus Westeuropa in eigens eingerichtete Vernichtungslager. Am 18. September 1942 notiert Giovanni Battista Montini, der Beauftragte des Papstes für humanitäre Hilfen und künftige Papst Paul VI.: „Die

---

[388] Bryant, Michael, Die US-Amerikanischen Militärprozesse gegen SSPersonal, Ärzte und Kapos der KZ Dachau 1945-1948, In: Eiber, L, Sigel R (Hrsg): »Dachauer Prozesse«. NS-Verbrechen vor amerikanischen Militärgerichten in Dachau 1945-1948. Verfahren, Ergebnisse, Nachwirkungen, Göttingen, 2007, S. 114-115.

Massaker an den Juden erreichen furchterregende Ausmaße und Formen." Am 7. Oktober 1942 schreibt ein polnischer Militärgeistlicher an den Vatikan: „Die Vernichtung der Juden durch Massenerschießungen ist fast total. Man sagt, fast zwei Millionen Juden seien ermordet worden." Francis Osborne schreibt im selben Monat an Maglione: „Eine Politik des Schweigens bezüglich solcher Angriffe gegen das Gewissen der Welt muss zwingend einen Verlust der moralischen Führung und Autorität des Vatikan beinhalten."[389] Die „unterschlagene Enzyklika" liegt noch immer in der Schublade, doch kommt sie auch jetzt nicht zur Veröffentlichung.

Im Dezember 1942 gehen viele dringende Appelle beim Vatikan ein, sich für die Juden Osteuropas einzusetzen. Pius XII. schließt sich nicht der gemeinsamen Erklärung Großbritanniens, der Sowjetunion und der Vereinigten Staaten von Amerika an, die am 17. Dezember die deutsche Politik der Ausrottung der Juden öffentlich verurteilen. Doch er entscheidet sich erstmals persönlich etwas deutlicher Stellung zu beziehen, anstatt über seine Nuntien zu agieren. In seiner Weihnachtsansprache vom 24. Dezember 1942 bekundet er seine Sorge um die „...Hunderttausende, die ohne eigenes Verschulden, bisweilen nur aufgrund ihrer Nationalität oder Rasse dem Tod oder fortschreitender Vernichtung preisgegeben sind ...".[390] Er nennt hier absichtlich weder die Nationalsozialisten noch bestimmte Opfergruppen ausdrücklich. Pater Peter Gumpel erklärt in einem Interview mit der „Kirchlichen Umschau"[391], dass er damals als 19-jähriger sehr wohl die Botschaft verstanden habe.

---

[389] Sergio I. Minerbi (Yad Vashem): PIUS XII.

[390] Discorsi e radiomessaggi di S.S. Pio XII, Bd. 4, Città del Vaticano 1960.

[391] http://www.domus-ecclesiae.de/tractatus/gumpel.html. - Letzter Zugriff: 19.2.2010.

Kurz darauf, im Frühjahr 1943, plant Adolf Hitler Pius XII. mit der „Operation Rabat", aus dem Vatikan entführen zu lassen. Deshalb gibt er dem damaligen SS-General Karl Friedrich Otto Wolff persönlich den Befehl dazu. Pius XII. soll nach Deutschland deportiert und in einem Schloss in Baden-Württemberg festgesetzt werden. Dies geht aus einer beeidigten Zeugenaussage des SS-Generals im Jahre 1972 hervor. Weiter berichtet Karl Wolff, dass Hitler Papst Pius XII. für „anti-nationalsozialistisch" und für einen „Freund der Juden" hielt. Zusätzlich hatte der Führer Angst, der Papst könnte mit den Alliierten kooperieren. Pius XII. sollte dafür bestraft werden, dass er Hunderte von Juden in Klöstern versteckt hatte. Deshalb sah Hitler auch eine „physische Eliminierung" Pius XII. vor, so Wolff. „Ich erhielt von Hitler den persönlichen Befehl, den Papst zu entführen", schreibt Karl Friedrich Otto Wolff in einem Memorandum, das er am 24. März 1972 niederlegt.[392] Doch der SS-General widersetzte sich diesem Befehl. Er zögerte die Entführung hinaus, bis Hitler ihm, im Mai 1944, ein Ultimatum setzte. Daraufhin bemühte sich Karl Wolff um eine Audienz bei Pius XII. Bei diesem Treffen, am 10. Mai 1944, informierte er Pius XII. dann über Hitlers Absichten. An diesem Beispiel ist deutlich zu erkennen, dass Hitler im Papst eine Gefährdung sieht und versucht diese zu „beseitigen".[393] Lässt man die Jahre des Nazi-Deutschland Revue passieren, wird klar, dass besonders Pius XII., der auch schon vor seiner Amtszeit als Papst heftig in die Entscheidungen des Vatikans involviert war, eine große Bürde zu tragen hat. Seine Verurteilung des in den dreißiger Jahren durch die Propaganda des

---

[392] http://www.kreuz.net/article.529.html. - Letzter Zugriff: 19.2.2009.

[393] http://www.referate10.com/referate/noi/Geschichte/papst-pius-xii–ein211519181314.php. - Letzter Zugriff: 21.2.2010.

Nationalsozialismus anwachsenden Antisemitismus in der viel gerühmten Enzyklika „Mit brennender Sorge" ist alles andere als deutlich und energisch. Die mit besonderer Leidenschaft geführte Diskussion über das Schweigen von Papst Pius XII. zum Mord an Millionen Juden ist wegen der nur bis 1939 zugänglichen Akten im Vatikanischen Geheimarchiv noch nicht abgeschlossen. Die diplomatische Neutralität des heiligen Stuhls ist nicht mit Gleichgültigkeit zu verwechseln. Aufgrund jahrelanger Erfahrung als apostolischer Nuntius in Deutschland ist Pius XII. der festen Überzeugung, dass öffentliche Anklagen und Proteste an die Adresse diktatorischer Regierungen nur noch härtere Vergeltungsmaßnahmen hervorrufen und geheime Interventionen unmöglich machen.[394]

Wer darum kämpfen muss, dass die Freiheit zur katholischen Religionsausübung in Deutschland gewahrt wird, hat sicher nicht die Kraft und den Rückhalt, um gegen das „Gesetz zur Verhütung erbkranken Nachwuchses" anzugehen. Laut dem prominenten Vatikan-Theologen Pater Peter Gumpel soll Pius XII. mehrmals versucht haben, Adolf Hitler vom Teufel zu befreien. Diese „Teufelsaustreibungen auf Distanz" seien von zwei engen Mitarbeitern des Papstes unter Eid bezeugt worden. Solche Methoden sprechen von purer Verzweiflung und erscheinen dem Beobachter als Ultima Ratio. Papst Pius XII. soll davon überzeugt gewesen sein, dass Hitler vom Teufel besessen war. Deshalb habe er im engsten Kreise Exorzismus-Rituale durchgeführt, die jedoch erfolglos blieben.[381] Diese Maßnahmen sprechen deutlich gegen eine Sympathie zu Hitler und zeugen davon, dass Pius XII. ein

---

[394] Denzler, Georg; Jöckle, Clemens, Der Vatikan, Germering, 2007, S. 71.
[381] http://www.referate10.com, ebenda.

Gegner des Nationalsozialismus war. Leider besaß er nicht die Kraft und den Mut, Hitler die Stirn zu bieten und wird deshalb mit viel Polemik immer wieder als „Hitlers Papst" bezeichnet.

4 Dokumente des Vatikans / Quellensammlung in Auszügen

Allgemeines: Die Tradition der Enzykliken wird von Papst Benedikt XIV. (1740-1758) begründet. Er veröffentlicht kurz nach seinem Amtsantritt am 3. Dezember 1740 die erste moderne Enzyklika „Ubi primum", zu den Pflichten der Bischöfe und deren Amtsführung.

Das Erste Vatikanische Konzil wird am 8. Dezember 1869 von Papst Pius IX. einberufen. Es verkündet im Sommer 1870 ein Lehrdokument über den katholischen Glauben, den päpstlichen Jurisdiktionsprimat und erhebt die Lehre von der Unfehlbarkeit des Papstes definitiv zum Dogma. In der Sitzungspause beginnt Frankreich einen Krieg gegen Preußen, worauf die italienische Nationalbewegung den Kirchenstaat auflöst. Das Konzil wird nicht wieder aufgenommen und am 20. Oktober 1870 auf eine spätere Zeit vertagt.

Das Zweite Vatikanische Konzil findet vom 11. Oktober 1962 bis zum 8. Dezember 1965 statt. Es wird von Papst Johannes XXIII. mit dem Auftrag zu pastoraler und ökumenischer „Instauratio" (Erneuerung) einberufen. Der Papst weist in der lateinischen Eröffnungsansprache „Gaudet Mater Ecclesia" („Es freut sich die Mutter Kirche") ausdrücklich darauf hin, dass eine gewisse Aktualisierung dogmatischer Sätze im Sinne ihrer Orientierung auf das Verständnis des gegenwärtigen Zeitalters möglich und notwendig sind. Denn das eine ist das ewige Dogma, die bleibende Wahrheit, das andere die Ausdrucksweise der jeweiligen Zeit.

Nach dem Tod Papst Johannes' XXIII. im Jahr 1963 wird das Konzil durch Papst Paul VI. fortgesetzt und 1965 beendet. Es entscheidet zugunsten der Religionsfreiheit in der bürgerlichen Staatsordnung und für einen verstärkten Dialog mit Andersoder Nichtgläubigen.

Der Katechismus der Katholischen Kirche (KKK) wird am 11. Oktober 1992 von Papst Johannes Paul II. angeordnet. Er stellt eine „Darlegung des Glaubens der Kirche und der katholischen Lehre, wie sie von der Heiligen Schrift, der apostolischen Überlieferung und vom Lehramt der Kirche bezeugt oder erleuchtet wird" vor.

4.1 Dokumente zur Lebensführung

4.1.1 Heterosexualität

„3. Das kommt von zahllosen Irrtümern und der Lehre perverser Doktrinen, welche nicht länger heimlich, sondern offen und heftig den katholischen Glauben angreifen."

„7. Wir möchten dass Ihr von einer weiteren heimlichen Gesellschaft wisst, die sich kürzlich organisiert hat um junge Menschen, die im Gymnasium und auf der Hochschule unterrichtet werden zu korrumpieren. Ihr listiger Zweck ist die Einstellung frevelnder Lehrer um die Studenten durch die Lehre unchristlicher Doktrinen auf den Weg von Baal zu führen. Ihr Einfluss ist bereits so überzeugend, dass jegliche Angst vor der Religion verloren gegangen ist, alle moralische Disziplin wurde aufgegeben, die Heiligkeit der echten Doktrin wurde angefochten und die Rechte

der heiligen und der zivilen Mächte wurden mit Füßen getreten."
Pius VIII., Enzyklika: „Traditi humilitati nostrae" mit Syllabus errorum, 24. Mai 1829.

„26. Wenn wir dann das Ende der göttlichen Institution der Ehe betrachten, sollten wir sehr klar sehen, dass Gott sie als besonders fruchtbare Unterstützung zum Wohlergehen für den Einzelnen und das Allgemeinwohl gedacht hat. 27. ...jetzt verbreitet sich der Wunsch die natürlichen und göttlichen Gesetze durch von Menschen gemachte Gesetze zu ersetzen; und demzufolge hat ein allmähliches Erlöschen des vortrefflichen Ideals der Ehe, ...sogar christlichen Ehen die Kraft geraubt da sie durch die Sündigkeit des Menschen geschwächt wurde." *Papst Leo XIII., Enzyklika „Arcanum divinae sapientiae", "über die christliche Ehe",10. Februar 1880.*

Dumas, Alexandre, La question du divorce, 1880.
Index Additus Librorum Prohibitorum, 1880.

„Die drei Güter der Ehe nach Augustinus „sind Güter, um derentwillen die Ehe selbst gut ist: Nachkommenschaft, Treue, Sakrament". Jede Sünde, die in Bezug auf die Nachkommenschaft begangen wird, ist in gewissem Sinne auch eine Sünde gegen die eheliche Treue, da diese beiden Gaben von Gott eingesetzt worden sind ...“
Pius XI., Enzyklika „Casti connubii", 31. Dezember 1930.

Die eheliche Keuschheit
„Damit aber die Treue im vollen Glanz erstrahle, muss auch der vertraute Verkehr der Gatten untereinander das Gepräge der

Keuschheit an sich tragen. Die Eheleute müssen sich also in allem nach den Normen des göttlichen Gesetzes und des Naturgesetzes richten und sich bemühen, den Willen des allweisen und allheiligen Schöpfers immer mit großer Ehrfurcht vor Gottes Werk zu befolgen."
Pius XI., Enzyklika „Casti connubii", 31. Dezember 1930.

Die Hierarchie der Liebe, die notwendige Über- und Unterordnung „In der Familiengemeinschaft, deren festes Gefüge so die Liebe ist, muss dann auch die Ordnung der Liebe, wie es der heilige Augustinus nennt, zur Geltung kommen. Sie besagt die Überordnung des Mannes über Frau und Kinder und die willfährige Unterordnung, den bereitwilligen Gehorsam von Seiten der Frau, wie ihn der Apostel mit den Worten empfiehlt: „Die Frauen sollen ihren Männern untertan sein wie dem Herrn. Denn der Mann ist das Haupt der Frau, wie Christus das Haupt der Kirche ist."" *Pius XI., Enzyklika „Casti connubii", 31. Dezember 1930.*

„Derselbe Schöpfer, der in seiner Güte und Weisheit zur Erhaltung und Vermehrung des Menschengeschlechts sich des Wirkens von Mann und Frau in der ehelichen Vereinigung bedient, hat auch gewollt, dass die Ehegatten bei diesem Tun in Körper und Geist eine Lust und ein Glücksgefühl verspüren. Wenn also die Ehegatten diese Lust suchen und genießen, so tun sie nichts Böses; sie nehmen an, was ihnen der Schöpfer bestimmt hat. Nichtsdestoweniger müssen die Ehegatten auch hier in den Grenzen des rechten Maßhaltens bleiben. Wie beim Genuss von Speisen und Getränken dürfen sie sich auch beim Geschlechtsgenuss nicht

zügellos dem Antrieb der Sinne hingeben. Die rechte Norm ist daher diese: Der Gebrauch der natürlichen Geschlechtsanlage ist sittlich erlaubt nur in der Ehe, im Dienste der Ehe und zweckordnungsgemäß. Daraus folgt, dass das Begehren und der Genuss dieser Lust und ihrer Befriedigung auch nur in der Ehe und bei Beachtung dieser Regel erlaubt sind. So untersteht der Genuss dem Gesetz der Handlung, aus der er sich ableitet, und nicht umgekehrt die Handlung dem Gesetz des Genusses."
Pius XII., Ansprache an Neuvermählte, 29. Oktober 1951.

Beauvoir, Simone, Das andere Geschlecht, 1949.
Index Additus Librorum Prohibitorum, 1956.

Michel, Ernst, Ehe, Die Anthropologie der Geschlechtsgemeinschaft, 3.12.1952.
Index Additus Librorum Prohibitorum, 5. Januar 1954.

„48. Die innige Gemeinschaft des Lebens und der Liebe in der Ehe, vom Schöpfer begründet und mit eigenen Gesetzen geschützt, wird durch den Ehebund, d. h. durch ein unwiderrufliches personales Einverständnis, gestiftet."
„49. Die eheliche Liebe
Diese Liebe wird durch den eigentlichen Vollzug der Ehe in besonderer Weise ausgedrückt und verwirklicht. Jene Akte also, durch die die Eheleute innigst und lauter eins werden, sind von sittlicher Würde; sie bringen, wenn sie human vollzogen werden, jenes gegenseitige Übereignet-Sein zum Ausdruck und vertiefen es, durch das sich die Gatten gegenseitig in Freude und Dankbarkeit reich machen."

„51. Die eheliche Liebe und der Fortbestand des menschlichen Lebens

Das Konzil weiß, dass die Gatten in ihrem Bemühen, das Eheleben harmonisch zu gestalten, oft durch mancherlei Lebensbedingungen der heutigen Zeit eingeengt sind und sich in einer Lage befinden, in der die Zahl der Kinder - mindestens zeitweise - nicht vermehrt werden kann und der Vollzug treuer Liebe und die volle Lebensgemeinschaft nur schwer gewahrt werden können. Wo nämlich das intime eheliche Leben unterlassen wird, kann nicht selten die Treue als Ehegut in Gefahr geraten und das Kind als Ehegut in Mitleidenschaft gezogen werden; denn dann werden die Erziehung der Kinder und auch die tapfere Bereitschaft zu weiteren Kindern gefährdet."

2. Vatikanisches Konzil, pastorale Konstitution „Gaudium et Spes",
7. Dezember 1965.

„9. Ehe und eheliche Liebe sind ihrem Wesen nach auf die Zeugung und Erziehung von Nachkommenschaft ausgerichtet. Kinder sind gewiss die vorzüglichste Gabe für die Ehe und tragen zum Wohl der Eltern selbst sehr bei."

„10. Was zunächst die biologischen Vorgänge angeht, bedeutet verantwortungsbewusste Elternschaft die Kenntnis und die Beachtung der mit ihnen zusammenhängenden Funktionen. So vermag der Mensch in seinen Fortpflanzungskräften die biologischen Gesetze zu entdecken, die zur menschlichen Person gehören. Was dann psychologisch Trieb und Leidenschaft betrifft, so meint verantwortungsbewusste Elternschaft ihre erforderliche Beherrschung durch Vernunft und Willen. Im Hinblick schließlich auf die gesundheitliche, wirtschaftliche, seelische und soziale Situation bedeutet verantwortungsbewusste Elternschaft, dass man entweder, nach klug abwägender Überlegung, sich hochherzig zu einem größeren Kinderreichtum entschließt, oder bei ernsten Gründen und unter Beobachtung des Sittengesetzes zur Entscheidung kommt, zeitweise oder dauernd auf weitere Kinder zu verzichten."

„11. Jene Akte, die eine intime und keusche Vereinigung der Gatten darstellen und die das menschliche Leben weitertragen, sind, wie das letzte Konzil betont hat, „zu achten und zu ehren"; sie bleiben auch sittlich erlaubt bei vorauszusehender Unfruchtbarkeit, wenn deren Ursache keineswegs im Willen der Gatten liegt; denn die Bestimmung dieser Akte, die Verbundenheit der Gatten zum Ausdruck zu bringen und zu bestärken, bleibt bestehen." „13. Man weist ja mit Recht darauf hin, dass ein dem Partner aufgenötigter Verkehr, der weder auf sein Befinden noch auf seine berechtigten Wünsche Rücksicht nimmt, kein wahrer Akt der Liebe ist, dass solche Handlungsweise vielmehr dem widerspricht, was mit Recht die sittliche Ordnung für das Verhältnis der beiden Gatten zueinander verlangt." *Paul VI., „Humanae Vitae", 25. Juli 1968.*

KKK „1652 Durch ihre natürliche Eigenart sind die Ehe als Institution und die eheliche Liebe auf die Zeugung und Erziehung von Nachkommenschaft hingeordnet und finden darin gleichsam ihre Krönung (GS 48,1)."

Sexualität im Plan Gottes
„Als eine in die Gesamtheit der Person eingeschriebene Dimension ist die Sexualität eine „Ausdrucksweise" der Liebe und kann deshalb

nicht als reine Triebhaftigkeit gelebt werden. Sie muss vom Menschen als vernunftbegabtes und freies Lebewesen gelenkt werden. Das heißt jedoch nicht, dass sie nach Belieben manipuliert werden kann. Tatsächlich besitzt sie eine typische physiologische und biologisch Struktur, die die Gemeinsamkeit zwischen Mann und Frau und die Geburt neuer Menschen zum Ziel hat. Diese Struktur und diese unauflösliche Verbindung zu achten bedeutet nicht „Biologismus" oder „Moralismus", sondern Aufmerksamkeit für die Wahrheit des Menschseins, des Personseins. Aufgrund dieser auch im Licht der Vernunft erfassbaren Wahrheit sind die sogenannte „freie Liebe", die Homosexualität und die Empfängnisverhütung moralisch unannehmbar. Denn es handelt sich um Verhaltensweisen, die die tiefe Bedeutung der Sexualität umkehren, indem sie diese daran hindern, der Person, der Gemeinschaft und dem Leben zu dienen." „Im Übrigen ist auch die Botschaft aus der Bibel unmissverständlich: „Gott schuf den Menschen als sein Abbild ...Als Mann und Frau schuf er sie" (Gen 1,27). In dieser Bekräftigung ist die Würde jedes Mannes und jeder Frau in ihrer naturgegebenen Gleichheit, aber auch in ihrer geschlechtlichen Verschiedenheit deutlich ausgedrückt. Sie ist eine Gegebenheit, die die Beschaffenheit des Menschen tief beeinflusst. „Aus dem Geschlecht nämlich ergeben sich die besonderen Merkmale, die die menschliche Person im biologischen, physiologischen und geistigen Bereich als Mann und Frau bestimmen." („Persona humana", Erklärung der Kongregation für

die Glaubenslehre zu einigen Fragender Sexualethik, 1975)."
Johannes Paul II., Ansprache zum Angelus, 26. Juni 1994.[395]

(1) „Die Ehe ist der einzige angemessene Ort für die Zeugung von Kindern. Darum ist die eheliche Liebe im Wesen auch auf Fruchtbarkeit ausgerichtet." (2) „In eurem Gewissen müsst ihr im Angesicht Gottes die Entscheidung über die Zahl eurer Kinder fällen."
Johannes Paul II., Predigt zum Thema Ehe und Familie in Köln, 15. November 1980.[396]

„11. Infolgedessen ist die Sexualität, in welcher sich Mann und Frau durch die den Eheleuten eigenen und vorbehaltenen Akte einander schenken, keineswegs etwas rein Biologisches, sondern betrifft den innersten Kern der menschlichen Person als solcher. Auf wahrhaft menschliche Weise wird sie nur vollzogen, wenn sie in jene Liebe integriert ist, mit der Mann und Frau sich bis zum Tod vorbehaltlos einander verpflichten. Die leibliche Ganzhingabe wäre eine Lüge, wenn sie nicht Zeichen und Frucht personaler Ganzhingabe wäre, welche die ganze Person, auch in ihrer zeitlichen Dimension, mit einschließt. Wenn die Person sich etwas vorbehielte, zum Beispiel die Möglichkeit, in Zukunft anders zu entscheiden, so wäre schon dadurch ihre Hingabe nicht umfassend."
„14. Dem Plan Gottes entsprechend ist die Ehe die Grundlage der größeren Gemeinschaft der Familie, sind doch die Ehe als Institution und die eheliche Liebe auf die Zeugung und Erziehung von Kindern

---

[395] Johannes Paul II., Orientierung für das dritte Jahrtausend, Graz, Wien, Köln, 1998, S. 105-106.
[396] Ebd., S. 107.

hingeordnet und finden darin ihre Krönung." „Die echte eheliche Liebe setzt voraus und fordert, dass der Mann hohe Achtung vor der gleichen Würde der Frau habe: „Du bist nicht ihr Herr", schreibt der heilige Ambrosius, „sondern ihr Mann; sie ist dir nicht zur Sklavin gegeben, sondern zur Gattin ...Erwidere ihre Aufmerksamkeiten gegen dich und sei ihr dankbar für ihre Liebe." Mit seiner Gattin muss der Mann eine „ganz besondere Form personaler Freundschaft" leben. Als Christ ist er sodann berufen, eine neue Haltung der Liebe zu entwickeln und seiner Gattin jene zarte und kraftvolle übernatürliche Liebe zu erweisen, die Christus zu seiner Kirche hat." „...dasselbe geschieht in dem entgegengesetzten Fall der erdrückenden Anwesenheit des Vaters, vor allem da, wo noch das Phänomen des „macismo" besteht, der Anmaßung männlicher Vorrechte, die die Frau erniedrigen und die Entwicklung gesunder Familienbeziehungen verhindern."

Johannes Paul II., Apostolisches Schreiben „Familiaris Consortio", 22. November 1981.

„Es werden nämlich in steigendem Maß Techniken für die menschliche Zeugung oder die Inanspruchnahme von „Leihmüttern" zum Austragen des Kindes und andere Verfahren, die ernste Probleme einer ethischen Ordnung aufwerfen eingesetzt. Unter anderen schwerwiegenden Faktoren, mit denen solche Praktiken belastet sind, sei z. B. nur erwähnt, dass das menschliche Wesen des Rechtes beraubt wird, aus einem Akt wahrer Liebe und unter normalen biologischen Vorgängen ins Leben zu treten, und so ist es von Anfang an von Problemen psychologischer, juridischer und sozialer Art gezeichnet, die es sein ganzes Leben hindurch begleiten werden."

Johannes Paul II., Ansprache zum Angelus in Castel Gandolfo,

31. Juli 1994.[397]

Künstliche Befruchtung
„Es wäre falsch zu glauben, dass die Möglichkeit, auf dieses Mittel [die künstliche Befruchtung] zurückzugreifen, die Ehe zwischen Personen gültig machen könnte, die unfähig sind, sie zu schließen aufgrund des „impedimentum impotentiae"."
Pius XII., Ansprache an die Teilnehmer des IV. Internationalen Kongresses katholischer Ärzte, 29. September 1949.

4.1.2 Homosexualität

Diese Instruktion ist nicht öffentlich nachlesbar. *Kardinal Merry del Val unter Papst Pius XI., Instriktion: „Crimen sollicitationis", 1922.*

Wortlaut: Außer im Zusammenhang mit dem Sakrament der Buße erhebt das kanonische Recht keine rechtliche Verpflichtung - wenn auch eine moralische existieren könnte - die Geistlichen schuldig der Beteiligung an einem (versuchten) homosexueller Akt zu denunzieren, aber das in „Crimen sollicitationis" beschriebene Verfahren soll auch bei solchen Vorwürfen befolgt werden. Und jede schwere Sünde, externer obszöner Akt mit vorpubertären Kinder beiderlei Geschlechts oder mit Tieren durch einen Geistlichen versucht oder ausgeübt, hat strafrechtliche Folgen, gleichwertig mit einem tatsächlichen oder versuchten homosexuellen Akt.

---

[397] Ebd., S. 117.

Kardinal Alfredo Ottaviani unter Papst Johannes XXIII., Instruktion: „Crimen sollicitationis", überarbeitete Version, 1962.[398]

„8. Im Gegensatz zur beständigen Lehre des kirchlichen Lehramtes und des sittlichen Empfindens des christlichen Volkes haben heute einige unter Berufung auf Beobachtungen psychologischer Natur damit begonnen, homosexuelle Beziehungen mit Nachsicht zu beurteilen, ja sie sogar völlig zu entschuldigen." „Sie unterscheiden - was übrigens nicht ohne Begründung zu geschehen scheint - zwischen Homosexuellen, deren Neigung sich von einer falschen Erziehung, von mangelnder sexueller Reife, von angenommenen Gewohnheiten, von schlechten Beispielen oder anderen ähnlichen Ursachen herleitet und eine Übergangserscheinung darstellt oder wenigstens nicht unheilbar ist, und Homosexuellen, die durch eine Art angeborenen Trieb oder durch eine pathologische Veranlagung, die als unheilbar betrachtet wird, für immer solche sind." ... „Was nun die letzteren Personen betrifft, kommen einige zu dem Schluss, dass ihre Neigung derart natürlich ist, dass sie für sie als Rechtfertigungsgrund für ihre homosexuellen Beziehungen in einer eheähnlichen aufrichtigen Lebens- und Liebesgemeinschaft angesehen werden muss, falls sie sich nicht imstande fühlen, ein Leben in Einsamkeit zu ertragen." „Sicher muss man sich bei der seelsorglichen Betreuung dieser homosexuellen Menschen mit Verständnis annehmen und sie in der Hoffnung bestärken, ihre persönlichen Schwierigkeiten und ihre soziale Absonderung zu überwinden. Ihre Schuldhaftigkeit wird mit Klugheit beurteilt werden. Es kann aber keine pastorale Methode

---

[398] http://en.wikipedia.org/wiki/Crimen_sollicitationis_%28document%29.
- Letzter Zugriff 19.2.2010.

angewandt werden, die diese Personen moralisch deswegen rechtfertigen würde, weil ihre Handlungen als mit ihrer persönlichen Verfassung übereinstimmend erachtet würden. Nach der objektiven sittlichen Ordnung sind homosexuelle Beziehungen Handlungen, die ihrer wesentlichen und unerlässlichen Zuordnung beraubt sind. Sie werden als die traurige Folge einer Verleugnung Gottes dargestellt. Dieses Urteil der Heiligen Schrift erlaubt zwar nicht den Schluss, dass alle, die an dieser Anomalie leiden, persönlich dafür verantwortlich sind, bezeugt aber, dass die homosexuellen Handlungen in sich nicht in Ordnung sind und keinesfalls in irgendeiner Weise gutgeheißen werden können." *Pius VI., Erklärung der Kongregation für die Glaubenslehre zu einigen Fragen der Sexualethik, „Persona Humana", 25. Dezember 1975.*

„6. ...Der menschliche Leib behält zwar seine „bräutliche Bedeutung", die aber nun durch die Sünde verdunkelt ist. So setzt sich die der Sünde zuzuschreibende Entartung fort in der Geschichte von den Männern von Sodom (vgl. Gen 19, 1-11). Das moralische Urteil, das hier gegen homosexuelle Beziehungen gefällt wird, kann keinem Zweifel unterliegen."

„9. ...Obgleich die Praxis der Homosexualität Leben und Wohlfahrt einer großen Anzahl von Menschen ernsthaft bedroht, lassen die Verteidiger dieser Tendenz von ihrem Tun nicht ab und weigern sich, das Ausmaß des eingeschlossenen Risikos in Betracht zu ziehen .... Wenn ...homosexuelles Tun folglich als gut akzeptiert wird oder wenn eine staatliche Gesetzgebung eingeführt wird, welche ein Verhalten schützt, für das niemand ein irgendwie geartetes Recht in Anspruch nehmen kann, dann sollten weder die Kirche noch die Gesellschaft als ganze überrascht sein, wenn andere verkehrte

Vorstellungen und Praktiken an Boden gewinnen sowie irrationale und gewaltsame Verhaltensweisen zunehmen."

Kardinal Ratzinger, Schreiben der Kongregation für die Glaubenslehre an die Bischöfe der katholischen Kirche über die Seelsorge für homosexuelle Personen, 1. Oktober 1986.[399]

KKK „2357 Homosexuell sind Beziehungen von Männern oder Frauen, die sich in geschlechtlicher Hinsicht ausschließlich oder vorwiegend zu Menschen gleichen Geschlechtes hingezogen fühlen. Homosexualität tritt in verschiedenen Zeiten und Kulturen in sehr wechselhaften Formen auf. Ihre psychische Entstehung ist noch weitgehend ungeklärt. Gestützt auf die Heilige Schrift, die sie als schlimme Abirrung bezeichnet [Vgl. Gen 19, 1-29; Röm 1,24-27; 1 Kor 6,10; 1 Tim 1,10.], hat die kirchliche Überlieferung stets erklärt, „dass die homosexuellen Handlungen in sich nicht in Ordnung sind" (CDF, Erkl. „Persona humana". Sie verstoßen gegen das natürliche Gesetz, denn die Weitergabe des Lebens bleibt beim Geschlechtsakt ausgeschlossen. Sie entspringen nicht einer wahren affektiven und geschlechtlichen Ergänzungsbedürftigkeit. Sie sind in keinem Fall zu billigen."

KKK „2358 Eine nicht geringe Anzahl von Männern und Frauen sind homosexuell veranlagt. Sie haben diese Veranlagung nicht selbst gewählt; für die meisten von ihnen stellt sie eine Prüfung dar. Ihnen ist mit Achtung, Mitleid und Takt zu begegnen. Man hüte sich, sie in irgend einer Weise ungerecht zurückzusetzen. Auch diese Menschen sind berufen, in ihrem Leben den Willen Gottes zu erfüllen und, wenn sie Christen sind, die Schwierigkeiten, die ihnen

---

[399] http://www.huk.org/texte/vatikan86.htm. - Letzter Zugriff: 19.2.2010.

aus ihrer Veranlagung erwachsen können, mit dem Kreuzesopfer des Herrn zu vereinen."

KKK „2359 Homosexuelle Menschen sind zur Keuschheit gerufen. Durch die Tugenden der Selbstbeherrschung, die zur inneren Freiheit erziehen, können und sollen sie sich - vielleicht auch mit Hilfe einer selbstlosen Freundschaft - durch das Gebet und die sakramentale Gnade Schritt um Schritt, aber entschieden der christlichen Vollkommenheit annähern."

„Homosexuelle Beziehungen werden „in der Heiligen Schrift als schwere Verirrungen verurteilt ...(vgl. Röm 1,24-27; 1 Kor 6,10; 1 Tim 1,10). Dieses Urteil der Heiligen Schrift erlaubt zwar nicht den Schluss, dass alle, die an dieser Anomalie leiden, persönlich dafür verantwortlich sind, bezeugt aber, dass die homosexuellen Handlungen in sich nicht in Ordnung sind." Dieses moralische Urteil, das man bei vielen kirchlichen Schriftstellern der ersten Jahrhunderte findet, wurde von der katholischen Tradition einmütig angenommen. Nach der Lehre der Kirche ist den Männern und Frauen mit homosexuellen Tendenzen „mit Achtung, Mitleid und Takt zu begegnen. Man hüte sich, sie in irgendeiner Weise ungerecht zurückzusetzen." Diese Personen sind wie die anderen Christen gerufen, ein keusches Leben zu führen. Aber die homosexuelle Neigung ist „objektiv ungeordnet" und homosexuelle Praktiken gehören „zu den Sünden, die schwer gegen die Keuschheit verstoßen"."

Joseph Cardinal Ratzinger, Präfekt, Erwägungen zu den Entwürfen einer rechtlichen Anerkennung der Lebensgemeinschaften zwischen homosexuelle Personen, 3. Juni 2003.

„11. Nach der Lehre der Kirche kann die Achtung gegenüber homosexuellen Personen in keiner Weise zur Billigung des homosexuellen Verhaltens oder zur rechtlichen Anerkennung der homosexuellen Lebensgemeinschaften führen. Das Gemeinwohl verlangt, dass die Gesetze die eheliche Gemeinschaft als Fundament der Familie, der Grundzelle der Gesellschaft, anerkennen, fördern und schützen. Die rechtliche Anerkennung homosexueller Lebensgemeinschaften oder deren Gleichsetzung mit der Ehe würde bedeuten, nicht nur ein abwegiges Verhalten zu billigen und zu einem Modell in der gegenwärtigen Gesellschaft zu machen, sondern auch grundlegende Werte zu verdunkeln, die zum gemeinsamen Erbe der Menschheit gehören. Die Kirche kann nicht anders, als diese Werte zu verteidigen, für das Wohl der Menschen und der ganzen Gesellschaft."

Joseph Cardinal Ratzinger, Präfekt, Erwägungen zu den Entwürfen einer rechtlichen Anerkennung der Lebensgemeinschaften zwischen homosexuelle Personen, 3. Juni 2003.

„Der Schutz der Heiligkeit der Sakramente, insbesondere der Allerheiligsten Eucharistie und der Buße, sowie die Sorge um die Einhaltung des sechsten Gebotes des Dekalogs durch die zur Nachfolge des Herrn Berufenen erfordern, dass die Kirche in der Ausrichtung auf das Heil der Seelen, „das in ihr [der Kirche] immer das oberste Gesetz sein muß" (Codex Iuris Canonici, can. 1752), aus ihrer pastoralen Sorge heraus einschreitet, um den Gefahren eines Verstoßes dagegen vorzubeugen."

Johannes Paul II., Apost. Schreiben „Sacramentorum sanctitiatis tutela", 30. April 2001.[400]

4.1.3 Masturbation

Seelsorge und Masturbation

„9. Sehr oft wird heute auch die überlieferte katholische Lehre, wonach die Masturbation einen schweren Verstoß gegen die sittliche Ordnung darstellt, in Zweifel gezogen oder ausdrücklich geleugnet. Man behauptet, Psychologie und Soziologie erbringen den Beweis dafür, dass es sich dabei, vor allem bei heranwachsenden Jugendlichen, um eine normale Erscheinungsform geschlechtlicher Entwicklung handelt.

Eine tatsächliche und schwere Schuld würde nur dann vorliegen, wenn der Handelnde mit freiem Willen einer in sich abgekapselten Selbstbefriedigung („Ipsation") nachgeben würde, da in diesem Fall die Handlung von ihrem Wesen her der liebenden Vereinigung zweier Personen verschiedenen Geschlechts entgegengesetzt wäre, die nach manchen Autoren das eigentliche Ziel beim Gebrauch der Geschlechtskraft ist.

Diese Auffassung widerspricht der Lehre und pastoralen Praxis der katholischen Kirche. Was auch immer der Wert gewisser Argumente biologischer oder philosophischer Natur sein mag, deren sich die Theologen mitunter bedient haben, Tatsache ist, dass sowohl das kirchliche Lehramt in seiner langen und stets gleichbleibenden

---

[400] http://www.internetpfarre.de/blog/archives/239-KIRCHENRECHT-DOKUMENTE-SEXUELLER-MISSBRAUCH-KRITIK-ANROEMISCHER-GEHEIMHALTUNG-IST-VERFEHLT.html. - Letzter Zugriff: 27.7.2010.

Überlieferung als auch das sittliche Empfinden der Gläubigen niemals gezögert haben, die Masturbation als eine zumindest schwere ordnungswidrige Handlung zu brandmarken. Der eigentliche Grund für diese Beurteilung ist, dass der freigewollte Gebrauch der Geschlechtskraft, aus welchem Motiv er auch immer geschieht, außerhalb der normalen ehelichen Beziehungen seiner Zielsetzung wesentlich widerspricht; denn es fehlt ihm die von der sittlichen Ordnung geforderte geschlechtliche Beziehung, jene nämlich, die „den vollen Sinn gegenseitiger Hingabe als auch den einer wirklich humanen Zeugung in wirklicher Liebe" realisiert. Nur für diese reguläre geschlechtliche Beziehung ist jede freigewollte Ausübung der Geschlechtlichkeit vorbehalten. Auch wenn es nicht möglich ist, eindeutig zu belegen, dass die Heilige Schrift diese Sünde als solche ausdrücklich verwirft, hat es doch die kirchliche Überlieferung richtig verstanden, dass diese immer dann im Neuen Testament verurteilt wird, wenn von der „Unreinheit", von der „Schamlosigkeit" und von anderen Lastern gegen die Keuschheit und Enthaltsamkeit die Rede ist." *Paul VI., Erklärung der Kongregation für die Glaubenslehre zu einigen Fragender Sexualethik, „Persona Humana", 29. Dezember 1975.*

„Aus denselben Gründen bleibt auch der sog. „einfache Fall" also ein homologes FIVET-Verfahren [401] , das von jeder kompromittierenden Verbindung mit der Abtreibungspraxis, der Zerstörung von Embryonen und der Masturbation frei wäre eine moralisch unerlaubte Technik, weil sie die menschliche Fortpflanzung der ihr eigenen und naturgemäßen Würde beraubt."

---

[401] Fertilisation In Vitro mit Embryo Transfer

Joseph Kardinal Ratzinger, unter Papst Johannes Paul II., Instruktion: „Donum vitae", 22. Februar 1987.

KKK „2352 Masturbation ist die absichtliche Erregung der Geschlechtsorgane, mit dem Ziel, geschlechtliche Lust hervorzurufen. „Tatsache ist, dass sowohl das kirchliche Lehramt in seiner langen und stets gleich bleibenden Überlieferung als auch das sittliche Empfinden der Gläubigen niemals gezögert haben, die Masturbation als eine in sich schwere ordnungswidrige Handlung zu brandmarken ", weil „der frei gewollte Gebrauch der Geschlechtskraft, aus welchem Motiv er auch immer geschieht, außerhalb der normalen ehelichen Beziehungen seiner Zielsetzung wesentlich widerspricht". Der um ihrer selbst willen gesuchten geschlechtlichen Lust fehlt „die von der sittlichen Ordnung geforderte geschlechtliche Beziehung, jene nämlich, die den vollen Sinn gegenseitiger Hingabe als auch den einer wirklich humanen Zeugung in wirklicher Liebe realisiert" (CDF, Erkl. „Persona humana"). Um ein ausgewogenes Urteil über die sittliche Verantwortung jener, die sich hierin verfehlen, zu bilden und um die Seelsorge danach auszurichten, soll man affektive Unreife, die Macht eingefleischter Gewohnheiten, Angstzustände und weitere psychische oder gesellschaftliche Faktoren berücksichtigen, welche die moralische Schuld vermindern oder sogar aufheben."

4.1.4 Sodomie

Wortlaut: Außer im Zusammenhang mit dem Sakrament der Buße erhebt das kanonische Recht keine rechtliche Verpflichtung wenn auch eine moralische existieren könnte - die Geistlichen schuldig der Beteiligung an einem (versuchten) homosexueller Akt zu denunzieren, aber das in „Crimen sollicitationis" beschriebene Verfahren soll auch bei solchen Vorwürfen befolgt werden. Und jede schwere Sünde, jeder externer obszöner Akt mit vorpubertären Kindern beiderlei Geschlechts oder mit Tieren durch einen Geistlichen versucht oder ausgeübt, hat strafrechtliche Folgen, gleichwertig mit einem tatsächlichen oder versuchten homosexuellen Akt.

*Kardinal Alfredo Ottaviani, Instruktion: „Crimen sollicitationis",
1962.*[402]

KKK „1867 Die katechetische Tradition erinnert auch daran, dass es himmelschreiende Sünden gibt. Zum Himmel schreien das Blut Abels [Vgl. Gen 4,10], die Sünde der Sodomiten [Vgl. Gen 18,20; 19,13], die laute Klage des in Ägypten unterdrückten Volkes [Vgl. Ex 3.7-10], die Klage der Fremden, der Witwen und Waisen [Vgl. Ex 22, 20-22] und der den Arbeitern vorenthaltene
Lohn [Vgl. Dtn 24,14-15; Jak 5,4]."

---

[402] http://en.wikipedia.org/wiki/Crimen_sollicitationis_%28document%29.
- Letzter Zugriff 19.2.2010.

4.1.5 Prostitution

„Never will there be grief enough over the corruption of morals so extensively increasing and promoted by irreligious and obscene writings, theatrical spectacles and meretricious houses established almost everywhere; ...".
Papst Pius IX., Enzyklika „Quanto conficiamur moeroe" über die Gleichgültigkeit und die Veröffentlichung falscher Lehren, 10. August 1863.

„24. Leider widerspricht der christlichen Botschaft von der Würde der Frau jene beharrliche Einstellung, die den Menschen nicht als Person, sondern als Sache betrachtet, als Objekt, das zu kaufen und zu verkaufen ist - im Dienst egoistischen Interesses und bloßen Vergnügens: das erste Opfer dieser Einstellung ist die Frau. Bittere Früchte solcher Mentalität sind die Herabwürdigung von Mann und Frau, die Sklaverei, die Unterdrückung der Schwachen, die Pornographie, die Prostitution - vor allem in ihrer organisierten Form - und alle Arten von Diskriminierung, zum Beispiel im Bereich der Erziehung, des Berufs und des Arbeitslohns."
Johannes Paul II., Apostolisches Schreiben"Familiaris Consorto", 22. November 1981.

KKK „2355 Prostitution verletzt die Würde der Person, die sich prostituiert und sich dadurch zum bloßen Lustobjekt anderer herabwürdigt. Wer sie in Anspruch nimmt, sündigt schwer gegen sich selbst: er bricht mit der Keuschheit, zu der ihn seine Taufe verpflichtet hat, und befleckt seinen Leib, den Tempel des Heiligen Geistes [Vgl. 1 Kor 6,15-20.]. Prostitution ist eine Geißel der Gesellschaft. Sie betrifft für gewöhnlich Frauen, aber auch Männer, Kinder oder Jugendliche (in den beiden letzteren Fällen kommt zur

Sünde noch ein Ärgernis hinzu). Es ist immer schwer sündhaft, sich der Prostitution hinzugeben; Notlagen, Erpressung und durch die Gesellschaft ausgeübter Druck können die Anrechenbarkeit der Verfehlung mindern."

„3. ...was immer die menschliche Würde angreift, wie unmenschliche Lebensbedingungen, willkürliche Verhaftung, Verschleppung, Sklaverei, Prostitution, Mädchenhandel und Handel mit Jugendlichen, ...all diese und andere ähnliche Taten sind an sich schon eine Schande; sie sind eine Zersetzung der menschlichen Kultur, entwürdigen weit mehr jene, die das Unrecht tun, als jene, die es erleiden. Zugleich sind sie in höchstem Maße ein Widerspruch gegen die Ehre des Schöpfers."
Johannes Paul II., Enzyklika: „Evangelium vitae", 25. März 1995.[9]

4.1.6 Zölibat

„Ich wünschte, ihr wäret ohne Sorgen. Der Unverheiratete sorgt sich um die Sache des Herrn; er will dem Herrn gefallen. Der Verheiratete sorgt sich um die Dinge der Welt; er will seiner Frau gefallen. So ist er geteilt. Die unverheiratete Frau aber und die Jungfrau sorgen sich um die Sache des Herrn, um heilig zu sein

---

[9]http://www.vatican.va/edocs/DEU0073/__P3.HTM. - Letzter Zugriff: 3.3.2010.

an Leib und Geist. Die Verheiratete sorgt sich um die Dinge der Welt; sie will ihrem Mann gefallen. Das sage ich zu eurem Nutzen: nicht um euch eine Fessel anzulegen, vielmehr, damit ihr in rechter Weise und ungestört immer dem Herrn dienen könnt." *Bibel: 1. Korinther 7, 3235.*

Theiner, Johann Anton; Theiner Augustin. Die Einführung der erzwungenen Ehelosigkeit bei den christlichen Geistlichen und ihre Folgen. Ein Beitrag zur Kirchengeschichte.
Index Additus Librorum Prohibitorum, 1829.

„8. Die Erschlaffung des Glaubens an das Göttliche rührt indes nicht immer von der Hoffart her, auf deren Schäden Wir oben hingedeutet haben; es trägt dazu auch die Verderbnis der Herzen bei. Denn wenn gewöhnlich eine vorzüglichere, sittliche Haltung einem größerem Maß geistiger Regsamkeit entspricht, und gerade die sittliche Erfahrung der Heiden beobachtete, was die göttliche Weisheit zum voraus angedroht hat, dass nämlich die Lüste des Fleisches den Geist abstumpfen, so muss die fleischliche Lust um so mehr das Licht des Glaubens auf dem Gebiete der göttlichen Dinge verfinstern und es zuletzt nach gerechter Ahndung Gottes gänzlich auslöschen. Heute brennt die Gier nach dieser Lust unersättlich und ergreift, einer ansteckenden Krankheit gleich, alle schon in den ersten, zarten Jahren. Doch auch gegen dieses schreckliche Übel haben wir in dem göttlichen Sakramente des Altars ein vortreffliches Heilmittel. Allen voraus stärkt es die
Liebe und bändigt dadurch die niederen Begierden. ...“ *Leo XIII., Enzyklika „Mirae caritatis", 28. Mai 1902.*

„47. Innig verbunden mit der Frömmigkeit, von der sie ihren Bestand und ihren Glanz erhalten muss, ist die Keuschheit, der andere leuchtende Edelstein des katholischen Priestertums. Zu ihrer vollkommenen und allseitigen Beobachtung sind die Kleriker der höheren Weihen in der Lateinischen Kirche unter so schwerer Verpflichtung gehalten, dass die Verletzung dieser Verpflichtung ein Sakrileg sein würde. Wenn auch ein derartiges Gesetzt die

Kleriker der Orientalischen Kirchen nicht in seiner ganzen Strenge verpflichtet, so steht doch auch bei ihnen der kirchliche Zölibat in Ehren und ist in bestimmten Fällen, zumal für die höchsten Grade der Hierarchie, eine notwendige und verpflichtende Forderung."
„51. Die höchste Angemessenheit des Zölibats und des Gesetzes, das ihn den Dienern des Altares zur Pflicht macht, wird schließlich auch durch die Erhabenheit selbst oder nach einem Ausdruck des hl. Epiphanius durch die „unglaubliche Ehre und Würde" des christlichen Priestertums, die schon von Uns ausgeführt ist, erweisen."
Pius XI., Enzyklika „Ad catholici sacerdotii", 20. Dezember 1935.

„Schon die alten Römer hatten das Geziemende eines solchen Verhaltens erkannt. Eines ihrer Gesetze, das folgenden Wortlaut hat: „Man soll keusch zu den Göttern hintreten," wurde vom größten ihrer Redner angeführt."
Pius XI., Cicero Zitat, 1936.[403]

„22. Damit die Diener des Heiligtums diese geistige Freiheit des Leibes und der Seele erlangen und nicht in irdische Geschäfte verstrickt seien, verlangt die lateinische Kirche von ihnen, dass sie freiwillig und gern der Verpflichtung vollkommener Keuschheit folgen."
„33. Vor allem ist es zweifellos ein Abweichen vom allgemeinen gesunden Denken der rechtschaffenen Menschen, das die Kirche immer in Ehren hielt, wenn man den natürlichen Geschlechtstrieb als die zentrale und beherrschende Neigung des Menschenganzen

---

[403] http://www.vigi-sectes.org/catholicisme/pflichtzoelibat.html. Letzter Zugriff: 11.8.2010.

betrachtet und daraus den Schluss zieht, der Mensch könne nicht sein ganzes Leben lang diesen Trieb beherrschen ohne schwere Gefahr, Lebenselemente seines Körpers und besonders die Nerven in Unordnung zu bringen und damit das Gleichgewicht der menschlichen Person zu schädigen."

„49. Die Jungfräulichkeit ist nämlich eine schwierige Tugend. Um sie zu üben, ist nicht nur der feste und ausdrückliche Vorsatz notwendig, ganz und für immer auf die rechtmäßigen Freuden der Ehe zu verzichten, sondern auch über die widerstrebenden körperlichen und seelischen Regungen ständig zu wachen, sie in mühevollem Ringen zu zähmen und zu beschwichtigen, die Lockungen der Welt zu fliehen und die Angriffe des bösen Feindes zurückzuschlagen."

Pius XII., Enzyklika „Sacra virginitas", 25. März 1954.

„Papst Johannes XXIII., Ansprache an die Römische Synode, 26. Januar 1960; cfr. AAS (52), 1960, S. 226: „Vor allem betrübt es Uns, dass ...manche irrtümlich wähnen, die Katholische Kirche habe vor oder halte es für angebracht, das Gesetz des kirchlichen Zölibats abzuschaffen, das Jahrhunderte hindurch der herrliche und strahlende Schmuck des Priestertums war und ist. Das Gesetz des Zölibats und die Sorge um seine treue Beobachtung erinnern immer wieder an die denkwürdigen und berühmten Auseinandersetzungen jener Zeiten, in denen die Kirche Gottes hart zu kämpfen hatte und einen dreifachen Sieg davontrug; denn es ist das Kennzeichen für den Sieg der Kirche Christi, alle Kräfte aufzubieten, um frei, rein und katholisch zu sein. (Vgl. Sacerdotalis coelibatus Nr. 37, Fn. 76.)

10. Die Alumnen, die gemäß den heiligen und festen Gesetzen ihres eigenen Ritus die verehrungswürdige Tradition des priesterlichen Zölibats auf sich nehmen, sollen mit großer Sorgfalt auf diesen Stand hin erzogen werden: sie verzichten darin um des Himmelreiches willen (vgl. Mt 19,12) auf die eheliche Gemeinschaft, hangen dem Herrn mit ungeteilter Liebe an, ... Auf die Gefahren, die ihrer Keuschheit besonders in der gegenwärtigen Gesellschaft drohen, sollen sie hingewiesen werden. Sie müssen lernen, sich durch geeignete göttliche und menschliche Hilfsmittel zu schützen und den Verzicht auf die Ehe so in ihr Dasein zu integrieren, dass sie in ihrem Leben und in ihrer Wirksamkeit vom Zölibat her nicht nur keinen Schaden nehmen, vielmehr eine vollkommenere Herrschaft über Leib und Seele und eine höhere menschliche Reife gewinnen und die Seligkeit des Evangeliums tiefer erfahren."

2. Vatikanisches Konzil, Dekret über die Ausbildung der Priester, „Optatam totius", 28. Oktober 1965.

„16. Die Kirche hat die vollkommene und ständige Enthaltsamkeit um des Himmelreiches willen, die von Christus dem Herrn empfohlen, in allen Jahrhunderten bis heute von nicht wenigen Gläubigen gern angenommen und lobenswert geübt worden ist, besonders im Hinblick auf das priesterliche Leben immer hoch eingeschätzt. Ist sie doch ein Zeichen und zugleich ein Antrieb der Hirtenliebe und ein besonderer Quell geistlicher Fruchtbarkeit in der Welt. Zwar ist sie nicht vom Wesen des Priestertums selbst gefordert, wie die Praxis der frühesten Kirche und die Tradition der Ostkirchen zeigt, wo es neben solchen, die aus gnadenhafter Berufung zusammen mit allen Bischöfen das ehelose Leben erwählen, auch hochverdiente Priester im Ehestand gibt. Wenn diese Heilige Synode dennoch den kirchlichen Zölibat empfiehlt, will sie in keiner Weise jene andere Ordnung ändern, die in den Ostkirchen rechtmäßig Geltung hat; vielmehr ermahnt sie voll Liebe diejenigen, die als Verheiratete das Priestertum empfingen, sie möchten in ihrer heiligen Berufung ausharren und weiterhin mit ganzer Hingabe ihr Leben für die ihnen anvertraute Herde einsetzen.

Der Zölibat ist jedoch in vielfacher Hinsicht dem Priestertum angemessen. Die priesterliche Sendung ist nämlich gänzlich dem Dienst an der neuen Menschheit geweiht, die Christus, der Überwinder des Todes, durch seinen Geist in der Welt erweckt, die ihren Ursprung „nicht aus dem Blut, nicht aus dem Wollen des Fleisches noch aus dem Wollen des Mannes, sondern aus Gott" (Joh 1,13) hat. Durch die Jungfräulichkeit und die Ehelosigkeit um des Himmelreiches willen werden die Priester in neuer und vorzüglicher Weise Christus geweiht; sie hangen ihm leichter ungeteilten Herzens an, schenken sich freier in ihm und durch ihn dem Dienst für Gott und die Menschen, dienen ungehinderter seinem Reich und dem Werk der Wiedergeburt aus Gott und werden so noch mehr befähigt, die Vaterschaft in Christus tiefer zu verstehen.

Auf diese Weise bezeugen sie also vor den Menschen, dass sie sich in ungeteilter Hingabe der ihnen anvertrauten Aufgabe widmen wollen, nämlich die Gläubigen einem Mann zu vermählen und sie als keusche Jungfrau Christus zuzuführen; so weisen sie auf jenen geheimnisvollen Ehebund hin, der von Gott begründet ist und im anderen Leben ins volle Licht treten wird, in welchem die Kirche Christus zum einzigen Bräutigam hat. Darüber hinaus sind sie ein lebendiges Zeichen der zukünftigen, schon jetzt in Glaube und Liebe anwesenden Welt, in der die Auferstandenen weder freien noch gefreit werden."

2. Vatikanisches Konzil, Dekret über Dienst und Leben der Priester, „Presbyterorum ordinis", 7. Dezember 1965.

„77. Mit ängstlicher Sorgfalt auf die Ganzhingabe an Christus bedacht, soll sich der Priester vor Gefühlserregungen hüten, die einen Zustand auslösen, der vom Geist nicht mehr genügend erleuchtet und geleitet wird; und er soll solche wirklich gefährliche Neigungen des Herzens nicht unter dem Vorwand geistlicher und seelsorglicher Verpflichtungen rechtfertigen."

„78. Das Priestertum fordert die intensive Pflege einer echten und aufrichtigen Frömmigkeit; aus ihrer Kraft sollen die Diener des Heiligtums im Geiste leben und im Geiste wandeln; es fordert eine wahrhaft mannhafte innere und äußere Askese, wie sie denen ziemt, die auf besondere Weise Christus dienen und in ihm und um seinetwillen „ihr Fleisch mit seinen Leidenschaften und Begierden gekreuzigt haben"; so sollen sie mutig einen harten und langwierigen Kampf auf sich nehmen. Hat er ihn bestanden, dann kann der Diener Christi der Welt klarer die Früchte des Geistes aufweisen, nämlich „Liebe, Freude, Friede, Geduld, Freundlichkeit, Güte, Langmut, Milde, Treue, Mäßigung, Enthaltsamkeit und Keuschheit"."

Papst Paul VI., Enzyklika „Sacerdotalis Coelibatus", 24. Juni 1967.

„29. Unter den evangelischen Räten, schreibt das Konzil, „ragt die kostbar göttliche Gnadengabe hervor, die der Vater einigen gibt, die Jungfräulichkeit oder der Zölibat, in dem man sich leichter ungeteilten Herzens Gott allein hingibt. Diese vollkommene Enthaltsamkeit um des Himmelreiches willen wurde von der Kirche immer besonders in Ehren gehalten als Zeichen und Antrieb für die Liebe und als eine besondere Quelle geistlicher Fruchtbarkeit in der Welt" (76). In der Jungfräulichkeit und im Zölibat bewahrt die Keuschheit ihren ursprünglichen Sinngehalt: Die menschliche Geschlechtlichkeit wird dabei als authentischer Ausdruck der Ziele und als wertvoller Dienst an interpersonaler Gemeinschaft und Hingabe gelebt. Dieser Sinngehalt ist in der Jungfräulichkeit voll bewahrt; diese verwirklicht gerade auch im Verzicht auf die Ehe die „bräutliche Bedeutung" des Leibes durch eine persönliche Bindung und Hingabe an Jesus Christus und seine Kirche, die die im Jenseits zu erwartende vollkommene und endgültige Gemeinschaft und Hingabe ankündigen und vorwegnehmen: „In der Jungfräulichkeit steht der Mensch auch leiblich in der Erwartung der eschatologischen Hochzeit Christi mit der Kirche; er schenkt sich ganz der Kirche und hofft, dass Christus sich der Kirche schenken wird in der vollen Wahrheit des ewigen Lebens.

In diesem Licht lassen sich die Beweggründe für die Entscheidung leichter verstehen und beurteilen, die die Kirche des Abendlandes vor Jahrhunderten getroffen und an der sie festgehalten hat trotz aller Schwierigkeiten und der Einsprüche, die im Laufe der Zeit dagegen erhoben wurden, nämlich die Priesterweihe nur Männern zu erteilen, die den Beweis erbringen, dass sie von Gott zur Gabe der Keuschheit in der Lebensform der bedingungslosen und dauerhaften Ehelosigkeit berufen sind.

Die Synodenväter haben ihre Gedanken dazu klar und nachdrücklich in einer wichtigen Vorlage zum Ausdruck gebracht, die es verdient, vollständig und wörtlich wiedergegeben zu werden: Während die in den Ostkirchen geltende Disziplin beibehalten wird, erinnert die

Synode in der festen Überzeugung, dass die vollkommene Keuschheit im priesterlichen Zölibat ein Charisma ist, die Priester daran, dass die Keuschheit ein unschätzbares Geschenk Gottes für die Kirche und einen prophetischen Wert für die heutige Welt darstellt. Diese Synode billigt und bekräftigt von neuem und mit Nachdruck alles, was die lateinische Kirche und einige östliche Riten fordern, nämlich dass die priesterliche Würde nur solchen Männern übertragen wird, die von Gott das Geschenk der Berufung zur Keuschheit in der Ehelosigkeit empfangen haben (ohne Vorurteil gegen die Tradition einiger orientalischer Kirchen und gegen die Sonderfälle zum Katholizismus konvertierter verheirateter Geistlicher; für diese Fälle sind in der Enzyklika Pauls VI. über den priesterlichen Zölibat, Nr. 42, Ausnahmen vorgesehen). Die Synode will bei niemandem den geringsten Zweifel an der festen Entschlossenheit der Kirche aufkommen lassen, an dem Gesetz festzuhalten, das den zur Priesterweihe nach dem lateinischen Ritus ausersehenen Kandidaten den frei gewählten ständigen Zölibat auferlegt. Die Synode drängt darauf, dass der Zölibat in seinem vollen biblischen, theologischen und spirituellen Reichtum dargestellt und erläutert wird, nämlich als kostbares Geschenk Gottes an seine Kirche und als Zeichen des Reiches, das nicht von dieser Welt ist, Zeichen der Liebe Gottes zu dieser Welt sowie der ungeteilten Liebe des Priesters zu Gott und zum Volk Gottes, sodass der Zölibat als positive Bereicherung des Priestertums angesehen werden kann.

Besonders wichtig ist es, dass der Priester die theologische Begründung des kirchlichen Zölibatsgesetzes erfasst. Als Gesetz drückt es noch vor dem Willen des einzelnen, der durch dessen Verfügbarkeit zum Ausdruck gebracht wird, den Willen der Kirche aus. Aber der Wille der Kirche findet seine letzte Begründung in dem

Band, das den Zölibat mit der heiligen Weihe verbindet, die den Priester Jesus Christus, dem Haupt und Bräutigam der Kirche, gleichgestaltet. Die Kirche als Braut Jesu Christi will vom Priester mit der Vollständigkeit und Ausschließlichkeit geliebt werden, mit der Jesus Christus, das Haupt und der Bräutigam, sie geliebt hat. Der priesterliche Zölibat ist also Selbsthingabe in und mit Christus an seine Kirche und Ausdruck des priesterlichen Dienstes an der Kirche in und mit dem Herrn. Für ein angemessenes geistliches Leben des Priesters darf der Zölibat nicht als ein isoliertes oder rein negatives Element, sondern immer als Aspekt einer positiven, ganz spezifischen und charakteristischen Lebensorientierung angesehen und gelebt werden: Er verlässt Vater und Mutter und folgt Jesus, dem Guten Hirten, in eine apostolische Gemeinschaft, um dem Volk Gottes zu dienen. Der Zölibat muss also als unschätzbares Geschenk Gottes, als „Antrieb der Hirtenliebe" als einzigartige Teilnahme an Gottes Vaterschaft und an der Fruchtbarkeit der Kirche und als Zeugnis vor der Welt für das eschatologische Reich in freier und von Liebe getragener Entscheidung angenommen und unablässig erneuert werden. Um sämtliche moralischen, pastoralen und spirituellen Erfordernisse des priesterlichen Zölibats zu leben, braucht es unbedingt das demütige und vertrauensvolle Gebet, wie uns das Konzil lehrt: je mehr in der heutigen Welt viele Menschen ein Leben in vollkommener Enthaltsamkeit für unmöglich halten, um so demütiger und beharrlicher werden die Priester und mit ihnen die ganze Kirche die Gabe der Beständigkeit und Treue erflehen, die denen niemals verweigert wird, die um sie bitten. Zugleich werden sie alle übernatürlichen und natürlichen Hilfen anwenden, die jedem zur Verfügung stehen". Auch wird das Gebet, in Verbindung mit den Sakramenten der Kirche und asketischem Eifer, in schwierigen Situationen Hoffnung, bei Verfehlungen

Vergebung und dort, wo es gilt, sich neu auf den Weg zu machen, Vertrauen und Mut einflößen." *Johannes Paul II., Nachsynodales Apostolisches Schreiben „Pastores dabo vobis", 25. März 1992.*

KKK „1579 Mit Ausnahme der ständigen Diakone werden alle geweihten Amtsträger der lateinischen Kirche normalerweise aus den gläubigen Männern gewählt, die zölibatär leben und den Willen haben, den Zölibat „um des Himmelreiches willen" (Mt 19,12) beizubehalten. Dazu berufen, sich ungeteilt dem Herrn und seiner „Sache" zu widmen [Vgl. 1. Kor 7,32], geben sie sich ganz Gott und den Menschen hin. Der Zölibat ist ein Zeichen des neuen Lebens, zu dessen Dienst der Diener der Kirche geweiht wird; mit freudigem Herzen auf sich genommen, kündigt er strahlend das Reich Gottes an [Vgl. PO 16]."

KKK „1580 In den Ostkirchen gilt seit Jahrhunderten eine andere Ordnung: Während die Bischöfe ausschließlich unter Unverheirateten ausgewählt werden, können verheiratete Männer zu Diakonen und Priestern geweiht werden. Diese Praxis wird schon seit langem als rechtmäßig erachtet; diese Priester üben im Schoß ihrer Gemeinden ein fruchtbares Dienstamt aus [Vgl. PO16]. Übrigens steht der Priesterzölibat in den Ostkirchen sehr in Ehren, und zahlreiche Priester haben ihn um des Gottesreiches willen freiwillig gewählt. Im Osten wie im Westen kann, wer das Sakrament der Weihe empfangen hat, nicht mehr heiraten."

KKK „1599 In der lateinischen Kirche wird die Weihe zum Presbyterat normalerweise nur solchen Kandidaten gespendet, die bereit sind, freiwillig den Zölibat auf sich zu nehmen und die öffentlich ihren Willen bekunden, an ihm festzuhalten aus Liebe zum Reich Gottes und um den Menschen zu dienen."

4.1.7 Geistig-seelische Führung

„3. Das kommt von zahllosen Irrtümern und der Lehre perverser Doktrinen, welche nicht länger heimlich, sondern offen und heftig den katholischen Glauben angreifen."

„7. Wir möchten, dass Ihr von einer weiteren heimlichen Gesellschaft wisst, die sich kürzlich organisiert hat, um junge Menschen, die im Gymnasium und auf der Hochschule unterrichtet werden, zu korrumpieren. Ihr listiger Zweck ist die Einstellung frevelnder Lehrer um die Studenten durch die Lehre unchristlicher Doktrinen auf den Weg von Baal zu führen. Ihr Einfluss ist bereits so überzeugend, dass jegliche Angst vor der Religion verloren gegangen ist, alle moralische Disziplin wurde aufgegeben, die Heiligkeit der echten Doktrin wurde angefochten und die Rechte der heiligen und der zivilen Mächte wurden mit Füßen getreten."

Pius VIII., 24. Mai 1829, Enzyklika: „Traditi humilitati nostrae", Syllabus errorum.

„Die Gewissensfreiheit nennt er eine „irrige Meinung", „Wahnsinn" und „seuchenartigen Irrtum". Er verdammt die Freiheitsbewegung als einen „Wahnwitz der Geistesfreiheit" und prangert die „schrankenlosen Denk- und Redefreiheit" sowie der „Erneuerungssucht" an. Alle diese Irrungen stünden im Widerspruch zu den Forderungen Gottes und der Kirche." *Gregor XVI., Enzyklika: „Mirari Vos", 15. August 1832.*

„3. Moreover, Venerable Brethren, many of you have sent letters to Our Predecessor and to Us begging, with repeated insistence and redoubled enthusiasm, that We define as a dogma of the Catholic Church that the most blessed Virgin Mary was conceived immaculate and free in every way of all taint of original sin."
Pius IX., Enzyklika: „Ubi primum", 2. Februar 1849.[11]

„Die Lehre, dass die allerseligste Jungfrau Maria im ersten Augenblick ihrer auf Grund einer besonderen Gnade und Auszeichnung von Seiten des allmächtigen Gottes im Hinblick auf die Verdienste Jesu Christi, des Erlösers der ganzen Menschheit, von jedem Makel der Erbsünde bewahrt blieb, ist von Gott geoffenbart und muss deshalb von allen Gläubigen fest und unabänderlich geglaubt werden. Wenn also jemand, was Gott verhüten wolle, anders, als von Uns entschieden ist, im Herzen zu denken wagt, der soll wissen und wohl bedenken, dass er sich selbst das Urteil gesprochen hat, dass er im Glauben Schiffbruch erlitten hat und von der Einheit der Kirche abgefallen ist." *Pius IX., Dogmatische Bulle, „Ineffabilis Deus", 8. Dezember*

---

[11] http://www.papalencyclicals.net/Pius09/p9ubipr2.htm. - Letzter Zugriff: 7.5.2010.
1854.

„Diesem Streben stellt sich nun aber sofort die Macht der ungezähmten Begierlichkeit entgegen, die ja auch die Hauptquelle der Sünden gegen die heiligen Ehegesetze ist. Und da sich der Mensch seine Leidenschaften nicht gefügig machen kann, wenn er sich nicht erst selbst Gott fügt, so wird nach der von Gott gewollten

Ordnung zunächst für das letztere Sorge zu tragen sein. Denn es ist ein festes Gesetz: Wer sich Gott unterwirft, erfährt mit Freuden, wie auch ihm mit Hilfe der göttlichen Gnade seine Leidenschaften unterwürfig werden. Wer sich aber gegen Gott empört, muss die traurige Erfahrung machen, dass der Sturm der Leidenschaften den Krieg in seinem eigenen Inneren entfacht. Wenn du deinem Herrn nicht gehorchst, wirst du von deinem Sklaven tyrannisiert werden. Sehr richtig und ganz im christlichen Sinne handeln also jene Seelenhirten, die die Ehegatten, damit sie in der Ehe nicht von Gottes Gesetz abweichen, in erster Linie zu den religiösen Übungen anhalten: dass sie sich ganz Gott weihen, beharrlich um seine Hilfe flehen, die heiligen Sakramente häufig empfangen, immer und in allem bereitwillige
Hingabe an Gott pflegen und wahren."
Pius XI., Enzyklika „Casti connubii", 31. Dezember 1930.

„Bezeichnend ist, das Paulus, wenn er von den „Werken des Fleisches" spricht (vgl. Gal 5, 11-21), nicht nur „Unzucht, Unsittlichkeit, ausschweifendes Leben ...Trink- und Essgelage" aufzählt - also all das, was nach einem objektiven Verständnis den Charakter der „fleischlichen Sünden" und des mit dem Fleisch verbundenen sinnlichen Genusses besitzt, ..."
Johannes Paul II., Ansprache bei der Generalaudienz, 7. Januar 1981.[404]

„62. Man darf nie vergessen, dass das Gebet wesenhafter Bestandteil eines ganz und aus der Mitte gelebten Christseins ist, ja

---

[404] Johannes Paul II., ebd. S. 155-156.

zu unserem Menschsein gehört; es ist „der erste Ausdruck der inneren Wahrheit des Menschen, die erste Bedingung der echten Freiheit des Geistes".“
Johannes Paul II., Apostolisches Schreiben „Familiaris Consortio",
22. November 1981.

Der Kampf zwischen Fleisch und Geist
„Der Mensch, der „nach dem Fleische" lebt, ist ein Mensch, der nur für das, was von der „Welt" kommt, ansprechbar ist: der Sinnesmensch, der Mensch der dreifachen Begierde"
(des Fleisches, der Augenlust, der Hoffart (Eitelkeit, Hochmut)).[405]
Zugleich lässt uns dieses Begehren erkennen, dass im Inneren des Menschen das Leben „nach dem Fleisch" im Widerstreit steht zum „Leben nach dem Geist" und dass dieses Leben „nach dem Geist" im gegenwärtigen Zustand des Menschen angesichts seiner ererbten Sündhaftigkeit ständig der Schwäche und Unzulänglichkeit des Fleisches ausgesetzt ist, dem er häufig nachgibt, wenn er nicht innerlich stark gemacht wird für das „was der Geist will".“ *Johannes Paul II., Ansprache bei der Generalaudienz, 17.Dezember 1981.*[406]

KKK „1783 Das Gewissen muss geformt und das sittliche Urteil erhellt werden. Ein gut gebildetes Gewissen urteilt richtig und wahrhaftig. Es folgt bei seinen Urteilen der Vernunft und richtet sich nach dem wahren Gut, das durch die Weisheit des Schöpfers

---

[405] Egger, Monika; Meier, Livia; Wißmiller, Katja (Hrsg.) WoMan in Church: Kirche und Amt im Kontext der Geschlechterfrage, Münster, Hamburg, Berlin, 2006, S. 81.
[406] Johannes Paul II., Orientierung für das dritte Jahrtausend, Graz, Wien, Köln, 1998, S. 155.

gewollt ist. Für uns Menschen, die schlechten Einflüssen unterworfen und stets versucht sind, dem eigenen Urteil den Vorzug zu geben und die Lehren der kirchlichen Autorität zurückzuweisen, ist die Gewissenserziehung unerlässlich."

KKK „1784 Die Erziehung des Gewissens ist eine lebenslange Aufgabe. Schon in den ersten Jahren leitet sie das Kind dazu an, das durch das Gewissen wahrgenommene innere Gesetz zu erkennen und zu erfüllen. Eine umsichtige Erziehung regt zu tugendhaftem Verhalten an. Sie bewahrt oder befreit vor Furcht, Selbstsucht und Stolz, falschen Schuldgefühlen und Regungen der Selbstgefälligkeit, die durch menschliche Schwäche und Fehlerhaftigkeit entstehen können. Gewissenserziehung gewährleistet die Freiheit und führt zum Frieden des Herzens."

Gebet

Der Rosenkranz lehrt uns gut beten.

„Ein Hauptgrund, der uns Mariens freigiebige Güte um so sicherer erhoffen lässt, liegt in der besonderen Art und Weise des Rosenkranzgebetes. Es ist zum rechten Beten wie geschaffen. So vieles zieht den betenden Menschen, der der Schwachheit verhaftet bleibt, von Gott ab und bringt alle seine guten Vorsätze zu Fall. Aber gerade auch von dieser Seite her offenbart sich die Wirkung des Rosenkranzgebetes. Man überdenke einmal bei sich selbst, wie sehr dabei der Geist in Zucht genommen wird, um die Trägheit unseres Denkens zu überwinden, und wie dabei jener heilsame Schmerz über begangene Fehler entflammt wird, der unser Herz zum Himmel emporhebt. Wir brauchen nicht mehr eigens hervorzuheben, dass der Rosenkranz aus zwei Teilen besteht, die trotz aller Verschiedenheit miteinander verknüpft sind, nämlich aus der Betrachtung der Geheimnisse und aus der Verrichtung des mündlichen Gebetes. Eine Gebetsart dergestalt nimmt besonders wirksam die Aufmerksamkeit des Menschen in Besitz und lenkt den Geist nicht nur irgendwie zu

Gott hin, sondern lässt ihn in der Erwägung und Betrachtung der Heilstatsachen ruhen, damit er daraus eine Belehrung und Besserung des Lebens und einen Ansporn zu tieferer Frömmigkeit schöpft. Diese Heilstatsachen stellen ja die Zusammenfassung unseres christlichen Glaubens dar; sie sind daher das Größte und Bewunderungswürdigste, was es gibt. Das Licht und die Kraft, die sie ausstrahlen, haben Wahrheit, Gerechtigkeit und Frieden hervorgebracht und auf Erden eine völlige Neugestaltung hervorgerufen, die von erfreulichen Erfolgen begleitet war. Noch eine andere Tatsache steht damit in Verbindung: Die so sehr wichtigen Heilstatsachen werden den Betern in einer Weise vor Augen geführt, die auch der geistigen Fassungskraft der Ungebildeten entspricht und angemessen erscheint. Der Rosenkranz ist ja so beschaffen, dass die Hauptwahrheiten unseres Glaubens nicht in Form einer Lehre uns zur Betrachtung dargeboten werden, sondern diese Tatsachen werden uns buchstäblich vor Augen gezeigt und lebendig dargestellt. In dieser Verbindung mit den bestimmten Orten, Personen und zeitlichen Geschehnissen fesseln diese Heilstaten unsere Gedanken in viel stärkerem Maße und führen uns zu einer viel nützlicheren Ausbeute. Weil wir schon von frühester Jugend an darin eingeführt wurden, ist es selbstverständlich, dass der fromme und eifrige Beter schon beim Aussprechen der einzelnen Heilswahrheiten sie geistig mit liebendem Herzen durchdringt. Er braucht nicht unnötig seine Phantasie anzustrengen und wird sich durch Mariens Güte vom Tau der himmlischen Gnade erfüllen lassen. Noch einen anderen Vorzug weist der Rosenkranz auf, der Maria besonders gnädig stimmt und dem Gebet reiche Belohnung verspricht. Wenn wir andächtig und fromm die dreifache Reihenfolge der Geheimnisse wiederholen, bezeigen wir dadurch umso mehr unsere dankbare und liebende Gesinnung gegen Maria. Wir zeigen dadurch offen, dass wir uns niemals genug an jene Wohltaten erinnern können, wodurch sie selbst mit so unsagbarer Liebe für unser Heil Sorge trägt. Muss durch eine so häufige und liebende Weise in ihr nicht die Erinnerung an die Heilstatsachen ebenfalls wachgerufen werden? Muss ihre in Heiligkeit erstrahlende Seele da nicht von unsagbarer neuer Wonne erfüllt werden, muss das Gefühl mütterlicher Sorge und Güte nicht aufs Neue in ihr geweckt werden? Aber auch auf uns wird die ständige Wiederholung und die stets wiederkehrende Erinnerung eine Rückwirkung nicht verfehlen, weil dadurch unser Gebet umso stürmischer und entflammter wird und gleichsam eine beschwörende Kraft erhält. Jedes Geheimnis enthält schon an und für sich so viele eindringliche Beweisgründe, denen die Allerseligste Jungfrau sich niemals verschließen kann. Darum fliehen wir zu dir, heilige Gottesgebärerin; verschmähe uns arme Evaskinder nicht! Wir bitten dich, die Vermittlerin unseres Heiles, die ebenso mächtig wie gütig ist. Inständig rufen wir zu dir bei der Süßigkeit all deiner Freuden, die dir aus Jesus, deinem Sohn, zugeflossen sind, durch die Anteilnahme an seinen unsagbaren Schmerzen, durch die Herrlichkeit seiner Glorie, die dich überströmt. Wohlan, höre und erhöre gnädig uns Unwürdige!" *Leo XIII., Epistula Enzyklika "Jucunda semper", 1894.*

Ernste Folgen der Methoden einer künstlichen Geburtenregelung „17. Verständige Menschen können sich noch besser von der Wahrheit der kirchlichen Lehre überzeugen, wenn sie ihr

Augenmerk auf die Folgen der Methoden der künstlichen Geburtenregelung richten. Man sollte vor allem bedenken, wie bei solcher Handlungsweise sich ein breiter und leichter Weg einerseits zur ehelichen Untreue, anderseits zur allgemeinen Aufweichung der sittlichen Zucht auftun könnte. Man braucht nicht viel Erfahrung, um zu wissen, wie schwach der Mensch ist, und um zu begreifen, dass der Mensch - besonders der Jugendliche, der gegenüber seiner Triebwelt so verwundbar ist - anspornender Hilfe bedarf, um das Sittengesetz zu beobachten, und dass es unverantwortlich wäre, wenn man ihm die Verletzung des Gesetzes selbst erleichterte. Auch muss man wohl befürchten: Männer, die sich an empfängnisverhütende Mittel gewöhnt haben, könnten die Ehrfurcht vor der Frau verlieren, und, ohne auf ihr körperliches Wohl und seelisches Gleichgewicht Rücksicht zu nehmen, sie zum bloßen Werkzeug ihrer Triebbefriedigung erniedrigen und nicht mehr als Partnerin ansehen, der man Achtung und Liebe schuldet."
Paul VI., Enzyklika „Humanae Vitae", 25. Juli 1968.

KKK „379 Diese ganze Harmonie der Urgerechtigkeit, die der Plan Gottes für den Menschen vorgesehen hatte, ging durch die Sünde unserer Stammeltern verloren."

Das Gebet
„Warum und wie Beten?

Wir müssen vor allem beten, weil wir Glaubende sind. Das Gebet ist nämlich die Anerkennung unsrer Begrenztheit und Abhängigkeit: Wir stammen von Gott und kehren zu Gott zurück! ...Daher ist das Gebet in erster Linie ein Akt der Intelligenz, ein Gefühl der Demut

und Dankbarkeit, ein Ausdruck des Vertrauens und der Hingabe an den, der uns aus Liebe das Leben geschenkt hat. Das Gebet ist ein geheimnisvoller, aber wichtiger Dialog mit Gott, ein Dialog des Vertrauens und der Liebe. ...Wir müssen beten, weil wir schwach und schuldbeladen sind. Man muss demütig und realistisch anerkennen, dass wir armselige Geschöpfe sind, verwirrt in unseren Gedanken, stets der Versuchung zum Bösen ausgesetzt, zerbrechlich und schwach, ständig auf innere Stärkung und Trost angewiesen." *Johannes Paul II., Ansprache bei der Audienz für die Jugend,*
14. März 1979.[407]

„Für jeden katholischen Gläubigen ist die Teilnahme an der Sonntagsmesse eine Pflicht und zugleich eine Auszeichnung; ..."
Johannes Paul II., Predigt in Montevideo, Uruguay, 7. Mai 1988.[16]

KKK „2720 Die Kirche lädt die Gläubigen zu regelmäßigem Gebet ein zu den täglichen Gebeten zum Stundengebet zur sonntäglichen Eucharistie und zu den Festen des Kirchenjahres."

KKK „2721 Die christliche Überlieferung kennt drei bedeutende Ausdrucksweisen des Gebetslebens das mündliche das betrachtende und das innere Gebet. Die Sammlung des Herzens ist ihnen gemeinsam."

KKK „2722 Das mündliche Gebet das in der Einheit von Leib und Seele der menschlichen Natur grundgelegt ist verbindet den Leib

---

[407] Johannes Paul II., Orientierung für das dritte Jahrtausend, Graz, Wien, Köln, 1998, S. 79-81. [16]Ebd., S. 87.

mit dem Gebet des Herzens nach dem Beispiel Jesu der zu seinem Vater betete und seine Junger das Vaterunser lehrte."

KKK „2723 Das betrachtende Gebet die Meditation, ist ein betendes Suchen. Es bezieht das Denken, die Einbildungskraft, die Gefühlsregung und das Verlangen mit ein. Es will die gläubige Aneignung des Betrachteten mit der Wirklichkeit unseres Lebens verbinden."

KKK „2724 Das innere Gebet ist der einfache Ausdruck des Mysteriums des Betens. Es ist ein gläubiger Blick auf Jesus ein Horchen auf das Wort Gottes und eine schweigsame Liebe. Es vereint mit dem Beten Christi insofern es an seinem Mysterium teilhaben lässt."

Die Beichte
„Kraft Unserer höchsten Autorität und wegen der Uns obliegenden Sorge um das Heil aller Menschen ermahnen Wir daher die Beichtväter und die übrigen Seelsorger, die ihnen anvertrauten Gläubigen über dieses schwer verpflichtende göttliche Gesetz nicht im Irrtum zu lassen, noch mehr aber, sich selber von derartigen falschen Meinungen freizuhalten und ihnen nicht aus Schwäche nachzugeben. Sollte aber ein Beichtvater oder Seelenhirte, was Gott verhüte, selber die ihm anvertrauten Gläubigen in solche Irrtümer führen oder durch seine Zustimmung oder durch böswilliges Schweigen sie darin bestärken, so möge er wissen, dass er dereinst Gott, dem höchsten Richter, ernste Rechenschaft über den Missbrauch seines Amtes wird ablegen müssen. Er möge sich das Wort Christi gesagt sein lassen: „Blinde sind sie und Führer von

Blinden. Wenn aber ein Blinder einen Blinden führt, fallen beide in die Grube.""

Pius XI., Enzyklika „Casti connubii", über die christliche Ehe im Hinblick auf die gegenwärtigen Lebensbedingungen und Bedürfnisse von Familie und Gesellschaft und auf die diesbezüglich bestehenden Irrtümer und Missbräuche, 31. Dezember 1930.

„Reinigt eure Herzen im Sakrament der Versöhnung! Jene Lügen, die die Aufforderung der Kirche zur Buße als „Repression" anklagen. Die sakramentale Beichte schafft nicht Schuldgefühle, sondern tilgt die Schuld, befreit vom begangenen Bösen und schenkt die Gnade der Vergebung. Die Ursachen des Bösen sind nicht außerhalb des Menschen zu suchen, sondern vor allem in seinem Herzen; aber auch das Heilmittel geht vom Herzen aus. Durch ehrliches aufrichtiges Bemühen um Bekehrung sollen die Christen der Verflachung des Menschen widerstehen und durch ihr eigenes Leben die Freude der wahren Befreiung des Menschen von der Sünde durch die Vergebung Christi verkünden." *Johannes Paul II., Predigt beim Gottesdienst mit den römischen Universitätsstudenten im Petersdom, 5. April 1979.*[408]

„Reue und gegenseitige Vergebung im Schoß der christlichen Familie, die in deren täglichem Leben einen so breiten Raum einnehmen, finden ihren besonderen sakramentalen Vollzug in der Beichte. So schrieb Paul VI. in der Enzyklika Humanae vitae von den Eheleuten: „Und wenn sie sich wieder in Sünde verstricken sollten, so seien sie nicht entmutigt, sondern mögen in Demut und Beharrlichkeit ihre Zuflucht zur Barmherzigkeit Gottes nehmen, die

---

[408] Ebd., S. 159.

sich ihnen im Bußsakrament öffnet." Die Feier dieses Sakramentes bekommt für das Familienleben eine besondere Bedeutung. Die Gatten und alle Glieder der Familie entdecken im Licht des Glaubens, dass die Sünde nicht nur dem Bund mit Gott widerspricht, sondern auch dem Bund der Gatten und der Familiengemeinschaft; sie finden zur Begegnung mit Gott, „der voll Erbarmen ist" und der in seiner Liebe, die stärker ist als die Sünde, die Gemeinschaft der Ehe und der Familie wiederherstellt und vertieft."
Johannes Paul II., Apostolisches Schreiben „Familiaris consortio", 22. November 1981.

Das Sakrament der Buße

„Die Vergebung der Sünden, die wir erstmals bei der Taufe erfahren, ist ein ständig wiederkehrendes Bedürfnis im Leben jedes Christen. Die Wiederherstellung des Bewusstseins ist der erste notwendige Schritt, um der schweren geistigen Krise, die heute Männer und Frauen bedroht, ehrlich entgegenzutreten, einer Krise, die berechtigterweise als eine „Verdunklung des Gewissens" (RP 18) bezeichnet werden kann. Ohne ein gesundes Bewusstsein ihrer eigenen Sündhaftigkeit werden die Menschen nie die Tiefe der erlösenden Liebe erfahren, die Gott ihnen entgegenbrachte, „als sie noch Sünder waren" (Röm 5, 8). Die vorherrschende Ansicht vorausgesetzt, dass das Glück darin besteht, sich selbst zufriedenzustellen und mit sich selbst zufrieden zu sein, muss die Kirche sogar noch eindringlicher verkünden, dass es nur Gottes Gnade allein ist und nicht etwa therapeutische Maßnahmen oder selbst überzeugende Praktiken, die die von Sündhaftigkeit verursachten Spaltungen der menschlichen Seele heilen kann (vgl. Röm 3, 24; Eph 2, 5). Für Katholiken im Stand der Todsünde bleibt die individuelle und vollständige Beichte und Absolution der normale Weg der Aussöhnung mit Gott und der Kirche (vgl. KKK 1484; CIC can. 960; RP 17). Die lossprechenden Worte des göttlichen Arztes „Die Sünden sind dir vergeben" (Mk 2, 5), die der Priester in der Person Christi ausspricht, sind an den jeweiligen Büßer persönlich gerichtet. Alle Abweichungen dieser Praxis liegen unter den Bedingungen „schwerer Notlage" (gravis necessitas), die für die Bewilligung der Generalabsolution erforderlich ist (CIC can. 961; vgl. KKK 1483), und müssen im Einklang mit der eindeutigen Gesinnung der Kirche in dieser Hinsicht aufgefasst werden."

Johannes Paul II., Ansprache beim „Ad-limina"-Besuch der Bischöfe aus Alabama, Kentucky, Louisiana, Mississippi und Tennessee, 5. Juni 1993.[409]

„An alle jungen Menschen der Kirche richte ich die besondere Einladung Christi Vergebung und seine Kraft im Bußsakrament zu empfangen. Es ist ein Zeichen von Größe, wenn man sagen kann: Ich habe etwas falsch gemacht; ich habe gesündigt, Vater; ich habe dich, meinen Gott beleidigt; es tut mir leid; ich bitte um Verzeihung; ich will es erneut versuchen, weil ich mich auf deine Kraft verlasse und an die Liebe glaube. Und ich weiß, dass die Kraft des Paschamysteriums deines Sohnes - der Tod und die Auferstehung unseres Herrn Jesus Christus - größer ist als meine Schwäche und alle Sünden der Welt. Ich will kommen und meine Sünden bekennen und geheilt werden, und ich will in deiner Liebe leben!"

---

[409] Ebd., S. 158-159.

Johannes Paul II., Predigt in San Antonio, USA, 13. September 1987.[410]

KKK „1471 Der Ablaß ist Erlaß einer zeitlichen Strafe vor Gott für Sünden, die hinsichtlich der Schuld schon getilgt sind. Ihn erlangt der Christgläubige, der recht bereitet ist, unter genau bestimmten Bedingungen durch die Hilfe der Kirche, die als Dienerin der Erlösung den Schatz der Genugtuungen Christi und der Heiligen autoritativ austeilt und zuwendet."

„Der Ablaß ist Teilablaß oder vollkommener Ablaß, je nachdem er von der zeitlichen Sündenstrafe teilweise oder ganz freimacht.Äblässe können den Lebenden und den Verstorbenen zugewendet werden (Paul VI., Ap. Konst. „Indulgentiarum doctrina" normæ 1-3)."

Die Sündenstrafen

KKK „1472 Um diese Lehre und Praxis der Kirche zu verstehen, müssen wir wissen, dass die Sünde eine doppelte Folge hat. Die schwere Sünde beraubt uns der Gemeinschaft mit Gott und macht uns dadurch zum ewigen Leben unfähig. Diese Beraubung heißt „die ewige Sündenstrafe". Andererseits zieht jede Sünde, selbst eine geringfügige, eine schädliche Bindung an die Geschöpfe nach sich, was der Läuterung bedarf, sei es hier auf Erden, sei es nach dem Tod im sogenannten Purgatorium [Läuterungszustand]. Diese Läuterung befreit von dem, was man zeitliche „Sündenstrafe" nennt. Diese beiden Strafen dürfen nicht als eine Art Rache verstanden werden, die Gott von außen her ausüben würde, sondern als etwas, das sich aus der Natur der Sünde ergibt. Eine Bekehrung, die aus glühender Liebe hervorgeht, kann zur völligen Läuterung des Sünders führen,

---

[410] Ebd., S. 160.

so daß keine Sündenstrafe mehr zu verbüßen bleibt [Vgl. K. v. Trient: DS 1712-1713; 1820]."

4.2 Direkte Eingriffe in die Physiologie des Körpers

4.2.1 Empfängnisverhütung

„Das Kondom verhindert die Anordnung der Vorsehung, welche die Kreatur an dem Glied straft, mit welchem sie sündigt."
Leo XII., 1826. [411]

Allgemeines: Papst Pius IX. beschließt am 1. März 1870, dass dem Schema „De Ecclesia" (Über die Kirche) ein Zusatz (Caput addendum de Romani Pontifice Infallibilitate) hinzugefügt werden soll, der die Unfehlbarkeit des Petrusnachfolgers behandeln soll. Mit dieser Aussage werden unter anderem auch die päpstlichen Verlautbarungen zur Empfängnisverhütung untermauert.
Pius IX., Erstes Vatikanischen Konzil, 1. März 1870.

„Die Ehe zielt auf geschlechtliche Vereinigung zum Zwecke der Nachkommenschaft, ist einpaarig und unauflöslich. Die drei Merkmale sind naturrechtliche Wesensbestimmungen und alle drei sind notwendig. Die Sinnorientierung jedes Geschlechtsaktes zur

---

[411] http://www.teachsam.de/pro/pro_aids/pro_aids_txt_1.htm. - Letzter Zugriff: 27.3.2010.

Zeugung hin wird hier als eine metaphysische Wesensbestimmung verstanden."

Benedikt XV., Codex Iuris Canonici, Titulus VII. : De matrimonio. Can. 1013. Matrimonii finis primarius est procreatio atque educatio prolis; secundarius mutuum adiutorium et remedium concupiscentiae, 1917.

„Aber es gibt keinen auch noch so schwerwiegenden Grund, der etwas innerlich naturwidriges zu etwas naturgemäßem und sittlich Gutem machen könnte. Da nun aber der eheliche Akt seiner Natur nach zur Weckung neuen Lebens bestimmt ist, so handeln jene, die ihn bei seinem Vollzug absichtlich seiner natürlichen Kraft berauben, naturwidrig und tun etwas Schimpfliches und innerlich Unsittliches."

Pius IX., Enzyklika „Casti connubii", 31. Dezember 1930.

Der Ehemissbrauch

„Es ist darum auch nicht zu verwundern, dass die Heilige Schrift bezeugt, die göttliche Majestät hasse und verabscheue solch verwerfliches Tun, ja habe es sogar schon mit dem Tode bestraft. Darauf macht auch der heilige Augustinus aufmerksam, wenn er schreibt: „Unerlaubt und unsittlich ist der eheliche Verkehr selbst mit der rechtmäßigen Gattin, wenn dabei die Weckung neuen Lebens verhütet wird. Das hat Onan, des Judas Sohn, getan, und darum hat ihn Gott getötet.""

Pius XI., Enzyklika „Casti connubii", 31. Dezember 1930.

Die Fruchtbarkeit der Ehe

„Ehe und eheliche Liebe sind ihrem Wesen nach auf die Zeugung und Erziehung von Nachkommenschaft ausgerichtet. Kinder sind gewiss die vorzüglichste Gabe für die Ehe und tragen zum Wohl der Eltern selbst sehr viel bei.

Polygamie, um sich greifende Ehescheidung, sogenannte freie Liebe und andere Entartungen entstellen diese Würde. Darüber hinaus wird die eheliche Liebe öfter durch Egoismus, bloße Genusssucht und durch unerlaubte Praktiken gegen die Fruchtbarkeit der Ehe entweiht."

Zweites Vatikanisches Konzil, „Gaudium et Spes", 7. Dezember 1965.

„14. Gleicherweise muss, wie das kirchliche Lehramt des öfteren dargetan hat, die direkte, dauernde oder zeitlich begrenzte Sterilisierung des Mannes oder der Frau verurteilt werden. Ebenso ist jede Handlung verwerflich, die entweder in Voraussicht oder während des Vollzugs des ehelichen Aktes oder im Anschluss an ihn beim Ablauf seiner natürlichen Auswirkungen darauf abstellt, die Fortpflanzung zu verhindern, sei es als Ziel, sei es als Mittel zum Ziel. Man darf, um diese absichtlich unfruchtbar gemachten ehelichen Akte zu rechtfertigen, nicht als Argument geltend machen, man müsse das Übel wählen, das als das weniger schwere erscheine; ..."

Paul VI., Enzyklika, „Humanae Vitae", 25. Juli 1968.

Erlaubtheit therapeutischer Mittel
„15. Die Kirche hält aber jene therapeutischen Maßnahmen, die zur Heilung körperlicher Krankheiten notwendig sind, nicht für unerlaubt, auch wenn daraus aller Voraussicht nach eine Zeugungsverhinderung eintritt. Voraussetzung dabei ist, dass diese

Verhinderung nicht aus irgendeinem Grunde direkt angestrebt wird."
Paul VI., Enzyklika, „Humanae Vitae", 25. Juli 1968.

Erlaubte Inanspruchnahme unfruchtbarer Perioden „16. Allein dieser Lehre der Kirche über die Gestaltung der ehelichen Sittlichkeit halten einige heute entgegen, wie schon ...erwähnt, es sei Recht und Aufgabe der menschlichen Vernunft, die ihr von der Naturwelt dargebotenen Kräfte zu steuern und auf Ziele auszurichten, die dem Wohl des Menschen entsprechen. Ja, man fragt: Ist nicht in diesem Zusammenhang in vielen Situationen künstliche Geburtenregelung vernünftiger, wenn man nämlich damit mehr Frieden und Eintracht in der Familie erreichen und für die Erziehung schon lebender Kinder bessere Bedingungen schaffen kann? Auf diese Frage ist entschieden zu antworten: Die Kirche ist die erste, die den Einsatz der menschlichen Vernunft anerkennt und empfiehlt, wenn es um ein Werk geht, das den vernunftbegabten Menschen so eng mit seinem Schöpfer verbindet; aber ebenso betont sie, dass man sich dabei an die von Gott gesetzte Ordnung halten muss. Wenn also gerechte Gründe dafür sprechen, Abstände einzuhalten in der Reihenfolge der Geburten - Gründe, die sich aus der körperlichen oder seelischen Situation der Gatten oder aus äußeren Verhältnissen ergeben -, ist es nach kirchlicher Lehre den Gatten erlaubt, dem natürlichen Zyklus der Zeugungsfunktionen zu folgen, dabei den ehelichen Verkehr auf die empfängnisfreien Zeiten zu beschränken und die Kinderzahl so zu planen, dass die oben dargelegten sittlichen Grundsätze nicht verletzt werden. Die Kirche bleibt sich und ihrer Lehre treu, wenn sie einerseits die Berücksichtigung der empfängnisfreien Zeiten durch die Gatten für erlaubt hält, andererseits den Gebrauch direkt empfängnisverhütender Mittel als immer unerlaubt verwirft, auch wenn für diese andere Praxis immer wieder ehrbare und schwerwiegende Gründe angeführt werden. Tatsächlich handelt es sich um zwei ganz unterschiedliche Verhaltensweisen: bei der ersten machen die Eheleute von einer naturgegebenen Möglichkeit rechtmäßig Gebrauch; bei der anderen dagegen hindern sie den Zeugungsvorgang bei seinem natürlichen Ablauf. Zweifellos sind in beiden Fällen die Gatten sich einig, dass sie aus guten Gründen Kinder vermeiden wollen, und dabei möchten sie auch sicher sein. Jedoch ist zu bemerken, dass nur im ersten Fall die Gatten sich in fruchtbaren Zeiten des ehelichen Verkehrs enthalten können, wenn aus berechtigten Gründen keine weiteren Kinder mehr wünschenswert sind. In den empfängnisfreien Zeiten aber vollziehen sie dann den ehelichen Verkehr zur Bezeugung der gegenseitigen Liebe und zur Wahrung der versprochenen Treue. Wenn die Eheleute sich so verhalten, geben sie wirklich ein Zeugnis der rechten Liebe." *Paul VI., Enzyklika, „Humanae Vitae", 25. Juli 1968.*

„6. ...Andererseits aber gibt es Anzeichen einer besorgniserregenden Verkümmerung fundamentaler Werte: eine irrige theoretische und praktische Auffassung von der gegenseitigen Unabhängigkeit der Eheleute, die schwerwiegenden Missverständnisse hinsichtlich der Autoritätsbeziehung zwischen Eltern und Kindern; die häufigen konkreten Schwierigkeiten der Familie in der Vermittlung der Werte; die steigende Zahl der Ehescheidungen; das weit verbreitete Übel der Abtreibung; die immer häufigere Sterilisierung; das Aufkommen einer regelrechten empfängnisfeindlichen Mentalität."

„31. Gewiss ist sich die Kirche der zahlreichen und vielschichtigen Probleme bewusst, vor denen heute in vielen Ländern die Eheleute bei ihrem Auftrag, das Leben verantwortlich weiterzugeben, stehen. Sie erkennt durchaus das schwere Problem der Bevölkerungszunahme, wie es sich in verschiedenen Teilen der Welt stellt, und die damit gegebenen sittlichen Fragen an. Sie ist jedoch der Meinung, dass eine vertiefte und allseitige Sicht dieser Probleme die Wichtigkeit der authentischen Lehre über die Geburtenregelung, wie sie vom II. Vatikanischen Konzil und von der Enzyklika „Humanae vitae" wieder vorgelegt wurde, in neuer und stärkerer Weise bestätigen kann."

„32. Ausgehend von dieser „ganzheitlichen Sicht des Menschen und seiner Berufung, seiner natürlichen und irdischen wie auch seiner übernatürlichen und ewigen Berufung", hat Paul VI. betont, dass die Lehre der Kirche „auf der untrennbaren Verbindung der zweifachen Bedeutung des ehelichen Aktes, die von Gott gewollt ist und die der Mensch nicht eigenmächtig aufheben kann, nämlich die liebende Vereinigung und die Fortpflanzung beruht", und er stellt schlussfolgernd fest, dass jede Handlung als in sich unerlaubt auszuschließen ist, „die sich entweder in Voraussicht oder während des Vollzuges des ehelichen Aktes oder beim Ablauf seiner natürlichen Auswirkungen die Verhinderung der Fortpflanzung zum Ziel oder Mittel zum Ziel setzt"." „Wenn die Ehegatten durch Empfängnisverhütung diese beiden

Sinngehalte, die der Schöpfergott dem Wesen von Mann und Frau und der Dynamik ihrer sexuellen Vereinigung eingeschrieben hat, auseinanderreißen, liefern sie den Plan Gottes ihrer Willkür aus; sie „manipulieren" und erniedrigen die menschliche Sexualität - und damit sich und den Ehepartner -, weil sie ihr den Charakter der Ganzhingabe nehmen. Während die geschlechtliche Vereinigung ihrer ganzen Natur nach ein vorbehaltloses gegenseitiges Sichschenken der Gatten zum Ausdruck bringt, wird sie durch die

Empfängnisverhütung zu einer objektiv widersprüchlichen Gebärde, zu einem Sich-nicht-ganz-Schenken. So kommt zur aktiven Zurückweisung der Offenheit für das Leben auch eine Verfälschung der inneren Wahrheit ehelicher Liebe, die ja zur Hingabe in personaler Ganzheit berufen ist. Wenn dagegen die Ehegatten durch die Zeitwahl den untrennbaren Zusammenhang von Begegnung und Zeugung in der menschlichen Sexualität respektieren, stellen sie sich unter Gottes Plan und vollziehen die Sexualität in ihrer ursprünglichen Dynamik der Ganzhingabe, ohne Manipulationen und Verfälschungen. ...Im Licht der Erfahrung so vieler Ehepaare und der Ergebnisse der verschiedenen Humanwissenschaften kann und muss die Theologie den anthropologischen und gleichzeitig moralischen Unterschied erarbeiten und vertiefen, der zwischen der Empfängnisverhütung und dem Rückgriff auf die Zeitwahl besteht. Es handelt sich um einen Unterschied, der größer und tiefer ist, als man gewöhnlich meint, und der letzten Endes mit zwei sich gegenseitig ausschließenden Vorstellungen von Person und menschlicher Sexualität verknüpft ist. Die Entscheidung für die natürlichen Rhythmen beinhaltet ein Annehmen der Zeiten der Person, der Frau, und damit auch ein Annehmen des Dialoges, der gegenseitigen Achtung, der gemeinsamen Verantwortung, der Selbstbeherrschung. Die Zeiten und den Dialog annehmen heißt, den zugleich geistigen und körperlichen Charakter der ehelichen Vereinigung anerkennen und die personale Liebe in ihrem Treueanspruch leben. In diesem Zusammenhang macht das Ehepaar die Erfahrung, dass die eheliche Vereinigung um jene Werte der Zärtlichkeit und Affektivität bereichert wird, die die Seele der menschlichen Geschlechtlichkeit bilden, auch in ihrer leiblichen Dimension. Auf diese Weise wird die Sexualität in ihrer echt und vollmenschlichen Dimension geachtet und gefördert, sie wird nicht „benutzt" wie ein Gegenstand, was die personale Einheit von Seele und Leib auflösen und so die Schöpfung Gottes in ihrer intimsten Verflechtung von Natur und Person verletzen würde." „33. Zu den notwendigen Voraussetzungen zählt aber auch die Kenntnis des Körpers und der Zyklen seiner Fruchtbarkeit. In diesem Sinn muss alles getan werden, dass alle Eheleute und vorher schon die Jugendlichen mit Hilfe einer klaren, rechtzeitigen und soliden Information durch Ehepaare, Ärzte und sonstige Fachleute zu einer solchen Kenntnis gelangen können. Diese Kenntnis muss dann in eine Erziehung zur Selbstbeherrschung einmünden: Von hier aus ergibt sich die absolute Notwendigkeit der Tugend der Keuschheit und der ständigen Erziehung zu ihr. In christlicher Sicht besagt Keuschheit keineswegs eine Verdrängung oder Missachtung der menschlichen Geschlechtlichkeit; sie bedeutet vielmehr eine geistige Kraft, die die Liebe gegen die Gefahren von Egoismus und Aggressivität zu schützen und zu ihrer vollen Entfaltung zu führen versteht.

Paul VI. hat mit tiefer intuitiver Weisheit und Liebe nichts anderes getan, als der Erfahrung von vielen Ehepaaren Ausdruck verliehen, als er in seiner Enzyklika schrieb: „Die Beherrschung des Trieblebens durch die Vernunft und den freien Willen verlangt zweifelsohne eine gewisse Askese, damit sich die Bekundung ehelicher Liebe bei den Gatten in der rechten Ordnung vollzieht, besonders bei Einhaltung der periodischen Enthaltsamkeit. Diese zur ehelichen Keuschheit gehörende Zucht und Ordnung tut der ehelichen Liebe in keiner Weise Abbruch, sondern verleiht ihr vielmehr einen höheren menschlichen Wert. Sie verlangt zwar eine ständige Anstrengung, aber dank ihres segensreichen Einflusses entfalten die Eheleute ihre Persönlichkeit voll und ganz, indem sie an geistigen

Werten reicher werden. Als Früchte bringt sie in das Leben der Familie Frieden und Glück und erleichtert die Lösung der übrigen Probleme. Sie fördert die Aufmerksamkeit gegenüber dem Ehepartner, hilft den Eheleuten, die Selbstsucht, die Feindin wahrer Liebe, zu überwinden, und vertieft das Gefühl der Verantwortung. Die Eltern werden durch sie fähig, einen noch tieferen und wirksameren Einfluss auf die Erziehung der Kinder zu nehmen.""

„34. ...Dementsprechend gehört es zur pastoralen Führung der Kirche, dass die Eheleute vor allem die Lehre der Enzyklika „Humanae vitae" als normativ für die Ausübung ihrer Geschlechtlichkeit klar anerkennen und sich aufrichtig darum bemühen, die für die Beobachtung dieser Norm notwendigen Voraussetzungen zu schaffen.

Während die Kirche die Ergebnisse der wissenschaftlichen Forschung für eine genauere Kenntnis der Zyklen der weiblichen Fruchtbarkeit begrüßt und eine entschlossene Ausweitung dieser Studien anregt, kann sie nicht umhin, erneut mit Nachdruck an die Verantwortung all derer zu appellieren - Ärzte, Experten, Eheberater, Erzieher, Ehepaare -, die den Eheleuten wirksam helfen können, ihre Liebe in der Beachtung der Struktur und der Ziele des ehelichen Aktes zu verwirklichen, der diese Liebe zum Ausdruck bringt.

Die Erziehung zur Liebe als Hingabe seiner selbst ist auch die unerlässliche Voraussetzung für die Eltern in ihrer Aufgabe, den Kindern eine klare und taktvolle Geschlechtserziehung zu vermitteln. ...In diesem Zusammenhang ist die Erziehung zur Keuschheit völlig unverzichtbar als einer Tugend, die die wahre Reifung der Person fördert und sie befähigt, die „bräutliche Bedeutung" des Leibes zu achten und zu entfalten."

Johannes Paul II., Apostolisches Schreiben „Familiaris Consortio",
22. November 1981.[412]

KKK „2399 Die Empfängnisregelung stellt einen der Aspekte verantwortlicher Elternschaft dar. Auch wenn die Absicht der beiden Gatten gut ist, sind sie doch nicht berechtigt sich sittlich unzulässiger Mittel zu bedienen (z. B. direkte Sterilisation oder Verhütungsmittel)."

KKK „2368 Ein besonderer Aspekt dieser Verantwortung betrifft die Empfängnisregelung. Aus berechtigten Gründen dürfen die Eheleute für Abstände zwischen den Geburten ihrer Kinder sorgen wollen. Es ist an ihnen, zu prüfen, ob ihr Wunsch nicht auf Egoismus beruht, sondern dem angebrachten Großmut einer verantwortlichen Elternschaft entspricht. Außerdem werden sie ihr Verhalten nach den objektiven Maßstäben der Sittlichkeit regeln."

KKK „2370 Die zeitweilige Enthaltsamkeit sowie die auf Selbstbeobachtung und der Wahl von unfruchtbaren Perioden der Frau beruhenden Methoden der Empfängnisregelung [Vgl. HV 16] entsprechen den objektiven Kriterien der Moral. Diese Methoden achten den Leib der Eheleute, ermutigen diese zur Zärtlichkeit und begünstigen die Erziehung zu echter Freiheit. Hingegen „ist jede Handlung verwerflich, die entweder in Voraussicht oder während des Vollzugs des ehelichen Aktes oder im Anschluss an ihn beim Ablauf seiner natürlichen Auswirkungen darauf abstellt, die

---

[412] Offizielle Übersetzung des Vatikans: http://www.vatican.va/
holy_father/john_paul_ii/apost_exhortations/documents/hf_jp-
ii_exh_19811122_familiarisconsortio_ge.html. - Letzter Zugriff: 6.6.2010.

Fortpflanzung zu verhindern, sei es als Ziel, sei es als Mittel zum Ziel" (HV 14)."

4.2.2 Sterilisation

„Die der Ehe vorausgehende und dauernde Impotenz, sei es auf Seiten des Mannes oder der Frau, ...macht die Ehe ungültig."
CIC von 1917, Canon 1068.[413]

„§1. Die der Ehe vorausgehende und dauernde Unfähigkeit zum Beischlaf, sei sie auf Seiten des Mannes oder der Frau, sei sie absolut oder relativ, macht die Ehe aus ihrem Wesen heraus ungültig."
„§3. Unfruchtbarkeit macht die Eheschließung weder unerlaubt noch ungültig, unbeschadet der Vorschrift des can. 1098." *CIC von 1983, Canon 1084.*

„51. ...Die geschlechtliche Anlage des Menschen und seine menschliche Zeugungsfähigkeit überragen in wunderbarer Weise all das, was es Entsprechendes auf niedrigeren Stufen des Lebens gibt. Deshalb sind auch die dem ehelichen Leben eigenen Akte, die entsprechend der wahren menschlichen Würde gestaltet sind, zu achten und zu ehren. Wo es sich um den Ausgleich zwischen ehelicher Liebe und verantwortlicher Weitergabe des Lebens handelt, hängt die sittliche Qualität der Handlungsweise nicht allein von der guten Absicht und Bewertung der Motive ab, sondern auch von objektiven Kriterien, die sich aus dem Wesen der menschlichen Person und ihrer Akte ergeben und die sowohl den vollen Sinn gegenseitiger Hingabe als auch den einer wirklich humanen

---

[413] Ranke-Heinemann Uta, Eunuchen für das Himmelreich, Hamburg, 1988, S. 379.

Zeugung in wirklicher Liebe wahren. Das ist nicht möglich ohne aufrichtigen Willen zur Übung der Tugend ehelicher Keuschheit. Von diesen Prinzipien her ist es den Kindern der Kirche nicht erlaubt, in der Geburtenregelung Wege zu beschreiten, die das Lehramt in Auslegung des göttlichen Gesetzes verwirft. ..."
Zweites Vatikanischen Konzil, „Gaudium et Spes", 7. Dezember 1965.

„13. Man weist ja mit Recht darauf hin, dass ein dem Partner aufgenötigter Verkehr, der weder auf sein Befinden noch auf seine berechtigten Wünsche Rücksicht nimmt, kein wahrer Akt der Liebe ist, dass solche Handlungsweise vielmehr dem widerspricht, was mit Recht die sittliche Ordnung für das Verhältnis der beiden Gatten zueinander verlangt. ...Wie nämlich der Mensch ganz allgemein keine unbeschränkte Verfügungsmacht über seinen Körper hat, so im besonderen auch nicht über die Zeugungskräfte als solche, sind doch diese ihrer innersten Natur nach auf die Weckung menschlichen Lebens angelegt, dessen Ursprung Gott ist. ..."
„14. ...Gleicherweise muss, wie das kirchliche Lehramt des Öfteren dargetan hat, die direkte, dauernde oder zeitlich begrenzte Sterilisierung des Mannes oder der Frau verurteilt werden. ..." „15. Die Kirche hält aber jene therapeutischen Maßnahmen, die zur Heilung körperlicher Krankheiten notwendig sind, nicht für unerlaubt, auch wenn daraus aller Voraussicht nach eine Zeugungsverhinderung eintritt. Voraussetzung dabei ist, dass diese Verhinderung nicht aus irgendeinem Grunde direkt angestrebt wird."
Paul VI., Enzyklika „Humanae Vitae", 25. Juli 1968.

KKK „2399 Die Empfängnisregelung stellt einen der Aspekte verantwortlicher Elternschaft dar. Auch wenn die Absicht der beiden Gatten gut ist, sind sie doch nicht berechtigt sich sittlich unzulässiger Mittel zu bedienen (z. B. direkte Sterilisation oder Verhütungsmittel)."

KKK „2297 ...Außer wenn streng therapeutische Gründe dafür sprechen, verstoßen direkt gewollte Amputationen, Verstümmelungen oder Sterilisationen unschuldiger Menschen gegen das sittliche Gesetz. [Vgl. DS 3722]."

4.2.3 Kastration

Papst Sixtus V. verbietet per Dekret am 7. Juni 1587 die Kastration.[414]

4.2.4 Abort

Die Unterscheidung zwischen dem unbeseelten und dem beseelten Fötus wird abgeschafft.
Pius IX., Bulle „Apostolicae Sedis", 12. Oktober 1869.[415]

Die Abtreibung
„Aber noch ein anderes schweres Vergehen, Ehrwürdige Brüder, ist zu erwähnen, das das Leben des Kindes im Mutterschoße bedroht. Es anzutasten soll nach den einen erlaubt sein, wenn es Vater und

---

[414] http://de.wikipedia.org/wiki/Kastration. - Letzter Zugriff: 9.6.2010.

[415] http://stjosef.at/dokumente/de_ecclesiasticis_censuris/
apostolicae_sedis_moderationi.htm. - Letzter Zugriff: 9.6.2010.

Mutter so gefällt. Andere halten dies für unerlaubt, falls nicht schwerwiegende Gründe hinzukommen, die sie mit den Namen „medizinische", „soziale" und „eugenische Indikation" bezeichnen. In Bezug auf die staatlichen Strafgesetze, wodurch die Tötung des Ungeborenen verboten wird, verlangen alle diese Richtungen, dass die Strafgesetze die von ihnen vertretene Indikation (nicht alle vertreten die gleiche) anerkennen und für straflos erklären.

Einige stellen sogar die Forderung, die öffentlichen Behörden sollten zu diesen tödlichen Operationen ihre hilfreiche Hand bieten, was verschiedenen Orts, wie allgemein bekannt, nur zu oft geschieht. Bezüglich der sogenannten „medizinischen und therapeutischen Indikation" haben Wir schon erklärt, Ehrwürdige Brüder, wie sehr Wir es mitempfinden, dass mancher Mutter aus der Erfüllung ihrer Mutterpflichten große Gefahren für die Gesundheit oder gar das Leben entstehen. Aber was für ein Grund vermöchte jemals auszureichen, um die direkte Tötung eines Unschuldigen zu rechtfertigen? Denn darum handelt es sich hier. Mag man nun die Mutter oder das Kind töten, es ist gegen Gottes Gebot und die Stimme der Natur: „Du sollst nicht töten!" Gleich heilig ist beider Leben, das zu vernichten selbst die Staatsgewalt keine Befugnis hat. Ganz zu Unrecht wird diese Befugnis gegen Unschuldige aus dem Recht der Gewalt über Leben und Tod gefolgert, die doch nur Schuldigen gegenüber Geltung hat. Auch das Recht der gewaltsamen Verteidigung gegen einen ungerechten Angreifer kommt hier nicht in Frage. (Wer wollte wohl ein unschuldiges Kind einen ungerechten Angreifer nennen?) Und ein „Notstandsrecht", das bis zur direkten Tötung eines Schuldlosen reiche, gibt es nicht. Dass sich um beider Leben, das der Mutter wie das des Kindes, gewissenhafte und erfahrene Ärzte bemühen, verdient alles Lob und alle Anerkennung; dagegen würde sich des edlen Namens und Lobes eines Arztes unwürdig erweisen, wer unter dem Vorwand, Heilmaßnahmen zu treffen, oder aus falsch verstandenem Mitleid auf den Tod des einen von beiden abzielte. Diese Ausführungen stehen in Übereinstimmung mit den ernsten Vorwürfen, die der Bischof von Hippo gegen entartete Gatten richtete, die die Empfängnis zu verhüten suchen und, wenn ihnen das misslingt, sich nicht scheuen, in sündhaftem Tun die Frucht zu töten: „Zuweilen", so sagt er, „gehen Leidenschaft und Grausamkeit so weit, dass sie mit Gifttränken die Unfruchtbarkeit herbeizuführen suchen und, wenn sie keinen Erfolg haben, auf irgend eine Weise die Frucht im Mutterschoße vernichten und entfernen. Ihr Streben geht also dahin, die Frucht zu vernichten, bevor sie noch zu leben beginnt, oder, wenn sie im Mutterschoße schon lebte, sie zu töten, bevor sie geboren wird. Wenn beide Gatten so geartet sind, sind sie in Wirklichkeit keine Gatten; und wenn sie von Anfang so geartet waren, dann kamen sie nicht zur Ehe, sondern zur Unzucht zusammen. Sind aber nicht beide so, dann wage ich zu behaupten: entweder ist sie die Buhlerin des Gatten, oder er ist der Buhle der Gattin." Der „sozialen und eugenischen Indikation" sodann kann und soll mit erlaubten, sittlich einwandfreien Mitteln und innerhalb der rechten Grenzen Rechnung getragen werden; aber den Notständen, auf denen diese Indikationen aufbauen, durch Tötung Unschuldiger abhelfen zu wollen, ist töricht und dem Gebot Gottes zuwider, das der Apostel in die Worte kleidet: „Man darf nicht Böses tun, um damit Gutes zu stiften." Die Staatenlenker und Gesetzgeber endlich dürfen nicht vergessen, dass es Sache der staatlichen Autorität ist, durch zweckmäßige Gesetze und Strafen das Leben der Unschuldigen zu schützen, und zwar umso mehr, je weniger das gefährdete Leben sich selber schützen kann. Und hier stehen doch an erster Stelle die Kinder, die die Mutter noch unter dem Herzen trägt.

Sollte jedoch die öffentliche Gewalt diesen Kleinen nicht allein den Schutz versagen, sie vielmehr durch ihre Gesetze und Verordnungen den Händen der Ärzte und anderer zur Tötung überlassen oder ausliefern, dann möge sie sich erinnern, dass Gott der Richter und Rächer unschuldigen Blutes ist, das von der Erde zum Himmel schreit."

Pius XI., Enzyklika „Casti connubii", über die christliche Ehe im Hinblick auf die gegenwärtigen Lebensbedingungen und Bedürfnisse von Familie und Gesellschaft und auf die diesbezüglich bestehenden Irrtümer und Missbräuche 31. Dezember 1930.

„Manche wagen es, für diese Schwierigkeiten unsittliche Lösungen anzubieten, ja sie scheuen selbst vor Tötung nicht zurück. Die Kirche aber erinnert daran, dass es keinen wahren Widerspruch geben kann zwischen den göttlichen Gesetzen hinsichtlich der Übermittlung des Lebens und dem, was echter ehelicher Liebe dient. Gott, der Herr des Lebens, hat nämlich den Menschen die hohe Aufgabe der Erhaltung des Lebens übertragen, die auf eine menschenwürdige Weise erfüllt werden muss. Das Leben ist daher von der Empfängnis an mit höchster Sorgfalt zu schützen. Abtreibung und Tötung des Kindes sind verabscheuenswürdige Verbrechen."

Zweites Vatikanischen Konzil, „Gaudium et Spes", 7. Dezember 1965.

„14. Gemäß diesen fundamentalen Grundsätzen menschlicher und christlicher Eheauffassung müssen Wir noch einmal öffentlich erklären: Der direkte Abbruch einer begonnenen Zeugung, vor allem die direkte Abtreibung - auch wenn zu Heilzwecken vorgenommen - sind kein rechtmäßiger Weg, die Zahl der Kinder zu beschränken, und daher absolut zu verwerfen." *Paul VI., Enzyklika „Humanae Vitae", 25. Juli 1968.*

„Bei vorzeitiger Geburt ist das Kind, wenn es lebt, zu taufen, soweit dies möglich ist." *Codex Iuris Canonici 871, 1983.*

„Irregulär für den Empfang der Weihen ist: wer vorsätzlich einen Menschen getötet oder eine vollendete Abtreibung vorgenommen hat, sowie alle, die positiv daran mitgewirkt haben." *Codex Iuris Canonici, can. 1041, Nr. 5.*

„62. Das päpstliche Lehramt der jüngsten Zeit hat diese allgemeine Lehre mit großem Nachdruck bekräftigt. Insbesondere Pius XI. hat in der Enzyklika „Casti connubii" die als Vorwand dienenden Rechtfertigungen der Abtreibung zurückgewiesen; Pius XII. hat jede direkte Abtreibung ausgeschlossen, das heißt jede Handlung, die das noch ungeborene menschliche Leben direkt zu vernichten trachtet, „mag diese Vernichtung nun als Ziel oder nur als Mittel zum Zweck verstanden werden". Johannes XXIII. hat neuerlich beteuert, dass das menschliche Leben heilig ist, denn „es erfordert von seinem Anbeginn an das Wirken Gottes, des Schöpfers". Das II. Vatikanische Konzil hat, wie bereits erwähnt, die Abtreibung sehr streng verurteilt: „Das Leben ist von der Empfängnis an mit höchster Sorgfalt zu schützen. Abtreibung und Tötung des Kindes sind verabscheuungswürdige Verbrechen"." *Johannes Paul II., Enzyklika „Evangelium Vitae", 25. März 1995.*[25]

„Unannehmbar ist es auch, wenn man den Gebrauch unmoralischer, vor allem abtreibender Mittel zur Geburtenregelung fördert. Hier ist einer der Punkte des radikalen Gegensatzes zwischen der Kirche und einigen aufkommenden Tendenzen. Muss man sich denn nicht beunruhigen angesichts der Tatsache, dass riesige Geldsummen bereitgestellt werden, um ethisch unzulässig Empfängnisverhütungsmittel zu verbreiten, und dass man sich aber gleichzeitig weigert, das große Potential der „natürlichen Familienplanung" zu entwickeln?"

Johannes Paul II., Ansprache zum Angelus in Castel Gandolfo, 24. Juli 1994.[416]

„3. ...Was ferner zum Leben selbst in Gegensatz steht, wie jede Art Mord, Völkermord, Abtreibung, Euthanasie und auch der freiwillige Selbstmord; was immer die Unantastbarkeit der menschlichen Person verletzt, ..., was immer die menschliche Würde angreift, ...all diese und andere ähnliche Taten sind an sich schon eine Schande; sie sind eine Zersetzung der menschlichen Kultur, entwürdigen weit mehr jene, die das Unrecht tun, als jene, die es erleiden. Zugleich sind sie in höchstem Maße ein Widerspruch gegen die Ehre des Schöpfers.

4. ...mit den neuen, vom wissenschaftlich-technologischen Fortschritt eröffneten Perspektiven entstehen neue Formen von Anschlägen auf die Würde des Menschen, während sich eine neue kulturelle Situation abzeichnet und verfestigt, die den Verbrechen

---

[25] http://www.vatican.va/edocs/DEU0073/__PN.HTM. - Letzter Zugriff: 9.6.2010.
[416] Johannes Paul II., ebd., S. 123.

gegen das Leben einen bisher unbekannten und womöglich noch widerwärtigeren Aspekt verleiht und neue ernste Sorgen auslöst: breite Schichten der öffentlichen Meinung rechtfertigen manche Verbrechen gegen das Leben im Namen der Rechte der individuellen Freiheit und beanspruchen unter diesem Vorwand nicht nur Straffreiheit für derartige Verbrechen, sondern sogar die Genehmigung des Staates, sie in absoluter Freiheit und unter kostenloser Beteiligung des staatlichen Gesundheitswesens durchzuführen."

„Das Ergebnis, zu dem man gelangt, ist dramatisch: so schwerwiegend und beunruhigend das Phänomen der Beseitigung so vieler menschlicher Leben vor der Geburt oder auf dem Weg zum Tod auch sein mag, so ist die Tatsache nicht weniger schwerwiegend und beunruhigend, dass selbst das Gewissen, als wäre es von so weitreichenden Konditionierungen verfinstert, immer träger darin wird, die Unterscheidung zwischen Gut und Böse wahrzunehmen im Hinblick auf den fundamentalen Wert des menschlichen Lebens."
Johannes Paul II., Enzyklika: „Evangelium vitae", 25. März 1995.[27]

„Das Konzil zögerte nicht, die Abtreibung als ein „verabscheuungswürdiges Verbrechen" zu bezeichnen. (Vgl. „Gaudium et Spes", 1965). Einem so strengen Urteil liegt nicht nur das Wort der Offenbarung zugrunde, sondern auch das der menschlichen Vernunft. Die Wissenschaft selbst erbringt heute ihre eigenen Bestätigungen für die menschliche Natur des Embryos und versichert uns, dass er vom Augenblick der Empfängnis an ein echtes und biologisches eigenständiges Wesen ist, mit einer in ihm angelegten Programmierung ausgestattet, die sich ohne Unterbrechung bis zur vollentwickelten Reife verwirklicht. Deshalb gilt hinsichtlich des Embryos nicht weniger als hinsichtlich des schon Geborenen das Gebot Gottes: "Du sollst nicht töten!"

Johannes Paul II., Kongregation für die Glaubenslehre, Instruktion „Donum vitae" vom 22. Februar 1987, Nr. III Ansprache zum Angelus in Castel Gandolfo, 24. Juli 1994.[417]

KKK „2270 Das menschliche Leben ist vom Augenblick der Empfängnis an absolut zu achten und zu schützen. Schon im ersten Augenblick seines Daseins sind dem menschlichen Wesen die Rechte der Person zuzuerkennen, darunter das unverletzliche Recht jedes unschuldigen Wesens auf das Leben [Vgl. DnV 1,1.]. „Noch ehe ich dich im Mutterleib formte, habe ich dich ausersehen, noch ehe du aus dem Mutterschoß hervorkamst, habe ich dich geheiligt" (Jer 1, 5) [Vgl. Ijob 10, 812; Ps 22, 10-11.]."

KKK „2272 Die formelle Mitwirkung an einer Abtreibung ist ein schweres Vergehen. Die Kirche ahndet dieses Vergehen gegen das menschliche Leben mit der Kirchenstrafe der Exkommuni-kation."

KKK „2274 Da der Embryo schon von der Empfängnis an wie eine Person behandelt werden muss, ist er wie jedes andere menschliche Wesen im Rahmen des Möglichen unversehrt zu erhalten, zu pflegen und zu heilen. Die vorgeburtliche Diagnostik ist sittlich erlaubt, wenn sie "das Leben und die Unversehrtheit des Embryos

---

[27]http://www.vatican.va/edocs/DEU0073/__P3.HTM. - Letzter Zugriff: 3. 3. 2010.

[417] Johannes Paul II., ebd., S. 123-124.

und des menschlichen Fötus achtet und auf den Schutz und die Sorge für den einzelnen Embryo ausgerichtet ist ...Aber sie steht in schwerwiegender Weise im Gegensatz zum Moralgesetz, falls sie - je nachdem, wie die Ergebnisse ausfallen die Möglichkeit in Erwägung zieht, eine Abtreibung durchzuführen. So darf eine Diagnose ...nicht gleichbedeutend mit einem Todesurteil sein"(DnV 1,2)."

KKK „2275 Eingriffe am menschlichen Embryo müssen unter der Bedingung als erlaubt angesehen werden, dass sie das Leben und die Unversehrtheit des Embryos achten und für ihn nicht unverhältnismäßige Risiken mit sich bringen, sondern seine Heilung, die Besserung seines Gesundheitszustandes oder sein individuelles Überleben zum Ziel haben (DnV 1,3)."

„Wenn der Staat seine Gewalt nicht zum Schutz der Rechte eines jeden Bürgers, vor allem der schwächeren, einsetzt, dann werden die Grundlagen eines Rechtsstaates untergraben." *Johannes Paul II., Kongregation für die Glaubenslehre, Instruktion „Donum vitae" vom 22. Februar 1987.*

„Unannehmbar ist jede Art von Experiment mit dem Fötus, das dessen Integrität schädigen oder seinen gesundheitlichen Zustand verschlimmern könnte, es sei denn, es handelt sich um einen letzten Versuch, ihn vom Tod zu retten."

Johannes Paul II., Ansprache an die Teilnehmer der Tagung der „Bewegung für das Leben", 3. Dezember 1982.

4.3 Gesundheit, Krankheit, Krankenpflege

Pius VII. (1800-1823). Trotz vieler Druckversuche blieb Pius gegenüber Forderungen von Napoléon fest. Er weigerte sich in Frankreich neue Bischöfe zu installieren solange er gefangen war. Einmal trat er sogar in Hungerstreik.[29]

1824 verbot Leo XII. die Pockenimpfung. Folgendes Zitat wird ihm zugeschrieben: "Chiunque procede alla vaccinazione cessa di essere figlio di Dio: il vaiolo è un castigo voluto da Dio, la vaccinazione è una sfida contro il Cielo."[Übersetzung: „Wer auch immer sich der Impfung unterzieht, hört auf, ein Kind Gottes zu sein. Die Pocken sind ein Strafgericht Gottes, die Impfung ist eine Lästerung des Himmels."] *http://de.wikipedia.org/wiki/Leo_XII.. - Letzter Zugriff: 1. März 2010.*

„Wir kommen nun zu einer anderen folgenreichsten Ursache von Übeln, von denen die Kirche gegenwärtig zu Unserem Kummer heimgesucht wird, nämlich dem Indifferentismus bzw. jener verkehrten Meinung, ...man könne mit jedem beliebigen Glaubensbekenntnis das ewige Seelenheil erwerben, wenn man den Lebenswandel an der Norm des Rechten und sittlich Guten ausrichte. ...und aus dieser höchst abscheulichen Quelle des Indifferentismus fließt jene widersinnige und irrige Auffassung bzw.

vielmehr der Wahn, einem jeden müsse die Freiheit des Gewissens zugesprochen und sichergestellt werden."

[29]http://www.uni-protokolle.de/Lexikon/Pius_VII..html. - Letzter Zugriff: 1. März 2010.
Papst Gregor XVI., Enzyklika „Mirari vos", 15. August 1832.

Kirchliche Reformen und Gewissensfreiheit
„„„Es ist völlig absurd und im höchsten Maß eine Verleumdung zu sagen, die Kirche bedürfe einer ...Erneuerung ...als ob man glauben könnte, die Kirche wäre Fehlern, Unwissenheit oder irgendeiner anderen menschlichen Unvollkommenheit ausgesetzt." Die Gewissensfreiheit nennt er eine „irrige Meinung", „Wahnsinn" und „seuchenartigen Irrtum". Er verdammt die Freiheitsbewegung als einen „Wahnwitz der Geistesfreiheit" und prangert die „schrankenlosen Denk- und Redefreiheit" sowie der „Erneuerungssucht" an. Alle diese Irrungen stünden im Widerspruch zu den Forderungen Gottes und der Kirche. Heute ist im Katholizismus allgemein anerkannt, dass für das Zusammenleben der Menschen im Staat eine Ordnung erforderlich ist, die auf Menschenrechten und Religionsfreiheit aufbaut. Allerdings besteht die katholische Kirche im Kern ihrer Zuständigkeit weiterhin auf einem Vorrang des kirchlichen Amtes vor Politik und Gesellschaft."
Gregor VXI., Enzyklika „Mirari vos", 15. August 1832.

„The power of prayer extinguishes the strength of fire, restrains the raging of lions, settles wars and fights, endures storms, escapes devils, opens the doors of heaven, breaks the bonds of death, casts

out diseases, repels injuries, and strengthens shattered cities. Prayer endures the blows inflicted from heaven, all the snares of men, and every evil."
Papst Pius IX., Enzyklika „Apostolicae nostrae caritatis", 1. August 1854.

„6. Another disease just as dangerous is spreading, a disease to which the name of rationalism has been given, because of the pride and a certain vanity of reason associated with it. Certainly the Church does not condemn the efforts of those who want to know the truth, since it is God who made it the nature of man to be most eager to grasp truth. Nor does she condemn the efforts of healthy and right reason, for it is through this reason that we cultivate the spirit, study nature, and bring to light its most hidden secrets."
Papst Pius IX., Enzyklika „Singulari quidem", 17. März 1856.

„Jedoch ist das katholische Dogma ebenso wohl bekannt, dass niemand außerhalb der katholischen Kirche gerettet werden kann, und dass jene, die sich hartnäckig der Autorität und den Definitionen jener Kirche widersetzen und die hartnäckig von der Einheit der Kirche und vom Nachfolger Petri, dem Römischen Papst, getrennt bleiben (denen der Erlöser die Sorge für seinen Weinberg anvertraut hat) das Heil nicht erlangen können. Es ist wohl bekannt, dass jene, die schuldlos unsere heilige Religion nicht kennen, aber das Naturgesetz und seine von Gott in die Herzen aller Menschen eingeprägten Gebote beobachten und bereit sind, Gott zu gehorchen und ein rechtschaffenes, aufrechtes Leben zu führen, das ewige Leben durch die wirkende Kraft des göttlichen Lichtes und der Gnade erlangen können." *Pius IX., Enzyklika „Quanto conficiamur moeroe" über die Gleichgültigkeit und die Veröffentlichung falscher Lehren, 10. August 1863.*

„Por estas razones, el cristiano, ante el descubrimiento científico del parto sin dolor, se guarda de admirarlo sin reserva o de utilizarlo con un entusiasmo exagerado; lo juzga de una manera positiva y con reflexión, a la luz de la recta razón natural, y de aquella otra luz más viva de la fe y del amor que emana de Dios y de la cruz de Cristo."
Papst Pius XII., Allokution über das moralische und religiöse Gebot bezüglich der natürlichen schmerzfreien Geburt, 8. Januar 1956.[418]

KKK „2289 Zwar fordert die Sittenlehre auf, das leibliche Leben zu achten, aber sie erklärt dieses nicht zu einem absoluten Wert. Sie wendet sich gegen eine neuheidnische Auffassung, die dazu neigt, einen Körperkult zu treiben, ihm alles zu opfern, körperliche Tüchtigkeit und sportlichen Erfolg zu vergötzen. Durch eine einseitige Auslese der Starken kann diese Auffassung die menschlichen Beziehungen verzerren."

KKK „2290 Die Tugend der Mäßigung lässt Unmäßigkeit aller Art meiden: jedes Übermaß an Speisen, Alkohol, Tabak und Medikamenten. Wer in betrunkenem Zustand oder im Geschwindigkeitsrausch auf der Straße, auf dem Wasser oder in der

---

[418]

http://www.vatican.va/holy_father/pius_xii/speeches/1956/documents/hf_pxii _spe_19560108_parto-indolore_sp.html. - Letzter Zugriff: 14.7.2010.

Luft die Sicherheit anderer und die eigene gefährdet, versündigt sich schwer."

KKK „2291 Der Genuss von Drogen führt zu schweren Schädigungen der Gesundheit und des menschlichen Lebens. Abgesehen vom rein medizinischen Gebrauch ist er eine schwerwiegende sittliche Verfehlung. Die heimliche Herstellung von Drogen und der Rauschgifthandel sind etwas Schändliches; durch ihre verführerische Wirkung sind sie eine direkte Mitwirkung zu schwerwiegenden Verstößen gegen das moralische Gesetz."

KKK „1500 Krankheit und Leiden gehören von jeher zu den schwersten Prüfungen im Leben des Menschen. In der Krankheit erfährt der Mensch seine Ohnmacht, seine Grenzen und Endlichkeit. Jede Krankheit kann uns den Tod erahnen lassen."

KKK „1501 Krankheit kann zu Angst, zum Rückzug auf sich selbst, zuweilen sogar zu Verzweiflung und zu Auflehnung gegen Gott führen. Sie kann aber auch denn Menschen reifer machen, ihm den Blick dafür öffnen, was in seinem Leben unwesentlich ist, so dass er sich dem Wesentlichen zuwendet. Sehr oft führt Krankheit zur Suche nach Gott, zur Rückkehr zu ihm."

KKK „1502 Der Mensch im alten Testament erlebt die Krankheit im Blick auf Gott. Er klagt vor Gott über seine Krankheit, und erfleht von ihm, dem Herrn über Leben und Tod, Heilung. Die Krankheit wird zum Weg der Bekehrung, und mit der Vergebung durch Gott setzt die Heilung ein. Das Volk Israel erlebt, dass die Krankheit auf geheimnisvolle Weise mit der Sünde und dem Bösen zusammenhängt, und dass die Treue zu Gott, seinem Gesetz gemäß, das Leben zurück gibt: „denn ich bin der Herr, dein Arzt" (EX 15,25)."

Christus als Arzt

KKK 1503 „Das Mitleid Christi mit den Kranken und seine Heilungen von Krankheiten jeder Art sind ein offensichtliches Zeichen dafür, dass „Gott ...sich seines Volkes angenommen" hat (Lk 7, 16) und dass das Reich Gottes ganz nahe ist. Jesus hat die Macht, nicht nur zu heilen, sondern auch Sünden zu vergeben. Er ist gekommen, den ganzen Menschen - Seele und Leib - zu heilen. Er ist der Arzt, den die Kranken nötig haben."

KKK „1504 Oft verlangt Jesus Christus von den Kranken, dass sie glauben [Vgl. Mk 5, 34. 36; 9, 23]. Er verwendet Zeichen, um zu heilen: Speichel und Handauflegung [Vgl. Mk 7,32-36; 8,2225.], Teig aus Erde und Waschung [Vgl. Joh 9,6-7]. Die Kranken suchen, ihn zu berühren [Vgl. Mk 1, 41; 3, 10; 6, 56], „denn es ging eine Kraft von ihm aus, die alle heilte" (Lk 6, 19). In den Sakramenten fährt Christus fort, uns zu „berühren", um uns zu heilen."

KKK „1508 Der heilige Geist schenkt einzelnen Menschen ein besonderes Heilungscharisma, um zu zeigen, wie wirkkräftig die Gnade des Auferstandenen ist. Selbst intensivste Gebete erlangen jedoch nicht die Heilung aller Krankheiten. So muss der hl. Paulus vom Herrn vernehmen: „Meine Gnade genügt dir; denn sie erweist ihre Kraft in der Schwachheit" (2 Kor 12, 9) Die zu erduldenden Leiden können folgenden Sinn haben: "Für den Leib Christi, die Kirche, ergänze ich in meinem irdischen Leben das, was an den Leiden Christi noch fehlt" (Kol 1, 24)."

Krankensalbung

KKK „1532 Wirkungen der besonderen Gnade des Sakramentes der Krankensalbung sind:

- Die Vereinigung des Kranken mit dem Leiden Christi für sein eigenes Heil und das der ganzen Kirche

- Trost, Friede und Mut, um das Leiden der Kranken oder des Alters christlich zu ertragen

- Die Vergebung der Sünden, falls der Kranke sie nicht durch das Bußsakrament erlangen konnte

- Die Genesung, falls dies dem Heil der Seele zuträglich ist

- Die Vorbereitung auf den Hinübergang in das ewige Leben."

Organspende

KKK „2296 Organverpflanzung ist sittlich unannehmbar, wenn der Spender oder die für ihn Verantwortlichen nicht im vollen Wissen ihre Zustimmung gegeben haben. Sie entspricht hingegen dem sittlichen Gesetz und kann sogar verdienstvoll sein, wenn die physischen und psychischen Gefahren und Risiken, die der Spender eingeht, dem Nutzen, der beim Empfänger zu erwarten ist, entsprechen. Die Invalidität oder den Tod eines Menschen direkt herbeizuführen, ist selbst dann sittlich unzulässig, wenn es dazu dient, den Tod anderer Menschen hinauszuzögern."

KKK „2375 Forschungsarbeiten zur Behebung der Unfruchtbarkeit sind zu ermutigen, vorausgesetzt, dass sie „im Dienst der menschlichen Person stehen, ihrer unveräußerlichen Rechte sowie ihres wahren und ganzheitlichen Wohls gemäß dem Plan und dem Willen Gottes" (DnV intr. 2)."

KKK „2376 Techniken, die durch das Einschalten einer dritten Person (Ei- oder Samenspende, Leihmutterschaft) die Gemeinsamkeit der Elternschaft auflösen, sind äußerst verwerflich. Diese Techniken (heterologe künstliche Insemination und Befruchtung) verletzen das Recht des Kindes, von einem Vater und einer Mutter abzustammen, die es kennt und die miteinander ehelich verbunden sind. Sie verletzen ebenso das Recht beider Eheleute,
„dass der eine nur durch den anderen Vater oder Mutter wird" (DnV 2,1)."

Medizinische Experimente
KKK „2292 Medizinische und psychologische Experimente an Personen oder Menschengruppen können zur Heilung von Kranken und zur Verbesserung der öffentlichen Gesundheit beitragen."

KKK „2293 In der wissenschaftlichen Grundlagenforschung und in der angewandten Forschung kommt die Herrschaft des Menschen über die Schöpfung deutlich zum Ausdruck. Wissenschaft und Technik sind wertvolle Mittel, wenn sie in den Dienst des Menschen gestellt werden und dessen ganzheitliche Entwicklung zum Wohl aller fördern. Sie sind jedoch nicht imstande, aus sich selbst heraus den Sinn des Daseins und des menschlichen Fortschritts anzugeben. Wissenschaft und Technik sind auf den Menschen hingeordnet, dem sie ihre Entstehung und Entwicklung verdanken; die Bestimmung ihres Ziels und das Bewusstsein ihrer Grenzen finden sie somit nur in der Person und ihren sittlichen Werten."

KKK „2294 Die Meinung, die wissenschaftliche Forschung und ihre Anwendungen seien wertfrei, ist eine Illusion. Auch lassen sich die Kriterien für die Orientierung der Forschung weder einfach aus der technischen Wirksamkeit noch aus dem Nutzen ableiten, den sie für die einen zum Schaden der anderen haben kann, und erst recht nicht aus den herrschenden Ideologien. Wissenschaft und Technik erfordern ihrem inneren Sinn gemäß die unbedingte Achtung der sittlichen Grundwerte. Sie müssen im Dienst der menschlichen Person, ihrer unveräußerlichen Rechte, ihres wahren, ganzheitlichen Wohls stehen, wie das dem Plan und dem Willen Gottes entspricht."

KKK „2295 Forschungen und Experimente, die am Menschen vorgenommen werden, können keine Handlungen rechtfertigen, die in sich der Menschenwürde und dem sittlichen Gesetz widersprechen. Auch das allfällige Einverständnis der betreffenden Menschen rechtfertigt solche Handlungen nicht. Ein Experiment, das an einem Menschen vorgenommen wird, ist sittlich unerlaubt, wenn es dessen Leben oder physische und psychische Unversehrtheit unverhältnismäßigen oder vermeidbaren Gefahren aussetzt. Solche Experimente widersprechen der Menschenwürde erst recht, wenn sie ohne Wissen und Einverständnis der Betreffenden oder der für sie Verantwortlichen vorgenommen werden."

Genforschung
KKK „2275 „Es ist unmoralisch, menschliche Embryonen zum Zweck der Verwertung als frei verfügbares, biologisches Material herzustellen" (DnV 1,5). „Einige Versuche, in das chromosomale oder das genetische Gut einzugreifen, sind nicht therapeutischer

Natur, sondern zielen auf die Produktion menschlicher Wesen, die nach dem Geschlecht oder anderen vorher festgelegten Eigenschaften ausgewählt werden. Diese Manipulationen stehen im Gegensatz zur personalen Würde des menschlichen Wesens, seiner Integrität und seiner Identität" (DnV 1,6)."

Achtung vor dem Körper
„Die Tatsache, dass die Theologie auch den Leib mit einbezieht, darf niemand, der um das Geheimnis und die Wirklichkeit der Inkarnation weiß, verwundern oder überraschen. Dadurch dass das Wort Gottes Fleisch wurde, ist der Leib, ich möchte sagen, wie durch das Hauptportal in die Theologie eingetreten, also in die Wissenschaft von den göttlichen Dingen. Die Menschwerdung - und die daraus folgende Erlösung - ist auch zum entscheidenden Grund für den sakramentalen Charakter der Ehe geworden. Die moderne Biologie und Physiologie mögen viele genaue Inkarnationen über die Geschlechtlichkeit des Menschen anbieten. Doch das Wissen um die personale Würde des menschlichen Körpers und seiner Geschlechtlichkeit ist auch noch aus anderen Quellen zu schöpfen. Eine ganz besondere Quelle ist das Wort Gottes selbst, das jene auf den „Anfang" zurückzuführende Offenbarung des Leibes enthält."
Johannes Paul II., Ansprache bei der Generalaudienz, 2. April 1980.[419]

Gesundheit und Forschung im Dienst des Lebens
Die Welt der Gesundheit und der Forschung steht im Dienst des Lebens und soll es dem Menschen gestatten, alle Abschnitte seines Daseins in Würde und mit dem Gewicht an Menschlichkeit zu leben,

---

[419] Johannes Paul II., ebd., S. 104.

die ihm eigen sind. Die Gesellschaft und die staatlichen Autoritäten aber haben die Pflicht, die Personen, zumal die Schwächsten, vor den eventuellen Übergriffen der Wissenschaft und der Technik zu schützen. Bei den wissenschaftlichen und therapeutischen Entscheidungen stellen sich zahlreiche Fragen. Doch darf man keine Entscheidungen fällen, ohne die unendlich achtenswerte Natur eines jeden Menschenwesens zu berücksichtigen, das ein von Gott geliebtes Geschöpf mit dem unveräußerlichen Recht auf Leben ist und von seiner Empfängnis an bis zu seinem Tod geschützt werden muss. Gerade den Schwächsten und behinderten das Leben versagen ist ein schweres Unrecht gegen alle jene, die aus vielfältigen Gründen in solchen Verhältnissen zu leben haben. Hier käme eine unzulässige Gesundheitsauffassung zur Geltung. Wie auch immer im übrigen die Prognose sein mag, niemals lassen sich therapeutisch radikale Entscheidungen mit einer willkürlichen und subjektiven Bestimmung der Lebensqualität oder mit rein medizinischen oder wissenschaftlichen Kriterien rechtfertigen.

Johannes Paul II., Ansprache beim „Ad-limina"-Besuch der französischen Bischöfe der Region Mitte-Ost, 28. März 1992.[420]

Der Sinn des Leides und der Krankheit

„Wer dem Leiden in bloß menschlicher Sichtweise gegenüber tritt, kann seinen Sinn nicht verstehen und leicht in Mutlosigkeit verfallen; man kommt nur bis dahin, es höchstens mit trauriger Resignation vor dem Unvermeidlichen anzunehmen. Im Gegensatz dazu wissen wir Christen - durch den Glauben angeleitet -, dass das Leiden sich - wenn wir es Gott anbieten- in ein Werkzeug der Erlösung und in einen Weg der Heiligkeit verwandelt werden kann,

---

[420] Ebd., S. 113.

ein Werkzeug, das uns hilft, den Himmel zu erlangen. Für einen Christen ist der Schmerz kein Grund zur Traurigkeit, sondern zur Freude: zum frohen Wissen, dass im Kreuz jeder Schmerz einen erlösenden Wert besitzt."

Johannes Paul II., Ansprache an die Kranken in Córdoba, Argentinien, 8. April 1987.[421]

„Er hat sich ganz Maria geweiht und die Wahrhaftigkeit dieser Weihe bewiesen, als er aus der Narkose nach dem Eingriff an der Luftröhre aufwachte und sofort niederschrieb: „Aber ich bin immer Totus Tuus"."

Kardinal Camillo Ruini, Trauernovene für den verstorbenen Papst Johannes Paul II., 10. April 2005.[422]

Krankenpflege

„In der Sicht des Glaubens erhält die Krankheit tatsächlich höheren Adel und offenbart eine besondere Wirksamkeit als Hilfe im apostolischen Dienst. ...Wenn die Krankheit in der Sicht des Evangeliums eine Zeit der Gnade sein kann, eine Zeit, wo die göttliche Liebe tiefer in die Leidenden eindringt, dann können die Kranken und Leidenden zweifellos durch ihr Opfer sich selbst heiligen und zur Heilung der anderen beitragen. Das gilt insbesondere für jene, die sich dem Dienst an den Kranken und Leidenden widmen. Dieser Dienst ist ein Weg der Heilung wie die Krankheit selbst. ...Es ist ein Dienst der Hingabe und Fürsorglichkeit, verbunden mit großer Fähigkeit zum Mitleid und Verständnis, er fordert, um so mehr, als man den Kranken über die Pflege unter dem rein medizinischen Aspekt hinaus auch moralischen Trost

---

[421] Ebd., S. 139.

[422] www.va/gpII/.../homily-card-ruini_20050410_ge.html. - Letzter Zugriff:

bringen muss, wie Jesus sagt: „Ich war krank, und ihr habt mich besucht" (Mt 25, 36)."

Johannes Paul II., Ansprache bei der Generalaudienz, 15. Juni 1994.[3423424]

4.4 Tod und Sterben

„Duellum perpetrantes, aut simpliciter ad illud provocantes, vel ipsum acceptantes et quoslibet complices, vel qualemcumque operam aut favorem praebentes, nec non de industria spectantes, illudque permittens, vel quantum in illis est, non prohibitens, cuiuscumque dignitans sint, etiam regalis vel imperialis." *Pius IX., Apostolisches Schreiben: „Apostolicae Sedis Moderationi, 12. Oktober 1869.*[425]

[Sinngemäß: Wer sich duelliert wird exkommuniziert.]

Das Geheimnis des Todes
„Angesichts des Todes wird das Rätsel des menschlichen Daseins am größten.

Der Mensch erfährt nicht nur den Schmerz und den fortschreitenden Abbau des Leibes, sondern auch, ja noch mehr die Furcht vor immer währenden Verlöschens.

Er urteilt aber im Instinkt seines Herzens richtig, wenn er die völlige Zerstörung und den endgültigen Untergang seiner Person mit Entsetzen ablehnt."

---

[423] .7.2010.

[424] Ebd., S. 140-141.

[425] http://stjosef.at/dokumente/de_ecclesiasticis_censuris/apostolicae_sedis_ moderationi.htm. S. 61. - Letzter Zugriff: 18.6.2010.

Vatikanum II., Pastorale Konstitution „Gaudium et Spes", 7. Dezember 1965.

Christus der neue Mensch
„Solcher Art und so groß ist das Geheimnis des Menschen, das durch die christliche Offenbarung den Glaubenden aufleuchtet. Durch Christus und in Christus also wird das Rätsel von Schmerz und Tod hell, das außerhalb seines Evangeliums uns überwältigt. Christus ist auferstanden, hat durch seinen Tod den Tod vernichtet und uns das Leben geschenkt, auf dass wir ...im Geist rufen:
Abba, Vater!"
Vatikanum II., Pastorale Konstitution „Gaudium et Spes", 7. Dezember 1965.

„Das kirchliche Begräbnis ist zu verweigern, wenn sie nicht vor dem Tod irgendwelche Zeichen der Reue gegeben haben:
denjenigen, die sich aus Gründen, die der christlichen Glaubenslehre widersprechen, für die Feuerbestattung entschieden haben." *Codex Iuris Canonici, 1983, can. 1186 §1, Nr. 2.*

KKK „376 Durch die Ausstrahlung dieser Gnade wurde das menschliche Leben in jeder Hinsicht gestärkt. Solange der Mensch in der engen Verbindung mit Gott blieb, musste er weder sterben [Vgl. Gen 2, 17; 3, 19.]noch leiden [Vgl. Gen 3, 16]. Die innere Harmonie der menschlichen Person, die Harmonie zwischen Mann und Frau [Vgl. Gen 2, 25.]und die Harmonie zwischen dem ersten Menschenpaar und der gesamten Schöpfung bildete den Zustand der sogenannten, „Urgerechtigkeit"."

KKK „1005 Um mit Christus aufzuerstehen, muss man mit Christus sterben; dazu ist es notwendig, „aus dem Leib auszuwandern und daheim beim Herrn zu sein". Bei diesem „Aufbrechen" beim Tod, wird die Seele vom Leib getrennt. Sie wird am Tag der Auferstehung der Toten wieder mit ihrem Leib vereint werden."

KKK „1006 „Angesichts des Todes wird das Rätsel des menschlichen Daseins am größten" (GS 18). In einer bestimmten Hinsicht ist der leibliche Tod natürlich; für den Glauben aber ist er ein "Lohn der Sünde"(Rm 6, 23) [Vgl. Gen 2, 17]. Und für jene, die in der Gnade Christi sterben, ist der Tod ein Hineingenommenwerden in den Tod des Herrn, um auch an seiner Auferstehung teilnehmen zu können."

KKK „1007 Der Tod ist das Ende des irdischen Lebens. Unser Leben dauert eine gewisse Zeit, in deren Lauf wir uns verändern und altern. Unser Tod erscheint wie bei allen Lebewesen der Erde als natürliches Lebensende. Dieser Aspekt des Todes gibt unserem Leben etwas Dringliches: Das Wissen um die Sterblichkeit kann uns daran erinnern, dass uns zur Verwirklichung unseres Lebens nur eine beschränkte Frist zur Verfügung steht:
„Denk an deinen Schöpfer in deinen frühen Jahren ... bevor der Staub auf die Erde zurückfällt als das, was er war, und der Atem zu Gott zurückkehrt, der ihn gegeben hat"."

KKK „1008 Der Tod ist Folge der Sünde. Als authentischer Ausleger der Aussagen der Heiligen Schrift und der Überlieferung lehrt das Lehramt der Kirche, dass der Tod in die Welt gekommen ist, weil der Mensch gesündigt hat. Obwohl der Mensch eine sterbliche Natur besaß, bestimmte ihn der Schöpfer nicht zum Sterben. Der Tod widerspricht somit den Ratschlüssen Gottes, des Schöpfers. Er hielt als Folge der Sünde in die Welt Einzug. "Der leibliche Tod, dem der Mensch, hätte er nicht gesündigt, entzogen gewesen wäre"(GS 18), ist so der „letzte Feind" des Menschen, der zu besiegen ist."

KKK „1009 Der Tod ist durch Christus umgewandelt worden. Auch Jesus, der Sohn Gottes, hat den Tod, der zum menschlichen Dasein gehört, erlitten. Obwohl er vor ihm zurückschreckte, nahm er ihn in völliger und freier Unterwerfung unter den Willen seines Vaters auf sich. Der Gehorsam Jesu hat den Fluch, der auf dem Tod lag, in Segen verwandelt."

Der Sinn des christlichen Todes
KKK „1010 Durch Christus hat der christliche Tod einen positiven Sinn. „Für mich ist Christus das Leben und Sterben Gewinn". „Das Wort ist glaubwürdig: Wenn wir mit Christus gestorben sind, werden wir auch mit ihm leben". Das wesentlich Neue am christlichen Tod liegt darin: Durch die Taufe ist der Christ sakramental schon „mit Christus gestorben", um aus einem neuen Leben zu leben. Wenn wir in der Gnade Christi sterben, vollendet der leibliche Tod dieses „Sterben mit Christus" und vollzieht so endgültig unsere Eingliederung in ihn durch seine Erlösungstat: „Besser ist es für mich, zu sterben auf Christus hin, als König zu sein über die Enden der Erde. Jenen suche ich, der für uns starb; jenen will ich, der unsertwegen auferstand. Das Gebären steht mir bevor ...Lasst mich reines Licht empfangen! Dort angekommen, werde ich Mensch sein"."

KKK „1011 Im Tod ruft Gott den Menschen zu sich. Darum kann sich der Christ ähnlich wie Paulus nach dem Tod sehnen: „Ich sehne mich danach, aufzubrechen und bei Christus zu sein". Und er kann, nach dem Beispiel Christi, seinen Tod zu einem Akt des Gehorsams und der Liebe zum Vater machen."

KKK „1013 Der Tod ist das Ende der irdischen Pilgerschaft des Menschen, der Zeit der Gnade und des Erbarmens, die Gott ihm bietet, um sein Erdenleben nach dem Plane Gottes zu leben und über sein letztes Schicksal zu entscheiden. „Wenn unser einmaliger irdischer Lebenslauf erfüllt ist", kehren wir nicht mehr zurück, um noch weitere Male auf Erden zu leben. Es ist „dem Menschen bestimmt", „ein einziges Mal zu sterben". Nach dem Tod gibt es keine "Reinkarnation"."

KKK „1031 Die Kirche nennt diese abschließende Läuterung der Auserwählten, die von der Bestrafung der Verdammten völlig verschieden ist, Purgatorium [Fegefeuer]. Sie hat die Glaubenslehre in Bezug auf das Purgatorium vor allem auf den Konzilien von Florenz [Vgl. DS 1304] und Trient [Vgl. DS 1820; 1580] formuliert. Im Anschluss an gewisse Schrifttexte spricht die Überlieferung der Kirche von einem Läuterungsfeuer: „Man muss glauben, dass es vor dem Gericht für gewisse leichte Sünden noch ein Reinigungsfeuer gibt, weil die ewige Wahrheit sagt, dass, wenn jemand wider den Heiligen Geist lästert, ihm „weder in dieser noch in der zukünftigen Welt" vergeben wird. Aus diesem Ausspruch geht hervor, dass einige Sünden in dieser, andere in jener Welt nachgelassen werden können.""

KKK „1032 Diese Lehre stützt sich auch auf die Praxis, für die Verstorbenen zu beten, von der schon die Heilige Schrift spricht: „Darum veranstaltete [Judas der Makkabäer] das Sühnopfer für die Verstorbenen, damit sie von der Sünde befreit werden" (2 Makk 12, 45). Schon seit frühester Zeit hat die Kirche das Andenken an die Verstorbenen in Ehren gehalten und für sie Fürbitten und insbesondere das eucharistische Opfer [Vgl. DS 856] dargebracht, damit sie geläutert werden und zur beseligenden Gottesschau gelangen können. Die Kirche empfiehlt auch Almosen, Ablässe und Bußwerke zugunsten der Verstorbenen."

KKK „1033 ...In Todsünde sterben, ohne diese bereut zu haben und ohne die barmherzige Liebe Gottes anzunehmen, bedeutet, durch eigenen freien Entschluss für immer von ihm getrennt zu bleiben. Diesen Zustand der endgültigen Selbstausschließung aus der Gemeinschaft mit Gott und den Seligen nennt man „Hölle"."

KKK „2299 Sterbenden soll Aufmerksamkeit und Pflege zuteil werden, um ihnen zu helfen, die ihnen noch verbleibende Zeit in Würde und Frieden zu leben. Sie sollen durch das Gebet ihrer Angehörigen Beistand erfahren. Diese sollen darauf bedacht sein, dass die Kranken zu gegebener Zeit die Sakramente erhalten, die auf die Begegnung mit dem lebendigen Gott vorbereiten."

KKK „2300 Der Leib des Verstorbenen ist im Glauben und in der Hoffnung auf die Auferstehung ehrfürchtig und liebevoll zu behandeln. Die Totenbestattung ist ein Werk der leiblichen Barmherzigkeit [Vgl. Tob 1, 16-18]; sie ehrt die Kinder Gottes als Tempel des Heiligen Geistes."

KKK „2301 Die Autopsie von Leichen zur gerichtlichen Untersuchung oder zur wissenschaftlichen Forschung ist sittlich zulässig. Die unentgeltliche Organspende nach dem Tode ist erlaubt und kann verdienstvoll sein. Die Kirche gestattet die Einäscherung, sofern diese nicht den Glauben an die Auferstehung des Fleisches in Frage stellen will [Vgl. CIC, can. 1176, §3]."

Der Tod - Sinn und Realität
„Das Leben ist ein ganzes, das zwischen dem Geburts- und dem Todesdatum eingegrenzt ist. Es ist offen auf die letzte Erfüllung in Gott hin. Jeder von uns empfindet schmerzlich den Abschluss des Leben, die Grenze, die der Tod setzt. Jeder von uns ist sich irgendwie der Tatsache bewusst, dass der Mensch nicht völlig eingegrenzt ist, dass er nicht endgültig sterben kann. Viele unausgesprochene Fragen, viele ungelöste Probleme - wenn nicht die persönlichen, individuellen, so doch zumindest solche, die das Leben der menschlichen Gemeinschaften, der Familien, der Völker, der Menschheit betreffen - bleiben offen, wenn der Mensch stirbt. Aber niemand von uns lebt allein. Der Mensch steht im Schnittpunkt vieler Kreise. Christus ...zeigt, dass das Leben ein Hinübergang ist, nicht bloß hin zur Grenze des Todes, sondern in ein neues Leben. ...Die seine Jünger sind sehen das Leben so an, verstehen es so. ...Nach dem Sinn des Lebens prägen sie die ganze irdische Wirklichkeit: die Moral, das schöpferische Leben, die Kultur, die Politik, die Wirtschaft."
Johannes Paul II., Predigt beim Gottesdienst mit den römischen Universitätsstudenten im Petersdom, 5. April 1979.[426]

---

[426] Ebd., S. 141-142.

Das Gericht nach dem Tod

„Eine „Grundmaterie" des Weltgerichts sind die Werke der Barmherzigkeit gegenüber Mitmenschen. Christus identifiziert sich gerade mit diesem Nächsten. „Was ihr für einen meiner geringsten Brüder getan habe, das habt ihr mir getan" (Mt 25,40). „Was ihr für einen dieser Geringsten nicht getan habt, das habt ihr auch mir nicht getan" (Mt 25, 45). Gemäß diesem Matthäustext wird jeder vor allem nach Liebe gerichtet werden. Aber zweifellos werden die Menschen auch nach ihrem Glauben gerichtet werden: „Wer sich vor den Menschen zu mir bekennt, zu dem wird sich auch der Menschensohn bekennen" (Lk 12, 8). „Wer sich meiner und meiner Worte schämt, dessen wird sich auch der Menschensohn schämen, wenn er in seiner Hoheit kommt und in der Hoheit des Vaters." (Lk 9, 26; vgl. auch Mk 8, 38). Dem Evangelium entnehmen wir also eine Wahrheit, die eine der Grundwahrheiten des Lebens ist: Gott ist der endgültige und universale Richter über alle Menschen, und diese Vollmacht wurde dem Sohn vom Vater übertragen in enger Verbindung mit seiner Heilsmission." *Johannes Paul II., Ansprache bei der Generalaudienz, 30.September 1987.*[427]

Kultur des Todes

„Das 20. Jahrhundert ist ein Zeitalter massiver Angriffe auf das Leben, eine Serie von Kriegen ohne Ende und eine massive Vernichtung von unschuldigen menschlichen Leben. Die falschen Propheten und Lehrer erfreuen sich größten Erfolgs. Abtreibung und Euthanasie - Tötung eines wirklichen menschlichen Wesens - werden als Rechte beansprucht und als Lösungen für Probleme der einzelnen und der Gesellschaft gefordert. Drogen, der Missbrauch

---

[427] Ebd., S. 142.

alkoholischer Substanzen, Pornographie und sexuelle Verwirrung, dazu Gewaltanwendung: Das sind einige schwere Probleme, die von der gesamten Gesellschaft eine ernsthafte Antwort verlangen: in jedem Land und auf internationaler Ebene. Doch sie sind zugleich persönliche Tragödien, die mit zwischenpersönlichen Akten der Liebe und Solidarität aufgefangen werden müssen dank einer umfassenden Erneuerung des eigenen persönlichen Verantwortungsbewusstseins vor Gott, den anderen und unserem eigenen Gewissen. Wir sind Hüter unserer Brüder." *Johannes Paul II., Ansprache an die zum Weltjugendtag versammelten Jugendlichen in Denver, USA, 14. August 1993.*[428]

Die heilige Salbung
„Die heilige Salbung verhindert weder den körperlichen Tod, noch verspricht sie eine wunderbare Heilung des menschlichen Leibes. Sie bringt aber besondere Gnade und Trost für die Sterbenden und bereitet sie darauf vor, unserem liebevollen Erlöser in lebendigem Glaube, in Liebe und fester Hoffnung auf das ewige Leben zu begegnen. Die Salbung bringt auch denen Trost und Stärkung, die nicht im Sterben liegen, die aber unter schwerer Krankheit oder hohem Alter leiden. Die Kirche möchte diese Menschen an Leib und Seele heilen, und sie betet, der ganze Mensch möge durch die Macht des Heiligen Geistes erneuert werden." *Johannes Paul II., Predigt in Phoenix, USA, 14. September 1987.*[429]

---

[428] Ebd., S. 211.
[429] Ebd., S. 88-89.

„Gott ist ein unendlich guter und barmherziger Vater. Aber der Mensch in seiner Freiheit kann seine Liebe und seine Vergebung endgültig ablehnen und sich somit seiner Gemeinschaft für immer entziehen. Diese tragische Situation wird von der christlichen Lehre als „Verdammnis" oder „Hölle" bezeichnet." *Johannes Paul II., Ansprache bei der Generalaudienz am 28. Juli 1999.*[430]

4.4.1 Suizid

„Nein zum Suizid."
Thomas von Aquin (1225-1274), Summa theologica II/II, quaestio 64 ad 5.

„Wer gegen sich selbst Hand anlegt, worauf der Tod folgt, und zwar aus freiem Willen beraubt sich des kirchlichen Begräbnisses." *Codex Iuris Canonici, 1917, can. 2350 §2 (und can. 1240 §1,3). 1983 aus dem CIC gestrichen.*[431]

„27. ...was ferner zum Leben selbst in Gegensatz steht, wie jede Art Mord, Völkermord, Abtreibung, Euthanasie und auch der freiwillige Selbstmord; was immer die Unantastbarkeit der menschlichen Person verletzt, ...all diese und andere ähnliche Taten sind an sich schon eine Schande; sie sind eine Zersetzung der menschlichen Kultur, entwürdigen weit mehr jene, die das Unrecht tun, als jene, die es erleiden. Zugleich sind sie in höchstem Maße ein

---

[430]

http://www.vatican.va/holy_father/john_paul_ii/audiences/1999/documents/h f_jpii_aud_28071999_ge.html. - Letzter Zugriff: 11.8.2010.

[431] www.codex-iuris-canonici.de. - Letzter Zugriff: 15.7.2010.

Widerspruch gegen die Ehre des Schöpfers." *Paul VI., Pastorale Konstitution „Gaudium et Spes", 7. Dezember 1965.*

„Das kirchliche Begräbnis ist zu verweigern, wenn sie nicht vor dem Tod irgendwelche Zeichen der Reue gegeben haben:
anderen öffentlichen Sündern, denen das kirchliche Begräbnis nicht ohne öffentliches Ärgernis bei den Gläubigen gewährt werden kann."
Codex Iuris Canonici, 1983, can. 1184 §1, Nr. 3.[432]

„Irregulär für den Empfang der Weihen ist: wer sich selbst oder einen anderen schwerwiegend und vorsätzlich verstümmelt oder wer einen Selbstmordversuch unternommen hat."
Codex Iuris Canonici, can. 1041, Nr. 5.[433]

KKK "2264 Die Liebe zu sich selbst bleibt ein Grundprinzip der Sittenlehre. Somit darf man sein eigenes Recht auf das Leben geltend machen. Wer sein Leben verteidigt, macht sich keines Mordes schuldig, selbst wenn er gezwungen ist, seinem Angreifer einen tödlichen Schlag zu versetzen: ...."

KKK „2280 Jeder ist vor Gott für sein Leben verantwortlich. Gott hat es ihm geschenkt. Gott ist und bleibt der höchste Herr des Lebens. Wir sind verpflichtet, es dankbar entgegenzunehmen und es zu seiner Ehre und zum Heil unserer Seele zu bewahren. Wir sind nur Verwalter, nicht Eigentümer des Lebens, das Gott uns anvertraut hat. Wir dürfen darüber nicht verfügen."

---

[432] www.codex-iuris-canonici.de. - Letzter Zugriff: 15.7.2010.
[433] www.codex-iuris-canonici.de. - Letzter Zugriff: 15.7.2010.

KKK „2281 Der Selbstmord widerspricht der natürlichen Neigung des Menschen, sein Leben zu bewahren und zu erhalten. Er ist eine schwere Verfehlung gegen die rechte Eigenliebe. Selbstmord verstößt auch gegen die Nächstenliebe, denn er zerreißt zu Unrecht die Bande der Solidarität mit der Familie, der Nation und der Menschheit, denen wir immer verpflichtet sind. Der Selbstmord widerspricht zudem der Liebe zum lebendigen Gott."

KKK „2282 Wenn der Selbstmord in der Absicht begangen wird, als Beispiel - vor allem für junge Menschen - zu dienen, bildet er zudem ein schweres Ärgernis. Freiwillige Beihilfe zum Selbstmord verstößt gegen das sittliche Gesetz. Schwere psychische Störungen, Angst oder schwere Furcht vor einem Schicksalsschlag, vor Qual oder Folterung können die Verantwortlichkeit des Selbstmörders vermindern."

„3. ...was ferner zum Leben selbst in Gegensatz steht, wie ...auch der freiwillige Selbstmord; was immer die Unantastbarkeit der menschlichen Person verletzt, ...all diese und andere ähnliche Taten sind an sich schon eine Schande; sie sind eine Zersetzung der menschlichen Kultur, entwürdigen weit mehr jene, die das Unrecht tun, als jene, die es erleiden. Zugleich sind sie in höchstem Maße ein Widerspruch gegen die Ehre des Schöpfers."
Johannes Paul II., Enzyklika: „Evangelium vitae", 25. März 1995.[45]

4.4.2 Euthanasie

Prinzip der Doppelwirkung

„Dieses Prinzip wurde vom katholischen Lehramt übernommen. Papst Pius XII. wandte es an, um die Frage zu beantworten, ob es erlaubt ist, Narkotika anzuwenden, die die Lebensdauer verkürzen. Dazu führte er aus: „Müsste man darauf verzichten, wenn gerade die Anwendung der Narkotika die Lebensdauer verkürzte? Zunächst ist jede Form von direkter Euthanasie, d. h. die Verabreichung von Narkotika, um den Tod herbeizuführen oder zu beschleunigen, verboten, weil man sich dann anmaßt, direkt über das Leben zu verfügen. Es ist eines der Grundprinzipien der natürlichen und der christlichen Moral, dass der Mensch nicht Herr und Besitzer, sondern nur Nutznießer seines Leibes und seines Daseins ist. Man maßt sich immer dann ein direktes Verfügungsrecht an, wenn man die Abkürzung des Lebens als Zweck oder Mittel will. Unter den Bedingungen, die Sie im Auge haben, handelt es sich aber allein darum, dem Patienten unerträgliche Schmerzen zu ersparen, z. B. bei nicht operierbarem Krebs oder unheilbaren Krankheiten. Wenn zwischen der Narkose und der Verkürzung des Lebens kein unmittelbarer Kausalzusammenhang besteht, der auf dem Willen der Interessierten beruht oder in der Natur der Sache liegt (was der Fall wäre, wenn die Unterdrückung des Schmerzes nur durch die Verkürzung des Lebens bewirkt werden könnte) und wenn vielmehr die Verwendung von Narkotika an sich zweierlei verschiedene Folgen nach sich zieht, einerseits die Erleichterung des Schmerzes und anderseits die Verkürzung des

---

[45]http://www.vatican.va/edocs/DEU0073/__P3.HTM. - Letzter Zugriff: 3.3.2010.

Lebens, so ist sie erlaubt. Man muss allerdings auch noch zusehen, ob zwischen diesen beiden Wirkungen ein vernünftiges Verhältnis besteht und ob die Vorteile der einen die Nachteile der andern aufwiegen. Es ist auch wichtig, sich vorher noch zu fragen, ob der gegenwärtige Stand der Wissenschaft es nicht erlaubt, dasselbe Ergebnis mit anderen Mitteln zu erreichen, und dann bei der Verwendung der Betäubungsmittel die praktisch notwendigen Höchstgrenzen nicht zu überschreiten."

Papst Pius XII., Drei religiöse und moralische Fragen bezüglich der Anästhesie. Ansprache an die Teilnehmer des IX. Nationalkongresses der Italienischen Gesellschaft für Anästhesiologie: 24.

Februar 1957.

„27. ...was ferner zum Leben selbst in Gegensatz steht, wie jede Art Mord, Völkermord, Abtreibung, Euthanasie und auch der freiwillige Selbstmord; was immer die Unantastbarkeit der menschlichen Person verletzt, ...all diese und andere ähnliche Taten sind an sich schon eine Schande; sie sind eine Zersetzung der menschlichen Kultur, entwürdigen weit mehr jene, die das Unrecht tun, als jene, die es erleiden. Zugleich sind sie in höchstem Maße ein Widerspruch gegen die Ehre des Schöpfers." *Paul VI., Pastorale Konstitution „Gaudium et Spes", 7. Dezember 1965.*

„In der heutigen Gesellschaft, in der sogar die grundlegenden Werte des menschlichen Lebens oft in Frage gestellt werden, wirken sich die Veränderungen im Bereich der Zivilisation auch auf die Bewertung von Tod und Schmerz aus. Es ist ferner zu beachten, dass die Fähigkeit der ärztlichen Kunst, zu heilen und das Leben unter bestimmten Bedingungen zu verlängern, zugenommen hat, wobei sich natürlich zuweilen einige moralische Fragen ergeben. ...ob sie das Recht haben, sich selber oder ihren Angehörigen einen „gnädigen Tod" zu verschaffen, der die Leiden abkürzen könnte und der nach ihrer Ansicht der Würde des Menschen besser entspreche.

1. Niemand kann das Leben eines unschuldigen Menschen angreifen, ohne damit der Liebe Gottes zu ihm zu widersprechen und so ein fundamentales unverlierbares und unveräußerliches Recht zu verletzen, ohne also ein äußerst schweres Verbrechen zu begehen.

Der Tod tritt nicht immer unter allerschwersten Umständen, nach kaum erträglichen Schmerzen ein. Wir dürfen nicht nur an extreme Fälle denken. Zahlreiche übereinstimmende Zeugnisse lassen vermuten, dass die Natur selber Vorsorge getroffen hat, um jene im Tod zu vollziehenden Trennungen zu erleichtern, die, würden sie dem Menschen bei voller Gesundheit zugemutet, ungewöhnlich schmerzlich wären. So kommt es, dass die lange Dauer einer Krankheit, fortgeschrittenes Alter, Einsamkeit und Verlassenheit jene psychologischen Voraussetzungen schaffen, die die Annahme des Todes erleichtern.

Es ist hilfreich, an eine Erklärung von Papst Pius XII. zu erinnern, die weiterhin voll gültig bleibt. Einer Gruppe von Ärzten, die ihm die Frage vorgelegt hatten: „Kann es nach der Lehre der Religion und den Normen der Moral dem Arzt und dem Kranken erlaubt sein, mit Hilfe narkotischer Medikamente Schmerz und Bewusstsein auszuschalten ...(auch beim Herannahen des Todes und wenn vorauszusehen ist, dass die Anwendung dieser Mittel das Leben abkürzt)?", antwortete der Papst: „Wenn andere Mittel fehlen und dadurch den gegebenen Umständen die Erfüllung der übrigen religiösen und moralischen Pflichten in keiner Weise verhindert wird, ist es erlaubt." In diesem Fall ist es klar, dass der Tod keineswegs gewollt oder gesucht wird, auch wenn man aus einem vernünftigen Grund die Todesgefahr in Kauf nimmt; man beabsichtigt nur, die Schmerzen wirksam zu lindern, und verwendet dazu jene schmerzstillenden Mittel, die der ärztlichen Kunst zur Verfügung stehen. Doch verdienen die schmerzstillenden Mittel, bei denen die Kranken das Bewusstsein verlieren, eine besondere Überlegung. Denn es liegt viel daran, dass die Menschen nicht nur ihren moralischen Verpflichtungen und den Aufgaben gegenüber ihren Verwandten nachkommen, sondern sich vor allem auch in vollem Bewusstsein auf die Begegnung mit Christus richtig vorbereiten können. Pius XII. ermahnt deshalb: „Es ist nicht recht, den Sterbenden ohne schwerwiegenden Grund des Bewusstseins zu berauben."

Sind andere Heilmittel nicht verfügbar, darf man mit Zustimmung des Kranken Mittel anwenden, die der neueste medizinische Fortschritt zur Verfügung gestellt hat, auch wenn sie noch nicht genügend im Experiment erprobt und nicht ungefährlich sind. Der Kranke, der darauf eingeht, kann dadurch sogar ein Beispiel der Hochherzigkeit zum Wohl der Menschheit geben. Ebenso darf man die Anwendung dieser Mittel abbrechen, wenn das Ergebnis die auf sie gesetzte Hoffnung nicht rechtfertigt. Bei dieser Entscheidung sind aber der berechtigte Wunsch des Kranken und seiner Angehörigen sowie das Urteil kompetenter

Fachärzte zu berücksichtigen."

Johannes Paul II., Erklärung zur Euthanasie, 5. Mai 1980.

KKK „2277 Die direkte Euthanasie besteht darin, dass man aus welchen Gründen und mit welchen Mitteln auch immer dem Leben behinderter, kranker oder sterbender Menschen ein Ende setzt. Sie ist sittlich unannehmbar. Eine Handlung oder eine Unterlassung, die von sich aus oder der Absicht nach den Tod herbeiführt, um dem Schmerz ein Ende zu machen, ist ein Mord, ein schweres Vergehen gegen die Menschenwürde und gegen die Achtung, die man dem lebendigen Gott, dem Schöpfer, schuldet. Das Fehlurteil, dem man gutgläubig zum Opfer fallen kann, ändert die Natur dieser mörderischen Tat nicht, die stets zu verbieten und auszuschließen ist."

KKK „2278 Die Moral verlangt keine Therapie um jeden Preis. Außerordentliche oder zum erhofften Ergebnis in keinem Verhältnis stehende aufwendige und gefährliche medizinische Verfahren einzustellen, kann berechtigt sein. Man will dadurch den Tod nicht herbeiführen, sondern nimmt nur hin, ihn nicht verhindern zu können. Die Entscheidungen sind vom Patienten selbst zu treffen, falls er dazu fähig und imstande ist, andernfalls von den gesetzlich Bevollmächtigten, wobei stets der vernünftige Wille und die berechtigten Interessen des Patienten zu achten sind."

KKK „2279 Selbst wenn voraussichtlich der Tod unmittelbar bevorsteht, darf die Pflege, die man für gewöhnlich einem kranken Menschen schuldet, nicht abgebrochen werden. Schmerzlindernde Mittel zu verwenden, um die Leiden des Sterbenden zu erleichtern selbst auf die Gefahr hin, sein Leben abzukürzen, kann sittlich der Menschenwürde entsprechen, falls der Tod weder als Ziel noch als Mittel gewollt, sondern bloß als unvermeidbar vorausgesehen und in Kauf genommen wird. Die Betreuung des Sterbenden ist eine vorbildliche Form selbstloser Nächstenliebe; sie soll aus diesem Grund gefördert werden."

3. „...was ferner zum Leben selbst in Gegensatz steht, wie ...Euthanasie ...; was immer die Unantastbarkeit der menschlichen Person verletzt, ...all diese und andere ähnliche Taten sind an sich schon eine Schande; sie sind eine Zersetzung der menschlichen Kultur, entwürdigen weit mehr jene, die das Unrecht tun, als jene, die es erleiden. Zugleich sind sie in höchstem Maße ein Widerspruch gegen die Ehre des Schöpfers. *Johannes Paul II., Enzyklika: „Evangelium vitae", 25. März 1995.*[46]

---

[46]http://www.vatican.va/edocs/DEU0073/__P3.HTM. - Letzter Zugriff: 3.3.2010.

4.4.3 Todesstrafe

„Niemals", so sagt er (der hl. Thomas von Aquin), „darf ein Schuldloser durch ein menschliches Gericht mit Körperstrafe belegt werden, die in Tötung oder Verstümmelung oder Züchtigung besteht."
Papst Pius XI., Enzyklika „Casti Connubii", 31. Dezember 1930.

KKK „574 Schon zu Beginn des öffentlichen Wirkens Jesu kamen Pharisäer und Anhänger des Herodes mit Priestern und Schriftgelehrten überein, ihn umzubringen [Vgl. Mk 3, 6.]. Manche seiner Taten (Dämonenaustreibungen [Vgl. Mt 12, 24.], Sündenvergebungen [Vgl. Mk 2, 7.], Heilungen am Sabbat [Vgl. Mk 3, 1-6.], eigenständige Auslegung der Reinheitsvorschriften des Gesetzes [Vgl. Mk 7, 14-23.], vertrauter Umgang mit Zöllnern und öffentlichen Sündern [Vgl. Mk 2, 14-17.]) erweckten bei einigen Übelgesinnten den Verdacht, er sei besessen [Vgl. Mk 3, 22; Joh 8, 48; 10,2 0.]. Man warf ihm vor, er lästere Gott [Vgl. Mk 2, 7; Job 5,

18; 10, 33.] und sei ein falscher Prophet [Vgl. Job 7, 12; 7, 52.] - zwei Verbrechen gegen die Religion, für die das Gesetz die Todesstrafe der Steinigung vorsah [Vgl. Job 8, 59; 10, 31.].“

KKK „2266 Der Schutz des Gemeinwohls der Gesellschaft erfordert, dass der Angreifer außerstande gesetzt wird. Aus diesem Grund hat die überlieferte Lehre der Kirche die Rechtmäßigkeit des Rechtes und der Pflicht der gesetzmäßigen öffentlichen Gewalt anerkannt, der Schwere des Verbrechens angemessene Strafen zu verhängen, ohne in schwerwiegendsten Fällen die Todesstrafe auszuschließen. Aus analogen Gründen haben die Verantwortungsträger das Recht, diejenigen, die das Gemeinwesen, für das sie verantwortlich sind, angreifen, mit Waffengewalt abzuwehren.“

4.5 Evolutionstheorie

Darwin, Erasmus. Zoonomica, Vol. 1, Or, The Laws of Organic Life. (1794-1796).
Index Additus Librorum Prohibitorum, 1817.

„Zu Ehren der Heiligen und Ungeteilten Dreifaltigkeit, zu Schmuck und Zierde der jungfräulichen Gottesmutter, zur Erhöhung des katholischen Glaubens und zur Mehrung der christlichen Religion, in der Autorität unseres Herrn Jesus Christus, der seligen Apostel Petrus und Paulus und der Unseren erklären, verkünden und definieren Wir: Die Lehre, dass die seligste Jungfrau Maria im ersten Augenblick ihrer Empfängnis durch ein einzigartiges Gnadenprivileg des allmächtigen Gottes, im Hinblick auf die Verdienste Jesu Christi, des Erretters des

Menschengeschlechtes, von jedem Schaden der Erbsünde unversehrt bewahrt wurde, ist von Gott geoffenbart und darum von allen Gläubigen fest und beständig zu glauben."
Pius IX., Dogmatische Bulle „Ineffabilis Deus", 8. Dezember 1854.

„Wir alle wissen, dass jene, die mit unüberwindlicher Unwissenheit im Hinblick auf unsere heilige Religion behaftet sind, dann, wenn sie sorgsam die Gebote des natürlichen (sittlichen) Gesetzes halten, die von Gott in die Herzen aller Menschen geschrieben worden sind, wenn sie bereit sind, Gott zu gehorchen und wenn sie ein tugendhaftes und pflichtgemäßes Leben führen, durch die Macht des göttlichen Lichtes und der Gnade das ewige Leben erlangen können. Denn Gott wird in Übereinstimmung mit seiner unendlichen Güte und Barmherzigkeit nicht zulassen, dass jemand, der nicht einer willentlichen Verfehlung schuldig ist, ewige Bestrafung erleidet. Jedoch ist das katholische Dogma ebenso wohl bekannt, dass niemand außerhalb der katholischen Kirche gerettet werden kann, und dass jene, die sich hartnäckig der Autorität und den Definitionen jener Kirche widersetzen und die hartnäckig von der Einheit der Kirche und vom Nachfolger Petri, dem Römischen Papst, getrennt bleiben (denen der Erlöser die Sorge für seinen Weinberg anvertraut hat), das Heil nicht erlangen können.

Es ist wohl bekannt, dass jene, die schuldlos unsere heilige Religion nicht kennen, aber das Naturgesetz und seine von Gott in die Herzen aller Menschen eingeprägten Gebote beobachten und bereit sind, Gott zu gehorchen und ein rechtschaffenes, aufrechtes Leben zu führen, das ewige Leben durch die wirkende Kraft des göttlichen Lichtes und der Gnade erlangen können." *Pius IX., Enzyklika „Ouanto conficiamur moeroe", über die Gleichgültigkeit und die Veröffentlichung falscher Lehren, 10. August 1863.*

„Diejenigen, die sich das Ziel gesetzt haben, die Kirche und den Staat in Verwirrung zu stürzen, die Ordnung in der Gesellschaft umzustoßen und alle göttlichen und menschlichen Rechte zu vernichten, ..." „Sie schämen sich nicht, sich offen und vor der ganzen Welt zu dem Ausspruch und Grundsatz der Irrlehrer zu bekennen, aus dem so viele verkehrte Meinungen und Irrtümer hervorgehen. Sie erklären nachdrücklich: Die Gewalt der Kirche sei nicht kraft göttlichen Rechtes getrennt und unabhängig von der staatlichen Gewalt. Eine solche Trennung und Unabhängigkeit könne nicht aufrechterhalten werden, ohne dass die Kirche in wesentliche Rechte der staatlichen Gewalt eingreifen und dieselbe an sich reißen würde.

Ferner können Wir die Verwegenheit von denjenigen nicht übergehen, welche die gesunde Lehre nicht ertragen und behaupten: Den Entscheidungen und Dekreten des Apostolischen Stuhles, die das allgemeine Wohl der Kirche, ihre Rechte und Disziplin zum Gegenstand haben, sofern diese die Glaubens- und Sittenlehre nicht berühren, könne ohne Sünde und ohne irgendeine Gefährdung die Zustimmung und der Gehorsam des katholischen Bekenntnisses verweigert werden. Jeder muss klar und offen sehen und verstehen, wie sehr dies im Widerspruch zum katholischen Glaubenssatz der Vollgewalt steht, die dem römischen Papst durch Christus unserem Herrn selbst aus göttlicher Macht übertragen wurde, um die gesamte Kirche zu weiden, zu regieren und zu verwalten."

Pius IX., Enzyklika „Quanta cura", 8. Dezember 1864.[434]

---

[434] http://www.kathpedia.com/index.php/Quanta_cura_%28Wortlaut%29.
- Letzter Zugriff: 1.3.2010.

Irrtum Nummer 7: „Wir möchten dass Ihr von einer weiteren heimlichen Gesellschaft wisst, die sich kürzlich organisiert hat, um junge Menschen, die im Gymnasium und auf der Hochschule unterrichtet werden, zu korrumpieren. Ihr listiger Zweck ist die Einstellung frevelnder Lehrer um die Studenten durch die Lehre unchristlicher Doktrinen auf den Weg von Baal zu führen. Ihr Einfluss ist bereits so überzeugend, dass jegliche Angst vor der Religion verloren gegangen ist, alle moralische Disziplin wurde aufgegeben, die Heiligkeit der echten Doktrin wurde angefochten und die Rechte der heiligen und der zivilen Mächte wurden mit Füßen getreten."

Pius IX., „Quanta cura", Syllabus errorum, 8. Dezember 1864.

Feierliche Dogmenerklärung
„21. Im treuen Anschluss also an die Überlieferung, wie Wir sie von der ersten Zeit des Christentums an überkommen haben, lehren Wir zur Ehre Gottes unsres Heilandes. Zur Verherrlichung der katholischen Religion und zum Heil der christlichen Völker, unter Zustimmung des heiligen Konzils, und erklären es als von Gott geoffenbartes Dogma: Wenn der römische Papst „ex Cathedra" spricht, - das heißt, wenn er in Ausübung seines Amtes als Hirte und Lehrer aller Christen mit seiner höchsten Apostolischen Autorität erklärt, dass eine Lehre, die den Glauben oder das sittliche Leben betrifft, von der ganzen Kirche gläubig festzuhalten ist, - dann besitzt er kraft des göttlichen Beistandes, der ihm im heiligen Petrus verheißen wurde, eben jene Unfehlbarkeit, mit der der göttliche Erlöser seine Kirche bei Entscheidungen in der Glaubens- und Sittenlehre ausgerüstet wissen wollte. Deshalb lassen solche Lehrentscheidungen des römischen Papstes keine Abänderung mehr zu, und zwar schon von sich aus, nicht erst infolge der

Zustimmung der Kirche. Wer sich aber vermessen sollte, was Gott verhüte, dieser Unserer Glaubensentscheidung zu widersprechen: der sei im Bann."

Joseph, Bischof von St. Pölten, Sekretär des ersten Vatikanischen Konzils unter Pius IX., „Pastor Eternus", 18. Juli 1870.

Die physikalische Wissenschaft

„18. Gehen wir zum zweiten Punkte über, so hat man den Kampf mit Leuten aufzunehmen, welche unter Missbrauch ihrer Kenntnisse in der physikalischen Wissenschaft die heiligen Bücher nach allen Richtungen durchspähen, um den Verfassern Unwissenheit in solchen Dingen vorzuwerfen und die Schriften selbst zu tadeln. Da nun diese Verdächtigungen sinnfällige Dinge betreffen, werden sie desto gefährlicher, wenn sie zur Kenntnis des Volkes und besonders der studierenden Jugend gelangen. Ja wirklich, wenn diese einmal die Ehrfurcht vor der göttlichen Offenbarung in einem einzigen Hauptpunkte verloren hat, wird sie leicht in allen Stücken allen Glauben an dieselbe verlieren. Allzu bekannt ist es ja, dass die Naturwissenschaften, so sehr sie sich bei angemessenem Vortrage dazu eignen, die den Geschöpfen eingeprägte Herrlichkeit des höchsten Werkmeisters erkennen zu lassen, ebenso mächtig sind, die Grundlehren der gesunden Philosophie auszurotten und die Sitten zu verderben, falls sie auf verkehrte Art in die zarten Gemüter eingesenkt werden. Deshalb wird für den Lehrer der Heiligen Schrift die Kenntnis der Naturwissenschaften ein gutes Hilfsmittel sein, um dadurch auch derartige gegen die göttlichen Bücher gerichteten Trugschlüsse leichter zu entlarven und zu widerlegen. - Sicherlich wird zwischen dem Theologen und Naturforscher kein wahrer Zwiespalt eintreten, wenn nur beide sich auf ihr Grenzgebiet beschränken, indem sie nach der Mahnung des heiligen Augustinus sich davor hüten, „dass sie etwas ohne Grund behaupten und das Unbekannte als bekannt ausgeben". Wenn sie aber verschiedener Ansicht sind, hat derselbe Lehrer für das Verhalten des Theologen die allgemeine Regel aufgestellt: In allen Fällen, wo die Gelehrten ihre Behauptungen über die Natur der Dinge durch stichhaltige Gründe beweisen können, wollen wir zeigen, dass dieselben mit den Lehren der Heiligen Schrift nicht in Widerspruch stehen."

Leo XIII., Rundschreiben „Providentissimus Deus",18. November 1893.

„9. So umfasst also das Reich unseres Erlösers alle Menschen, wie dies folgende Worte Unseres Vorgängers Leo XIII., unsterblichen Andenkens, ausdrücken und die Wir gerne zu Unsern eigenen machen: „Seine Herrschaft erstreckt sich nicht nur auf die katholischen Völker, auch nicht nur auf jene, die durch die Taufe von Rechts wegen der Kirche angehören, mögen auch irrige Anschauungen sie fernhalten oder Uneinigkeit sie von der Liebesgemeinschaft scheiden, sondern sie umfasst auch jene, die den christlichen Glauben nicht besitzen; somit untersteht im vollsten Sinne die ganze Menschheit der Herrschaft Jesu Christi"."

Pius XI., Enzyklika „Quas primas", 11. Dezember 1925 respektive Leo XIII., Enzyklika „Annum Sacrum", 25. Mai 1899.

Nicht gelöste Schwierigkeiten

„33. Es braucht sich indes niemand zu wundern, dass bis jetzt noch nicht alle Schwierigkeiten restlos bereinigt sind, sondern dass es auch heute noch Fragen gibt, die den katholischen Exegeten nicht wenig zu schaffen machen. Bei dieser Lage der Dinge darf man sicherlich nicht den Mut verlieren; man darf auch nicht vergessen, dass es in der menschlichen Wissenschaft nicht anders geht als in der Natur; die Unternehmungen wachsen langsam, und die Frucht kann man erst nach vieler Arbeit pflücken. So ging es mit manchen Fragen, die in der Vergangenheit ungelöst und unbeantwortet geblieben waren und erst in der Gegenwart durch den Fortschritt des Wissens eine glückliche Erledigung gefunden haben. Daher steht zu hoffen, dass auch die Schwierigkeiten, die heute noch ganz verwickelt und völlig undurchdringlich scheinen, im Lauf der Zeit durch unablässige Arbeit endgültig geklärt werden. Wenn die ersehnte Lösung lange ausbleibt und der glückliche Erfolg nicht uns beschieden ist, sondern vielleicht erst späteren Geschlechtern zuteil wird, so kann sich niemand darüber grämen, denn billigerweise gilt auch für uns, was die Väter, vor allem Augustinus, zu ihrer Zeit betonten: Gott habe in den von ihm inspirierten Heiligen Büchern absichtlich Schwierigkeiten gelassen, damit wir zu eifrigem Studium und Forschen angespornt und, der Grenzen unseres Geistes uns heilsam bewusst, in der geziemenden Demut geschult werden. Darum wäre es auch nicht zu verwundern, wenn sich für die eine oder andere Frage überhaupt nie eine voll befriedigende Antwort finden ließe; denn es handelt sich bisweilen um dunkle Dinge, die von der Gegenwart und von der Erfahrung der Jetztzeit all zu weit abliegen, und auch die Exegese darf wie andere bedeutende Wissenschaften ihre Geheimnisse haben,

die unserem Geist unzugänglich bleiben und durch keinerlei Bemühen enträtselt werden können."
Papst Pius XII., Rundschreiben „Divino afflante spiritu", 30. September 1943.

„Einige verfechten unklug und urteilslos die von ihnen sogenannte „Evolutionslehre", die auf dem eigenen Gebiet der Naturwissenschaften noch nicht sicher bewiesen ist, für die Erklärung des Ursprungs aller Dinge. Verwegen huldigen sie der „monistischen" und „pantheistischen" Auffassung, dass die ganze Welt einer ständigen „Evolution" unterworfen sei.

Deshalb verbietet es das Lehramt der Kirche nicht, dass die Theorie des Evolutionismus, insoweit dort Forschungen angestellt werden über die Herkunft des menschlichen Leibes aus einer bereits bestehenden, lebenden Materie - während ja der katholische Glaube uns verpflichtet, daran festzuhalten, dass die Seelen unmittelbar von Gott geschaffen sind - gemäß dem augenblicklichen Stand der weltlichen Wissenschaften und der heiligen Theologie, Gegenstand von Untersuchungen und Besprechungen gelehrter Fachleute auf beiden Gebieten sei. Und zwar sollen die Begründungen für beide Ansichten, also der begünstigenden und auch der ablehnenden, mit gebührendem Ernst, besonnen und maßvoll abgewogen und beurteilt werden; unter der Voraussetzung, dass alle bereit sind, dem Urteil der Kirche Folge zu leisten, welcher von Christus das Amt anvertraut worden ist, sowohl die Heilige Schrift authentisch zu erklären, als auch die Dogmen des Glaubens zu schützen."

Pius XII., Enzyklika „Humani generis", Über einige falsche Ansichten, welche die Grundlagen der katholischen Lehre zu untergraben drohen, 12. August 1950.

„Ja, wenn der Herr Jesus zum Vater betet, „dass alle eins seien ...wie auch wir eins sind" (Joh 17, 20-22), und damit Horizonte aufreißt, die der menschlichen Vernunft unerreichbar sind, legt er eine gewisse Ähnlichkeit nahe zwischen der Einheit der göttlichen

Personen und der Einheit der Kinder Gottes in der Wahrheit und der Liebe. Dieser Vergleich macht offenbar, dass der Mensch, der auf Erden die einzige von Gott um ihrer selbst willen gewollte Kreatur ist, sich selbst nur durch die aufrichtige Hingabe seiner selbst vollkommen finden kann."
Paul VI., Pastorale Konstitution „Gaudium et spes", 7. Dezember 1965.

Schöpfung
Wenn wir also über das Wesen des Universums und über unser eigenes Leben nachdenken, dann verstehen und anerkennen wir, dass wir begrenzte und doch erhabene Geschöpfe sind, die ihre Existenz der unendlichen Größe des Schöpfers verdanken.
Johannes Paul II., Ansprache bei der Audienz für die Jugend, 14. März 1979.[435]

KKK „374 Der erste Mensch wurde als ein gutes Wesen erschaffen und in Freundschaft mit seinem Schöpfer und in Einklang mit sich selbst und mit der ihn umgebenden Schöpfung versetzt. Nur durch die Herrlichkeit der Neuschöpfung in Christus können diese Freundschaft und Harmonie noch übertroffen werden."

„4. In Anbetracht des wissenschaftlichen Forschungsstandes der Zeit und der Erfordernisse der Theologie betrachtete die Enzyklika Humani generis die Lehre vom „Evolutionismus" als ernst zunehmende Hypothese, die es ebenso wie die gegenteilige Annahme verdiente, genauer untersucht und bedacht zu werden.

---

[435] Ebd., S. 80.

Pius XII. setzte zwei Bedingungen methodologischer Art hinzu: Man sollte diese Ansicht nicht so übernehmen, als ob es sich um eine gesicherte und bewiesene Lehre handelte und als ob man ganz von der Offenbarung absehen könnte, was die von ihr aufgeworfenen Fragen betrifft. Er nannte ebenfalls die Bedingung, unter der diese Ansicht mit dem christlichen Glauben vereinbar ist, worauf ich noch zurückkommen werde.

Heute, beinahe ein halbes Jahrhundert nach dem Erscheinen der Enzyklika, geben neue Erkenntnisse dazu Anlass, in der Evolutionstheorie mehr als eine Hypothese zu sehen. Es ist in der Tat bemerkenswert, dass diese Theorie nach einer Reihe von Entdeckungen in unterschiedlichen Wissensgebieten immer mehr von der Forschung akzeptiert wurde. Ein solches unbeabsichtigtes und nicht gesteuertes Übereinstimmen von Forschungsergebnissen stellt schon an sich ein bedeutsames Argument zugunsten dieser Theorien dar.

Genau genommen muss man eher von Evolutionstheorien sprechen als von der Theorie der Evolution. Diese Vielfalt entspricht einerseits den unterschiedlichen Ansätzen, die vorgeschlagen wurden, um den Mechanismus der Evolution zu erklären. Andererseits entspricht sie der Unterschiedlichkeit der Weltanschauungen, auf die man sich bezieht. So gibt es materialistisch-reduktionistische Lesarten und auch spiritualistische Lesarten der Evolutionstheorie. Das Urteil darüber gehört in die Kompetenz der Philosophie und darüber hinaus der Theologie."

„5. Das Lehramt der Kirche ist unmittelbar von der Frage der Evolution betroffen, denn sie betrifft das Menschenbild. Die Offenbarung lehrt uns, dass der Mensch nach Gottes Ebenbild geschaffen wurde (vgl. Gen 1, 27). Die Konzilskonstitution „Gaudium et spes" hat diese Lehre, die zum Zentrum des christlichen Denkens gehört, auf großartige Weise ausgeführt. Sie hat daran erinnert, dass der Mensch „auf Erden die einzige von Gott um ihrer selbst willen gewollte Kreatur ist" (Nr. 24). Mit anderen Worten: Der Mensch kann weder seiner Spezies noch der Gesellschaft als einfaches Mittel oder bloßes Werkzeug untergeordnet werden; er hat einen Wert an sich. Er ist Person. Durch seine Intelligenz und seinen Willen ist der Mensch in der Lage, in eine Beziehung der Gemeinschaft, der Solidarität und der Selbsthingabe mit seinem Mitmenschen zu treten. Der hl. Thomas stellt fest, dass die Ähnlichkeit des Menschen mit Gott vor allem in seiner spekulativen Intelligenz begründet ist, denn seine Beziehung zum Gegenstand seiner Erkenntnis ähnelt der Beziehung Gottes zu seinem Werk (vgl. Summa theologica, I-II, q. 3, a. 5, ad 1). Aber mehr noch ist der Mensch aufgefordert, eine Beziehung der Kenntnis von Gott und der Liebe zu Gott selbst aufzubauen. Diese Beziehung wird nach der Zeit in der Ewigkeit ihre volle Entfaltung finden. Im Geheimnis des auferstandenen Christus werden uns die ganze Tiefe und die ganze Größe dieser Berufung offenbart (vgl. Gaudium et spes, 22). Eben weil sie eine Geistseele hat, besitzt die gesamte menschliche Person einschließlich des Körpers eine solche Würde. Pius XII. hat diesen wesentlichen Punkt betont: Der menschliche Körper hat seinen Ursprung in der belebten Materie, die vor ihm existiert. Die Geistseele hingegen ist unmittelbar von Gott geschaffen: „animas enim a Deo immediate creari catholica fides nos retinere iubet". (Enzyklika Humani generis, AAS 42 [1950], S. 575)."

Botschaft von Papst Johannes Paul II. an die Mitglieder der Päpstlichen Akademie der Wissenschaften anlässlich ihrer Vollversammlung, 22. Oktober 1996. [436]

„Folglich sind diejenigen Evolutionstheorien nicht mit der Wahrheit über den Menschen vereinbar, die - angeleitet von der dahinter stehenden Weltanschauung - den Geist für eine Ausformung der Kräfte der belebten Materie oder für ein bloßes Epiphänomen dieser Materie halten. Diese Theorien sind im übrigen nicht imstande, die personale Würde des Menschen zu begründen."
Johannes Paul II., Botschaft „Christliches Menschenbild und moderne Evolutionstheorien" an die Mitglieder der Päpstlichen Akademie der Wissenschaften anlässlich ihrer Vollversammlung, 22. Oktober 1996.

„80. Das Geheimnis der Menschwerdung wird immer der Mittelpunkt bleiben, auf den man sich beziehen muss, um das Rätsel vom menschlichen Dasein, der geschaffenen Welt und von Gott selber begreifen zu können."
Johannes Paul II., Enzyklika „Fides et Ratio", 14. September 1998.

4.6 Nationalsozialismus

„Die katholische Kirche hat sich daran gewöhnt, für das jüdische Volk, dem die göttliche Verheißung bis zum Kommen Jesu Christi

---

[436]

http://www.rsng.de/kirchenamtliches/paepstliches/paepstliches/christlichesme nschenbild-und–evolutionstheorien.html. - Letzter Zugriff: 2.3.2010.

anvertraut gewesen ist, stets zu beten trotz seiner späteren Verblendung, ja gerade wegen dieser Verblendung. Durch diese Liebe bewegt hat der Apostolische Stuhl dieses Volk gegen ungerechte Verfolgungen geschützt. Und so, wie er allen Neid und alle Feindschaft unter den Völkern verwirft, so verdammt er umso mehr den Hass gegen das von Gott einst auserwählte Volk, jenen Hass nämlich, den man heutzutage mit dem Namen Antisemitismus zu bezeichnen pflegt." *Pius XI., Dekret, März 1928.*

Die Frage der Eugenik

„Zu verwerfen sind zum Schluss noch jene bedenklichen Bestrebungen, die zwar zunächst das natürliche Recht des Menschen auf die Ehe, tatsächlich aber unter gewisser Rücksicht auch das Gut der Nachkommenschaft angehen. Es finden sich nämlich solche, die in übertriebener Sorge um die „eugenischen" Zwecke nicht nur heilsame Ratschläge zur Erzielung einer starken und gesunden Nachkommenschaft geben - was der gesunden Vernunft durchaus nicht zuwider ist -, sondern dem „eugenischen" Zweck den Vorzug vor allen andern, selbst denen einer höheren Ordnung geben. Sie möchten daher von Staats wegen alle von der Ehe ausschließen, von denen nach den Gesetzen und Mutmaßungen ihrer Wissenschaft infolge von Vererbungen nur eine minderwertige Nachkommenschaft zu erwarten ist, auch wenn sie zur Eingehung einer Ehe an sich tauglich sind. Ja sie gehen so weit, solche von Gesetzes wegen, auch gegen ihren Willen, durch ärztlichen Eingriff jener natürlichen Fähigkeit berauben zu lassen, und zwar nicht als Körperstrafe für begangene Verbrechen, noch auch um künftigen Vergehen solcher Schuldiger vorzubeugen, sondern indem sie gegen alles Recht und alle Gerechtigkeit für die weltliche Obrigkeit eine Gewalt in Anspruch nehmen, die sie nie gehabt hat und rechtmäßiger Weise überhaupt nicht haben kann. Sie vergessen zu Unrecht, dass die Familie höher steht als der Staat und dass die Menschen nicht an erster Stelle für die Zeit und die Erde, sondern für den Himmel und die Ewigkeit geboren werden. Und in der Tat, es ist nicht recht, Menschen, die an sich zur Eingehung einer Ehe fähig sind, aber trotz gewissenhaftester Sorge voraussichtlich nur einer minderwertigen Nachkommenschaft das Leben geben können, schon deshalb einer schweren Schuld zu zeihen, falls sie in die Ehe treten, wenn ihnen auch oft die Ehe zu widerraten ist.

Was nun die Obrigkeit angeht, so hat sie über die körperlichen Organe ihrer Untertanen keine direkte Gewalt. Wo keine Schuld und damit keine Ursache für körperliche Bestrafung vorliegt, kann sie die Unversehrtheit des Leibes weder aus eugenischen noch aus irgendwelchen Gründen direkt verletzen oder antasten. Das ist auch die Lehre des hl. Thomas von Aquin, der bei Erörterung der Frage, ob der weltliche Richter zur Verhütung künftiger Schäden einem Menschen Übel zufügen könne, dies zwar für gewisse Sicherungsmaßnahmen zugibt, es aber mit Fug und Recht für jede Art von Körperverletzung verneint. „Niemals", so sagt er, „darf ein Schuldloser durch ein menschliches Gericht mit Körperstrafe belegt werden, die in Tötung oder Verstümmelung oder Züchtigung besteht."

Der einzelne aber hat über die Glieder seines Leibes kein anderes Verfügungsrecht, als dass er sie ihrem natürlichen Zweck entsprechend gebrauchen kann. Er darf sie daher weder vernichten noch verstümmeln, noch auf irgendeine andere Weise sich zu ihren natürlichen Funktionen untauglich machen, außer wenn sonst für das Wohl des ganzen Körpers nicht gesorgt werden kann. So sagt es die christliche Sittenlehre und das gleiche steht schon aus der Vernunft fest."

Pius XI. Enzyklika „Casti connubii", 31. Dezember 1930.

„5. Wenn der von Uns in lauterer Absicht in die deutsche Erde gesenkte Friedensbaum nicht die Früchte gezeitigt hat, die Wir im Interesse Eures Volkes ersehnten, dann wird niemand in der weiten Welt, der Augen hat, zu sehen, und Ohren, zu hören, heute noch sagen können, die Schuld liege auf Seiten der Kirche und ihres Oberhauptes. Der Anschauungsunterricht der vergangenen Jahre klärt die Verantwortlichkeiten. Er enthüllt Machenschaften, die von Anfang an kein anderes Ziel kannten als den Vernichtungskampf. In die Furchen, in die Wir den Samen aufrichtigen Friedens zu pflanzen bemüht waren, streuten andere wie der „inimicus homo" der Heiligen Schrift die Unkrautkeime des Mißtrauens, des Unfriedens, des Hasses, der Verunglimpfung, der heimlichen und offenen, aus tausend Quellen gespeisten und mit allen Mitteln arbeitenden grundsätzlichen Feindschaft gegen Christus und Seine Kirche. Ihnen, und nur ihnen, sowie ihren stillen und lauten Schildhaltern fällt die Verantwortung dafür zu, dass statt des Regenbogens des Friedens am Horizont Deutschlands die Wetterwolke zersetzender Religionskämpfe sichtbar ist."

„9. Habet acht, Ehrwürdige Brüder, dass vor allem der Gottesglaube, die erste und unersetzbare Grundlage jeder Religion, in deutschen Landen rein und unverfälscht erhalten bleibe. Gottgläubig ist nicht, wer das Wort Gottes rednerisch gebraucht, sondern nur, wer mit diesem hehren Wort den wahren und würdigen

Gottesbegriff verbindet."

„11. Wer nach angeblich altgermanisch-vorchristlicher Vorstellung das düstere unpersönliche Schicksal an die Stelle des persönlichen Gottes rückt, leugnet Gottes Weisheit und Vorsehung, ...Ein solcher kann nicht beanspruchen, zu den Gottgläubigen gerechnet zu werden.

„12. Wer die Rasse, oder das Volk, oder den Staat, oder die Staatsform, die Träger der Staatsgewalt oder andere Grundwerte menschlicher Gemeinschaftsgestaltung ...aus dieser ihrer irdischen Wertskala herauslöst, sie zur höchsten Norm aller, auch der religiösen Werte macht und sie mit Götzenkult vergöttert, der verkehrt und fälscht die gottgeschaffene und gottbefohlene Ordnung der Dinge. Ein solcher ist weit von wahrem Gottesglauben und einer solchem Glauben entsprechenden Lebensauffassung entfernt."

„15. Nur oberflächliche Geister können der Irrlehre verfallen, von einem nationalen Gott, von einer nationalen Religion zu sprechen, können den Wahnversuch unternehmen, Gott, den Schöpfer aller Welt, den König und Gesetzgeber aller Völker, vor dessen Größe die Nationen klein sind wie Tropfen am Wassereimer, in die Grenze eines einzelnen Volkes, in die blutmäßige Enge einer einzelnen Rasse einkerkern zu wollen."

„26. Ein besonders wachsames Auge, Ehrwürdige Brüder, werdet Ihr haben müssen, wenn religiöse Grundbegriffe ihres Wesensinhaltes beraubt und in einem profanen Sinne umgedeutet werden."

„27. Offenbarung im christlichen Sinn ist das Wort Gottes an die Menschen. Dieses gleiche Wort zu gebrauchen für die „Einflüsterungen" von Blut und Rasse, für die Ausstrahlungen der Geschichte eines Volkes ist in jedem Fall verwirrend. Solch falsche

Münze verdient nicht, in den Sprachschatz eines gläubigen Christen überzugehen."[437]

„52. Er, der Herz und Nieren durchforscht, ist Unser Zeuge, dass Wir keinen innigeren Wunsch haben als die Wiederherstellung eines wahren Friedens zwischen Kirche und Staat in Deutschland."
Pius XI., Enzyklika „Mit brennender Sorge", 14. März 1937.

- „Die Menschenrassen unterscheiden sich durch ihre angeborenen, unveränderlichen Anlagen so sehr voneinander, dass die untere Menschenrasse von der höchsten weiter absteht als von der höchsten Tierart.

- Die Lebenskraft der Rasse und die Reinheit des Blutes müssen auf jede Weise bewahrt und gepflegt werden. Was zu diesem Zwecke geschieht, ist ohne weiteres sittlich erlaubt.

- Aus dem Blute, in dem Rassenanlagen enthalten sind, gehen alle geistigen und sittlichen Eigenschaften als aus seiner hauptsächlichen Quelle hervor."

Pius XI., Instruktionen an katholische Universitäten und Seminare „lächerliche Dogmen" zurückzuweisen, 13. April 1938.

Die heilige Schrift in der jetzigen Kriegszeit
„41. Was Wir im vorausgehenden dargelegt haben, Ehrwürdige Brüder und geliebte Söhne, gilt für alle Zeiten, aber ganz vorzüglich für unsere Leid erfüllten Tage, in denen fast alle Völker und

---

[437] Durch Erlass des Reichsministers des Inneren vom 26. November 1936 wurde anstelle des Wortes „konfessionslos" der Ausdruck „gottgläubig" zur Angabe der Religionszugehörigkeit vorgeschrieben.

Nationen in ein Meer von Unglück versenkt sind; in denen ein unmenschlicher Krieg Ruinen auf Ruinen häuft und Blutbad an Blutbad reiht, in denen bitterer Hass der Völker gegeneinander in so vielen, wie Wir mit tiefem Schmerz wahrnehmen, jedes Gefühl nicht nur der christlichen Mäßigung und Liebe, sondern selbst der edlen Menschlichkeit erstickt hat. Wer anders kann diese Todeswunden der menschlichen Gesellschaft teilen als Der, zu dem der Apostelfürst voll Lieben und Vertrauen spricht: „Herr, zu wem sollen wir gehen? Du hast Worte des ewigen Lebens." (Joh 6, 69). Zu Ihm also, unserem erbarmungsreichen Erlöser, müssen wir nach Kräften alle zurückführen; er ist der göttliche Tröster der Trauernden; er ist für alle, für die Regierenden ebenso wie für die Untergebenen, der Lehrer wahrer Rechtlichkeit, echter Gerechtigkeit, hochherziger Liebe; Er, und Er allein, kann das feste Fundament und der wirksame Schutz des Friedens und der Ruhe sein. „Ein anderes Fundament kann niemand legen als das, das gelegt ist, und das ist Christus Jesus." (1 Kor 3, 11)." *Pius XII., Rundschreiben „Divino Afflante Spiritu", 30. September 1943.*

5 Diskussion

Die versuchte Einflussnahme der Päpste des 19. und 20. Jahrhunderts auf den Umgang mit dem menschlichen Körper greift tief in die Intimsphäre der Gläubigen ein und umfasst alle Bereiche des Lebens. Diese Erkenntnis lässt sich aus der Gegenüberstellung der historischen Fachliteratur zur Medizin, Politik und Jurisprudenz mit den Veröffentlichungen des Vatikans gewinnen.

In diesem Kontext erschließen sich Zusammenhänge, welche die Handlungsstrategien der Päpste nachvollziehbar machen. Es sind hier somit zwei Aspekte zu beleuchten. Das „Was" und das „Wie". Was möchten die Päpste inhaltlich vermitteln, und wie ist die Vorgehensweise um diese Inhalte durchzusetzen?

Der Papst ist ein besonderer Mensch. Er ist autorisiert, das Wort Gottes zu verkünden und zu interpretieren. Hierbei geht es im betrachteten Zeitraum in erster Linie um den Erhalt und die Festigung seiner Position als Patriarch. Der perfekte Ansatzpunkt, um Regularien für Menschen aufzustellen, liegt in Gegebenheiten, die allen Personen eigen sind und die somit alle Menschen betreffen. Gemeint sind hier: Körper, Seele und Geist.

Es ist eines der Grundprinzipien der christlichen Moral, dass der Mensch nicht Herr und Besitzer, sondern nur Nutznießer seines Leibes und seines Daseins ist. Der Papst stellt sich auf den Standpunkt, dass der menschliche Körper ein Geschenk Gottes ist und von Gott, dem Schöpfer, beseelt wird. Jeder Mensch soll gottesfürchtig mit seinem Körper umgehen und damit er den rechten Weg findet, kann er sich beim Gottesdienst, bei der Eucharistiefeier, bei der Beichte oder im Gebet zu Gott, leiten lassen. Die katholische Kirche bietet den Menschen Sicherheit bezüglich der Art und Weise ihrer Lebensführung und verlangt als Preis hierfür den absoluten Gehorsam. Wer sich dem Moralkodex der Kirche nicht anpasst, muss die Zeit nach dem Tod in der „Hölle" verbringen. Da es im katholischen Glauben keine Reinkarnation gibt, ist dieser Zustand dauerhaft, will sagen ewig. Ergo sind die Gläubigen von jeglicher Selbstbestimmung entmündigt. Von der Wiege bis zur Bahre hält der Vatikan Antworten für alle Lebenslagen bereit.

Das Seelenleben eines Menschen ist ein besonders empfindliches Wesensmerkmal, das zu jeder Zeit berührt werden kann, ob bei Jung und Alt, bei Armen oder Reichen. Der Papst appelliert an das menschliche Gewissen, um seine Vorschriften durchzusetzen. Das „Über-Ich" wie Sigmund Freud es nennt, kann einen Menschen in größte Pein versetzen, indem es ihn von morgens bis abends und nächtelang plagt. Um diesen außerordentlichen Schmerz zu vermeiden, ist es oftmals am einfachsten, sich an Regeln zu halten. Die Hypothese, dass die Päpste ihr Wissen um das Gewissen des Gläubigen strategisch einsetzen, soll im Folgenden noch verifiziert werden.

Zunächst setzt sich der Gedanke der Aufklärung aus dem 18. Jahrhundert ins 19. Jahrhundert fort und festigt sich. Die in der historischen Literatur mit genauem Datum aufgezählten Neuerungen wie z.B. die Weiterentwicklung des Mikroskops oder die Erfindung der Röntgenaufnahme (1895) beweisen, dass der wissenschaftliche Kenntnisstand enorm zunimmt. Die Menschen erleben wiederholt die „Machbarkeit", nämlich die Kraft ihrer geistigen und intellektuellen Fähigkeiten, und werden somit immer mutiger im autonomen Denken. Die letzten 200 Jahre sind für die Lebenseinstellung der Gläubigen und besonders der Nichtgläubigen von besonderer Bedeutung, da sich in dieser Zeit durch den wissenschaftlichen Fortschritt auch ein sozialer Wandel vollzieht, der die Weltanschauung der Menschen verändert und politische Neuerungen mit sich bringt.

Eine Sozialstudie der katholischen Idealfamilie im Jahr 1800 sieht folgendermaßen aus: Mann und Frau leben in derselben Gemeinde. Sie schließen ihre Ehe vor Gott. Vorehelicher Sex ist ausgeschlossen. In der Hochzeitsnacht kommt es zur Defloration. Im Idealfall wird die Ehefrau schwanger. Der „Coitus interruptus" als Verhütungsmethode ist untersagt. Fremdgehen ist untersagt, und auch das Freudenhaus ist tabu. All dies bedeutet, dass jeder Mensch in der Regel nur einen Sexualpartner im Leben hat. Die Masturbation zur Befriedigung der sexuellen Lust ist verboten und Sodomie sowie die gleichgeschlechtliche Liebe sind ebenso ausgeschlossen. Die Frau ist ihrem Mann zu Willen, Abtreibung steht außer Frage, die Familie ist kinderreich und besucht mindestens jeden Sonntag den Gottesdienst. Sollte einer der Ehepartner sündigen, so findet er Vergebung im Rosenkranzgebet und in der Beichte. Die Frau wird im Namen Gottes zum Lustobjekt ihres Mannes und zur Gebärerin für ihre Gemeinde. Die Zahl der katholischen Gläubigen wächst und die Kirche gewinnt somit an Ansehen und Macht. Die Geistlichen unterwerfen sich dem Zölibat und widmen sich ganz und gar ihrem Herrn, Gott, dem Schöpfer, und ihrer Gemeinde. Dieses einfältige Szenario ist ursprünglich dem nur logisch denkenden, aber sexuell völlig unerfahren Dominikanermönch Thomas von Aquin (1225-1274) zu verdanken.

Es stellt sich die Frage, ob diese unerfüllbaren, von der katholischen Kirche geforderten Ansprüche absichtlich gestellt werden, damit der Mensch zum Sünder werden muss.

Die Verfehlungen beginnen jedoch schon in den eigenen Reihen, wie ein Umlaufschreiben des Bischofs Ignaz Albert von Augsburg 1829 dokumentiert, indem es die öffentlich ausgelebte Lust der Priester mit ihren Haushälterinnen als schändlich und lasterhaft bezeichnet.
Dort, wo die Päpste meinen, dass Ermahnungen oder differenzierte Stellungnahmen zusätzlich zu den mittelalterlichen Regeln von Thomas von Aquin notwendig sind, verfassen sie Enzykliken, berufen Konzile ein, geben den „Codex Iuris Canonici" in Auftrag, schreiben den „Katechismus der Katholischen Kirche" oder halten Ansprachen.

Da im 19. Jahrhundert ein großer Teil der deutschen Bevölkerung noch aus Analphabeten besteht, ist die Verkündung des Wortes Gottes durch die Priester der einzige Weg, den Gläubigen die vatikanischen Richtlinien zu vermitteln. Der Kommunikationsstil ändert sich allerdings mit der Verbreitung der Medien. Die Zeitung L´Osservatore Romano wird 1861 gegründet, Radio Vatikan geht 1931 auf Sendung und 1992 macht sich der sogenannte „Medienpapst" Johannes Paul II. die Mühe, den „Katechismus der Katholischen Kirche" (KKK) als Nachschlagewerk zu veröffentlichen. Trotz neuer Medien sollen die Gläubigen nach Aussage des KKK täglich beten und den sonntäglichen Kontakt zu ihrer kirchlichen Gemeinde suchen.

In einem demokratischen Staat wird über die Richtlinien des Zusammenlebens abgestimmt. Die Rechtsprechung wird entsprechend festgelegt und die Ordnungshüter sind dafür verantwortlich, dass die Gesetze eingehalten werden. Der Papst verbreitet seine Lehren über Bischöfe und Priester und ist darauf angewiesen, dass sich die Gläubigen freiwillig an seine Richtlinien, die für ihn Gesetzescharakter haben, halten. Die Aufgabe der Polizei übernimmt in der katholischen Kirche das Gewissen. Anfang des 19. Jahrhunderts sind die Menschen aber bestrebt selber über ihr Gewissen zu entscheiden. Gregor XVI. tobt. Er lässt seinem Unmut mit der 1832 verfassten Enzyklika „Mirari vos", in der er die Gewissensfreiheit als eine „irrige Meinung", „Wahnsinn" und „seuchenartigen Irrtum" bezeichnet, freien Lauf.

Es gilt zu erforschen, wie der Vatikan seine Machtposition erhält, obwohl durch wissenschaftliche Erkenntnisse grundlegende Gegenströmungen zur Schöpfungsgeschichte aufkommen. Ärzte nehmen sich heraus, Impfungen durchzuführen um somit Gottes Strafe für Sünde, nämlich die Krankheit, zu vermeiden und 1846 findet die erste schmerzfreie Operation in Narkose statt, die aus päpstlicher Sicht eine enorme Machtdemonstration der Ärzte zur Herrschaft über den menschlichen Körpers gewesen sein muss. Die bereits erwähnte Hypothese, dass die katholische Kirche ihre Macht nur über das Gewissen der Menschen erhalten kann, bestätigt sich 1849, als Papst Pius IX. mit der Enzyklika „Ubi primum" die unbefleckte Empfängnis der Jungfrau Maria zum Dogma erklärt und somit die Ursünde in den Fokus der Öffentlichkeit rückt. Da der Mensch diesem Dogma zufolge von Geburt an sündig ist, kann nur Gott ihm vergeben. Somit sind regelmäßige Besuche der Messe, sowie das Beten und Beichten für den gläubigen Katholiken unabdingbar. Selbst im KKK von 1992 spricht Papst Johannes Paul II. bezüglich der kirchlichen Gesetze im Zusammenhang mit Suizidenten immer noch von der „Hölle", der ultimativen Strafe für Vergehen gegen die Gebote Gottes. Als Charles Darwin 1859 sein Buch über die Entstehung der Arten veröffentlicht und damit die Schöpfungsgeschichte endgültig in Frage stellt, gerät das Weltbild der Kirche erneut ins Wanken. Daraufhin reagiert Papst Pius IX. 1869 mit der Einberufung des Ersten Vatikanischen Konzils, um seine Unfehlbarkeit zum Dogma zu erklären.

Unter den genannten Voraussetzungen soll reflektiert werden, welche inhaltlichen Änderungen sich für die katholische Idealfamilie im 19. und 20. Jahrhundert ergeben. Strittige Themen, die 1800 bereits aktuell sind, wie das Ausleben der Heterosexualität mittels Empfängnisverhütung, Abort, Masturbation, Homosexualität, Sodomie und Prostitution werden von den verschiedenen Päpsten aufgegriffen, aber gemäß des Ersten Vatikanischen Konzils (1869-1870) den medizinischen Neuerungen und dem Neuhumanismus nur geringfügig angepasst. Auch das Zweite Vatikanische Konzil (1962-1965) bringt im Bezug auf die Fortschritte in der Medizin nur marginale Anpassungen hervor.

Im Folgenden werden die Ergebnisse aus der Literaturrecherche bezüglich des Vatikans und der Medizin gegenübergestellt, verglichen und diskutiert:

- Die Erfindung des Kondoms, welches 1870 in Serie geht, und die Erhältlichkeit der Antibabypille ab 1959 zwingen die Päpste zu speziellen Stellungnahmen, um die althergebrachten Doktrinen von Thomas von Aquin zu untermauern. Eine Lockerung zur absoluten Empfängnisverhütung gibt es 1968 dennoch, als Papst Paul VI. in seiner Pillenenzyklika „Humanae vitae" die Kalendermethode nach Knaus-Ognio erlaubt, die laut Pearl-Index auch gut funktioniert, aber umständlich zu implementieren ist und sexuelle Aktivität an Tagen mit einer hohen Konzeptionswahrscheinlichkeit ausschließt. Außerdem bietet sie keinen Schutz vor Geschlechtskrankheiten. Da der Mensch von Natur aus, wenn überhaupt, die serielle Monogamie lebt, ist aus medizinischer Sicht die Nutzung aller sicheren Verhütungsmethoden unbedingt zu empfehlen. Nach Ansicht des katholischen Theologen Professor Hans Küng aus Tübingen hat Papst Paul VI. in seiner Enzyklika „Humanae vitae" die Pille verboten, weil er wegen des Unfehlbarkeitsdogmas nicht anders handeln zu können glaubte.

- Betreffend des Auslebens der Sexualität in der Ehe gibt es 1968 durch Papst Paul VI. eine längst überfällige und dennoch für diese Zeit fortschrittliche Neuerung zum Wohle der Frau. Sie ist nicht mehr das remedium concupiscentiae für den Mann, sondern darf auch ihren Unwillen zum Beischlaf äußern. Rechtliche Unterstützung bekommt die Frau erst 1997 durch §177, Strafgesetzbuch, der die Vergewaltigung in der Ehe unter Strafe stellt. Die katholische Kirche und die

Medizin sind sich hier einig, weil der physischen und psychischen Verfassung der Frau Rechnung getragen wird.

- Eine Abtreibung ist mit dem Argument der Simultanbeseelung des Embryos für den Vatikan nach wie vor inakzeptabel. Der Gesetzgeber erlaubt hingegen die Fristenregelung, die den straffreien Schwangerschaftsabbruch innerhalb der ersten 12 Wochen ermöglicht. Dieser Punkt kann nicht diskutiert werden, da die Meinungen und Einstellungen der Menschen völlig unterschiedlich sind. Zu urteilen oder sogar zu verurteilen, ist an dieser Stelle nicht indiziert, denn die menschlichen Biographien, Phantasien und Bedürfnisse sind sehr individuell zu sehen. Dies gilt auch für die Vasektomie beim Mann und die Sterilisation der Frau.

- Eine Diskussion zur Masturbation findet seitens der Päpste in den letzten 200 Jahren nicht statt, obwohl sie von medizinischer Seite, nach anfänglichen Unsicherheiten, Ende des 20. Jahrhunderts für gesundheitlich unbedenklich gilt und gesellschaftlich als normal akzeptiert ist. Für den Vatikan gelten weiterhin die mittelalterlichen Regeln, welche die Sexualität an den ehelichen Geschlechtsakt binden.

- Die Homosexualität ist für die katholische Kirche nicht akzeptabel, da es hier, wie bei der Masturbation, nicht zum ehelichen Geschlechtsakt kommt. Seit 1973 ist sie laut der American Psychiatric Association eine Normvariation und keine psychische Störung und nach deutschem Gesetz ist sie seit 1994 nicht mehr strafbar, da der §175 zu diesem

Zeitpunkt aus dem deutschen Strafgesetzbuch gestrichen wurde. Seit August 2001 regelt in Deutschland das Gesetz über die Eingetragene Lebenspartnerschaft die sogenannte „Homo-Ehe". Die römisch-katholische Kirche, die sich gegen eine rechtliche Anerkennung gleichgeschlechtlicher Partnerschaften einsetzt, lehnt Segnungen gleichgeschlechtlicher Paare ab.

- Die Sodomie ist nach dem KKK von 1992 eine himmelschreiende Sünde. Auch aus medizinischer Sicht ist die Unzucht mit Tieren nach der ICD-10 von 1990 eine Störung der Sexualpräferenz und wird somit als nicht normal angesehen.

- Den Verlautbarungen Papst Johannes Pauls II. zufolge nimmt er die Prostitutionsproblematik wahr und lässt trotz deutlicher Ablehnung der Prostitution dennoch eine gewisse Milde für jene Menschen, die Opfer der Prostitution sind, walten. Seit Mitte der 1980er Jahre haben die Gesundheitsämter auf Gesundheitszeugnisse für Prostituierte verzichtet und freiwillige, anonym wahrzunehmende Angebote zur Gesundheitskontrolle für jedermann etabliert. Der Staat hat Aufklärung betrieben und die Bürger für mündig erklärt, indem er die Verantwortung für die Gesundheit jedem selbst überlässt.

- Die Kastration von Knaben, um deren helle Singstimme zu erhalten, wird von Papst Benedikt XIV. bereits 1748 als Sünde bezeichnet. Der letzte Kastrat der päpstlichen Kapelle singt jedoch noch bis 1913. Diese Tatsache ist ein Beispiel dafür, dass sich Änderungen kirchlicher Bräuche nur sehr langsam vollziehen.

Fazit: Die Ende des 20. Jahrhunderts gesellschaftlich praktizierten Formen der Empfängnisverhütung und der Sexualität im Allgemeinen sind für den Vatikan bis dahin nicht akzeptabel. Das Bild von der katholischen Idealfamilie zu Beginn des 19. Jahrhunderts steht, bis auf die geringfügige Änderung, dass die Nutzung der empfängnisfreien Tage zur Verhütung erlaubt ist, für die Päpste heute noch fest. Die versuchte Einflussnahme des Vatikans auf die Sexualität der Gläubigen ist ein zentrales Thema dieser Dissertation. Nach Aussage von Karlheinz Deschner erschließen sich hypothetische Erkenntnisse, die zeigen, dass es für die Menschheit positiv ist, dass der Vatikan sich mit seinen Dogmen nicht durchsetzen konnte. Er stellt fest, dass Deutschland ohne Geburtenkontrolle zum Ende des 20. Jahrhunderts 180 Millionen Einwohner gehabt hätte. Eine solche hoffnungslose Bevölkerungsexplosion ist aus heutiger Sicht unvorstellbar und nicht zu verantworten. Hinzu kommt, dass die Menschen durch die Fortentwicklung der Medizin immer älter werden. Weiterhin zitiert er Kardinal Ruffini aus Palermo, der in den 1960er Jahren, Vergewaltigung und Prostitution auf eine nicht auslebbare Sexualität in der katholischen Ehe zurückführt. Selbst wenn Ruffini nur anteilig Recht hat, ist der Gedanke, dass kirchliche Dogmen bei den Menschen unnatürliche Verhaltensweisen hervorrufen, im Fall der Vergewaltigung besonders schwerwiegend.

Empfängnisverhütung ist für viele Katholiken inzwischen die Regel und Masturbation ist zur Normalität geworden. Die homosexuelle Ehe wird Ende des 19. Jahrhunderts in mehreren

Ländern erlaubt und Prostitution ist zu einem Gewerbe mit Versicherungsschutz geworden. Der Zölibat wird nach Schätzungen nur von einem Drittel der Priester eingehalten. Die katholische Kirche steht demnach für althergebrachte Traditionen, die 1800 schon nicht umzusetzen waren und 1999 kaum noch Beachtung finden.

Es stellt sich die Frage, wie die katholische Kirche mit ihren Doktrinen die letzten 200 Jahre überleben konnte. Ein Aspekt ist die besondere Hartnäckigkeit, mit der die Päpste ihre Position behaupten, der andere Grund ist die heile Welt, die die Kirche ihren Gläubigen bietet, wenn sie sich ihren Regeln beugen. Die Hartnäckigkeit zeigt sich schon Anfang des 19. Jahrhunderts, als Papst Pius VII. mit vollem Körpereinsatz in den Hungerstreik geht, um gegen Napoléon bzw. für die Wiederherstellung des Kirchenstaats zu kämpfen. Diese Insistenz setzt sich mit der Enzyklika „Ubi primum" von 1849 mit der Verkündung der unbefleckten Empfängnis fort.

Seit 1930 reist der Papst öffentlich im Mercedes durch die Lande und zeigt sich immer häufiger seinen Gläubigen. Bei Beginn des Zweiten Weltkrieges am 1. September 1939, zieht sich der neu ins Amt gewählte Pius XII. in den Vatikan zurück. Er kann gegen den charismatischen Führer Adolf Hitler, der es schafft, die Menschen zu begeistern und ihnen Sicherheit im Kollektiv der Kriegsmaschinerie zu bieten, nichts ausrichten. Sein Rundschreiben „Divino Afflante Spiritu" vom 30. September 1943, ist ein zaghafter Versuch, den Menschen in Zeiten des unmenschlichen Krieges ein Zuhause bei Gott, dem Tröster, anzubieten. Für den Papst gilt die

Devise: beobachten, Schaden begrenzen, aussitzen. Die anschließende Aufarbeitungsphase zur Massenvernichtung der Juden und spezieller Randgruppen dauert bis in das 21. Jahrhundert an.

Spätestens mit dem Zweiten Vatikanischen Konzil (1962-1965) meldet sich der sogenannte Übergangspapst, Johannes XXIII., demonstrativ zurück. Die katholische Kirche erlangt mit der Verkündigung einiger Neuerungen, z.B. der Öffnung für die Ökumene und der Lesung der Liturgien in der jeweiligen Landessprache, erneut Beachtung.

Papst Johannes Paul II. (1978-2005) nutzt wieder den Mercedes, der auch liebevoll als „Papamobil" bezeichnete wird, besonders intensiv, um ständig seine Präsenz zu demonstrieren. Unter anderem aus diesem Grund, wird er häufig als Medienpapst bezeichnet.

Es sind besonders diese Medien, die Ende des 20. Jahrhunderts dafür verantwortlich sind, Angst und Schrecken unter den Menschen zu verbreiten. Sie berichten von Untreue, die zu Scheidungen führt, und zeigen Gräueltaten, Gewalt und Tod. Sie wecken damit das Bedürfnis der Menschen nach Sicherheit. Der Schoß der Kirche bietet Geborgenheit und gibt vielen Menschen Hoffnung. Der Glaube an Gott ist ein ständiger Begleiter, denn Gott spendet Trost und Kraft. Manche Menschen pilgern nach Rom, um ihre Wünsche und Sorgen schriftlich am Grab von Johannes Paul II. auf mehrfach gefaltetem Papier zu hinterlassen. Im Gebet ist der Gläubige nicht allein. Die Ängste der Menschen, wie z.B. die Angst eine falsche Entscheidung zu treffen, die Angst zu versagen, die

Angst vor der Zukunft, die Angst vor dem Alleinsein und die Angst vor dem Tod werden aufgefangen.

Wer Gott dient, braucht sich um die Sinnfindung keine Sorgen zu machen, denn der Gottesdienst wird zum Sinn des Lebens. Doch all dies hat einen Preis. Die von Sigmund Freud entwickelten Anpassungs- und Abwehrmechanismen gelten nicht nur für die Sexualität, sondern auch für alle anderen Lebensbereiche des Menschen. Besonders die Gläubigen scheinen ihre Lebensenergie nicht so entwickeln zu dürfen, wie sie möchten. Sie leben nicht ihrer wahren Natur gemäß, sondern glauben sich an die Moral, Konvention, Normen, Ideale, Gebote und Verbote der katholischen Kirche anpassen zu müssen. Sie müssen die wahren, ihrer Natur entsprechenden Gefühle, Gedanken und Triebe unterdrücken und abwehren. Dies führt zu neurotischen Verhaltensweisen und hat Auswirkungen auf das ganze Leben. Diesen Menschen fehlt die Lebendigkeit, der Raum für Wachstum und Entwicklung, das verdrängte Wissen um Unglück und Leid und die Einsicht in ihr Unbewusstes. Es tauchen Ängste, Blockaden und Defizite auf. Wegen der Entmündigung durch die Kirche, die sich in alle Lebensbereiche einmischt, fehlt die eigene, individuelle Zielsetzung für eine glückliche Partnerschaft und Erfolg im Leben. Der von den Päpsten aufgestellte Rechts- und Moralkodex darf nicht in Frage gestellt werden und somit leben die Gläubigen nicht ihr eigenes Leben, sondern ein vom Vatikan kreiertes Parallelleben, das nicht ihrer Natur entspricht. Dies führt bei den Menschen zu Frustrationen und Krankheiten, da sie ihre Fähigkeiten nicht weiter entwickeln können. Zwangsläufig sublimieren sie mit Gottesfürchtigkeit, und der Circulus vitiosus beginnt von neuem. Im Kollektiv der Gemeinde fühlen sich die Gläubigen wohl. Das Engagement in der Kirche kann ihnen Freude bereiten und Ehre einbringen. Doch diese Menschen versäumen es, sich seelisch und geistig zu freien Lebewesen weiterzuentwickeln. Die Sinnfindung ist für Nichtgläubige zu einer individuellen Auslegungssache geworden. Die Menschen sind auf der Suche nach ihrem persönlichen Glück. Die Geschichte der modernen Wissenschaft hat göttliche Bilder entzaubert und baut auf messbare Überzeugungen auf. Der medizinische Fortschritt hat der Menschheit einen großen Dienst erwiesen. Durch die Entwicklung von Medikamenten und Operationstechniken, die in kompletter Analgesie durchgeführt werden können, leben die Menschen immer länger. Kurative und palliative Therapieverfahren erhöhen die Lebenserwartung zum Ende des 20. Jahrhunderts deutlich.

Die psychosomatische Medizin ist seit 1935 als eigenes Fach auf die seelischen Bedürfnisse der Patienten ausgerichtet und in manchen Fällen ist es für den Menschen sogar möglich, selbst seinen Todeszeitpunkt zu bestimmen. Die sich zu Zeiten der Aufklärung andeutende „Machbarkeit" hat im 19. und 20. Jahrhundert eine enorme Entwicklung genommen und sich meisterhaft bestätigt.

Schlussfolgerung

Abschließend sind die Handlungsstrategien der Päpste folgendermaßen einzuschätzen:

Zu grundlegenden Reformen ist die katholische Hierarchie, solange sie am Unfehlbarkeitsdogma festhält, eher nicht fähig. Die katholische Kirche ist ein Musterbeispiel für die Dogmatisierung und Durchsetzung einer zweifelhaften Ideologie. Das Unfehlbarkeitsdogma hat die Funktion eines Meta-Dogmas, das alle anderen Dogmen und die damit verbundenen Doktrinen und Praktiken deckt und absichert. Diese Machtbasis wird der Vatikan wohl nie aufgeben. Im Fall Hans Küng hat Rom lange mit dem Entzug der Lehrerlaubnis gezögert. Doch als Küng in einem Geleitwort zu dem 1979 erschienenen Buch des Schweizer Theologen August Hasler über die Unfehlbarkeit des Papstes dieses Dogma ablehnt, reagiert der Vatikan prompt. Außerdem ist die katholische Kirche aufgrund ihrer totalitären Struktur unflexibel. Ihre Macht liegt in den Händen einer Riege alter Männer, die nur Gleichgesinnte in ihren Kreis aufrücken lässt. Diese Männer haben strikt kirchlich katholische Biographien. Ein großer Teil ihrer Lebenserfahrungen erschließt sich aus zweiter Hand und rekrutiert sich aus einem beschränkten Personenkreis, nämlich den Gläubigen. Sie haben selbst nie eine Partnerschaft gelebt, sondern ihr ganzes Leben dem Zölibat verschrieben. Sie wollen nicht wahrhaben, dass ihnen grundlegende menschliche Erfahrungen fehlen, denn sie müssten sich sonst eingestehen, dass sie sich selbst um vitale Lebenserfahrungen gebracht haben. Genau diese Erfahrungen sind es aber, die ihnen zu einer modernen, zeitgemäßen und fortschrittlichen Kirche mit Verständnis für die Bedürfnisse der Menschen und für die medizinische Sichtweise verhelfen könnten.

Bezüglich der Glaubensinhalte der katholische Kirche und deren Auswirkung auf die Gläubigen lässt sich folgendes resümieren: Die katholische Kirche hat sich im Verlauf der letzten 200 Jahre nicht den wissenschaftlichen und medizinischen Fortschritten und Erkenntnissen angepasst. Sie hat deshalb in der Bevölkerung an Ansehen verloren. Maßgeblich sind hier das Kondom und Pillenverbot zu nennen, aber auch das Versäumnis, homosexuelle Menschen zu akzeptieren, die Masturbation als normal anzuerkennen und den Zölibat aufzugeben. Da unsere mitteleuropäische Kultur durch kirchliche Traditionen und Feste geprägt ist, hat die Kirche einen Treuebonus erhalten. Viele Paare wünschen sich z.B. eine romantische Hochzeit in Weiß. Katholischen Frauen, die Karriere machen wollen, nehmen die Pille trotz „Pillenenzyklika" ein und das schon vor der Ehe. Die Dogmen der Kirche führen unweigerlich zu einer psychisch belastenden Doppelmoral, die der menschlichen Natur zuwider läuft, da die Menschen ihr Leben nicht genießen können, weil sie sich ständig sündig und schuldig fühlen.

Zum Ende des 20. Jahrhunderts gibt es trotz vermehrter Austritte noch eine beachtliche Anzahl von Kirchenanhängern. Die Menschen suchen nach einer Führungspersönlichkeit an der sie sich orientieren können. Der Papst wird bei seiner Generalaudienz in Rom wie ein Popstar gefeiert. Möchte die katholische Kirche sich aber nachhaltig behaupten, so bedarf sie einer großen Reformation, die am ehesten durch Einberufung eines Konzils umgesetzt werden kann.

6 Zusammenfassung

Der Sachverhalt bezüglich der Problematik des Einflusses der Päpste auf den Umgang mit dem menschlichen Körper im 19. und 20. Jahrhundert lässt sich folgendermaßen subsumieren: Immer weitere Kreise der Bevölkerung akzeptieren die Anweisungen der katholischen Kirche nicht mehr, sondern der Arzt als „Gott in Weiß" und wissenschaftlich belegte Fakten treten an die Stelle Gottes als Schöpfer und Heiler menschlicher Gebrechen.

Unter Berücksichtigung der vom Vatikan herausgegebenen Literatur sowie historischer Dokumente zu medizinischen und ethischen Fragen ruft der medizinische Fortschritt, der auch politische Veränderungen mit sich bringt, kirchenkritische Einstellungen unter den Gläubigen hervor. Seit Napoléon kämpft die Kirche um ihre Vormachtstellung, die ihr im Verlauf der folgenden 200 Jahre weitgehend abhandenkommen sollte. Das 19. Jahrhundert beginnt im Zeichen der Aufklärung, in der die „Machbarkeit" im Vordergrund steht. Die Menschen erdulden Krankheiten nicht mehr stoisch oder sogar fatalistisch, sondern nehmen selbst präventiv und kurativ Einfluss. Papst Pius IX. verkündet 1854 die unbefleckte Empfängnis, um den Fokus weg von der menschlichen Autonomie hin zur Ursünde zu lenken, deren Vergebung nur durch Gott erfolgen kann. Auf diese Weise versucht der Vertreter Gottes auf Erden seine Gläubigen an die katholische Kirche zu binden. Fünf Jahre später wird die Schöpfungsgeschichte grundlegend durch Charles Darwin in Frage gestellt, der mit seiner Evolutionstheorie das Weltbild verändert. Hierauf reagiert Papst Pius IX. 1869 mit der Einberufung des Ersten Vatikanischen Konzils, um seine Unfehlbarkeit zum Dogma zu erklären. Dieser „Schachzug" stellt sich im 20. Jahrhundert als Fehlentscheidung heraus, denn was sich zunächst als Heilmittel für die Machtstellung der katholischen Kirche präsentiert, kehrt sich ins Gegenteil um. Die Kirche ist im 20. Jahrhundert unfähig, sich dem medizinischen Fortschritt anzupassen, da die Unfehlbarkeit der päpstlichen Äußerungen nach dem veralteten Wissensstand des 19. Jahrhunderts nicht mehr zu revidieren ist.

Von der Wiege bis zur Bahre, ob zu körperlichen oder seelischen Fragen, die Päpste haben im 19. und 20. Jahrhundert zu allen Lebensfragen versucht, Einfluss auf ihre Gläubigen sowie auf die Nicht- und Andersgläubigen zu nehmen. Von besonderem Interesse für die katholische Kirche ist die Untersagung der Empfängnisverhütung, die, wenn korrekt implementiert, den Nachwuchs dezimiert. Das Kondom- und Pillenverbot bleiben bis ins 21. Jahrhundert bestehen. Das dunkelste Kapitel der Kirchengeschichte im betrachteten Zeitraum ist der Nationalsozialismus, während dessen Pius XII. die Geschicke des Vatikans lenkt. Aus Angst um das Fortbestehen seiner Kirche greift er nicht in das Geschehen ein, sondern wird sogar ungewollt zum Spielball Hitlers, indem er das Reichskonkordat von 1933 unterschreibt. Ende des 20. Jahrhunderts beklagt die katholische Kirche zunehmenden Priestermangel, als dessen Ursache der Zölibat von einer breiten Öffentlichkeit diskutiert wird. Der Vatikan scheint durch das Festhalten an der priesterlichen Ehelosigkeit einen Unterschlupf für Homosexuelle und Pädophile zu gewähren. Eine beträchtliche Anzahl heterosexueller Priester führt den Zölibat ad absurdum, indem sie ihn insgeheim ignoriert.

Das Ansehen der Mediziner hat zum Ende des 20. Jahrhunderts, insbesondere durch das Vertrauen der Menschen in den wissenschaftlichen Fortschritt, zugenommen. Der Kirche bleibt somit nur noch die Rolle der spirituellen Begleiterin übrig.

Der vorgelegte Beitrag gibt einen umfassenden Überblick zum derzeitigen Stand der Wissenschaft und zu dem Einfluss der Päpste auf den menschlichen Körper im 19. und 20. Jahrhundert. Jedes einzelne Kapitel könnte durch zusätzliche Quellen noch vertieft und erweitert werden. Um den abgesteckten Rahmen nicht zu sprengen, wurde der Fokus der Dissertation nur auf wesentliche Gesichtspunkte gerichtet. Die Betrachtung von Themen der jüngsten Geschichte wie z. B. Organspende, künstliche Insemination, Stammzellforschung und Cloning wird in Zukunft von Interesse sein.

Literaturverzeichnis

[1]   Bauer AW (2005): „Die Medizin ist eine soziale Wissenschaft"
       - Rudolf Virchow (1821-1902) als Pathologe, Politiker und
       Publizist. Medizin-Bibliothek-Information, Vol.5 Nr. 1. 18.

[2]   Bechthold-Hengelhaupt T (2007): Ethische Aspekte der
       Gentechnik: Ein Handbuch für den Ethikunterricht. 1. Auflage,
       Vandenhoeck & Ruprecht, Göttingen, 89.

[3]   Benzenhöfer U (2009): Der gute Tod?: Geschichte der
       Euthanasie und Sterbehilfe. Vandenhoeck & Ruprecht,
       Göttingen, 65.

[4]   Birg H (2001): Die demographische Zeitenwende. CH Beck,
       München, 51-52.

[5]   Böckle F, Condrau G (1981): In: Böckle F, Kaufmann FX,
       Rahner K, Welte B (Hrsg): Christlicher Glaube in moderner
       Gesellschaft. Herder, Freiburg, 96-115.

[6]   Boudard A, Boudard R (1992): Das goldene Zeitalter des
       Bordells. Wilhelm Heyne, München, 175.

[7]   Buber M (1958): Schuld und Schuldgefühle. Schneider,
       Heidelberg, 29.

[8]   Blazek H (1999): Männerbünde. Ch. Links, Berlin, 52.

[9]   Brack V (1999): Proposal for the Sterilisation of 2-3 Million
       Jewish workers, 273. In: Arad Y, Gutman I, Margaliot A (Hrsg):

Documents on The Holocaust. University of Nebrascka Press, Lincoln, London.

[10] Breitmann R (2000): Heinrich Himmler. Der Architekt der „Endlösung". Pendo, München, 393.

[11] Breckwoldt M (1996): Empfängnisverhütung, 391-392, 401. In: Martius G, Breckwoldt M, Pfleiderer A (Hrsg): Gynäkologie und Geburtshilfe. 2. Auflage, Thieme, Stuttgart.

[12] Browne J (2007): Charles Darwin, Die Entstehung der Arten. DTV, München, 7, 85.

[13] Bryant M (2007): Die US-Amerikanischen Militärprozesse gegen SS-Personal, Ärzte und Kapos der KZ Dachau 19451948, 114-115.
      In: Eiber, L, Sigel R (Hrsg): »Dachauer Prozesse«. NS-Verbrechen vor amerikanischen Militärgerichten in Dachau 1945-1948. Verfahren, Ergebnisse, Nachwirkungen. Wallenstein, Göttingen.

[14] Darwin C (1958): The Autobiography of Charles Darwin (1809-1882). Collins, London, 86-87, 120.

[15] Darwin C (1993): Mein Leben. Insel, Frankfurt am Main, 266-269.

[16] Deschner, K (1973): Das Kreuz mit der Kirche. 14. Auflage, Heyne, München, 304-305.

[17] Earls CM, David H (1990): Early family and sexual experiences of male and female prostitutes. Canadas Mental Health 11, 711.

[18] Ebberfeld I (2005): Sexualität von Frauen im Alter. Lit, Münster, 35-36.

[19] Eckart WU, Gradmann C (Hrsg) (1995): Ärzte Lexikon. CH Beck, München, 176, 365-366.

[20] Egger M, Meier L, Wißmiller K (Hrsg) (2006): WoMan in Church: Kirche und Amt im Kontext der Geschlechterfrage. LIT, Münster Hamburg Berlin, 81.

[21] Egli R (2000): Das LOL^2A-Prinzip. 21. Auflage, Editions d´Olt, Oetwil a.d.L., Schweiz, 30-33.

[22] Ehrlich A (2005): Auf den Spuren der Josefine Mutzenbacher. Amalthea Signum Verlag, Wien 205-206.

[23] (1985): Entscheidungen in Kirchensachen seit 1946, 46. In: Hering CJ, Pirson D, Baldus M, Lentz H (Hrsg) : Standesamtliche Eheschließung als Kündigungsgrund. De Gruyter, Berlin.

[24] Eser A (1998): In: Korff W, Beck L, Mikat P (Hrsg): Lexikon der Bioethik. Bd. 3. Gütersloher Verlagshaus, Gütersloh, 494.

[25] Fornefeld B (2004): Einführung in die Geistigbehindertenpädagogik. 3. Auflage, UTB, Stuttgart, 38.

[26] Foucault M (1983): La volonté de savoir, Histoire de la sexualité Bd.I. Suhrkamp, Berlin, 75.

[27]   Freud S (1999): Drei Abhandlungen zur Sexualtheorie. Fischer, Frankfurt/Main, 38-39.

[28]   Freud S (2009): Zeitgemäßes über Krieg und Tod. Gutenberg EBook #29941, 9.

[29]   Galen von M (2004): Rechtsfragen der Prostitution: Das ProstG und seine Auswirkungen. CH Beck, München, 1-2.

[30]   Gerabek W (2004): Enzyklopädie Medizingeschichte. De Gruyter, Berlin, 4.

[31]   Gienow P (2005): Die Zeitenwende als Grundlage von Syphilinie und Karzinogenie. Irl, Buchendorf, 98.

[32]   Godman P (2004): Der Vatikan und Hitler. Droemer, München, 17, 23, 56, 58-61, 64-65, 70, 237.

[33]   Goeschel C (2005): In: Medik H, Bähr A: Sterben von eigener Hand: Selbsttötung als kulturelle Praxis. Böhlau Verlag, Köln, 170.

[34]   Goodman A, Gilman L (1985): The Pharmacological Basis of Therapeutics. Seventh Edition, Macmillan Publishing Company, New York, 261.

[35]   Greshake G (1980): Tod und Auferstehung, 67-68. In: Christlicher Glaube in moderner Gesellschaft. Herder, Freiburg.

[36]   Großkopf M (2007): Behinderung im Nationalsozialismus. Studienarbeit, Grin, München, Ravensburg, 4.

[37] Gury JP (1880): Leitfaden der Moraltheologie II. Rom, 705, 824.

[38] Halman L, Vloet A (1994): Measuring and Comparing Values in 16 Countries of the Western Word. Documentation of the European Values Study, Tilburg University, 17-20.

[39] Hampe M (2009): Das vollkommene Leben: Vier Meditationen über das Glück. Hanser, München, 45.

[40] Heidegger M (1927): Sein und Zeit. Niemeyer, Tübingen, 281.

[41] Hillenkamp S (2009): Das Ende der Liebe. Klett-Cotta, Stuttgart, 100-102.

[42] (2008): Historische Entwicklung der Familienplanung, 9-10. In: Raith-Paula E, Frank-Hermann P, Günter Freundl G, Strowitzki T (Hrsg): Natürliche Familienplanung heute. 4. Auflage, Springer, Heidelberg.

[43] Hite S (1981): Hite Report - Das sexuelle Erleben des Mannes. Bertelsmann, München, 966.

[44] Hitler A (1938): Mein Kampf. 378.-379. Auflage, Zentralverlag der NSDAP, München, 279-282, 334-335, 444-445, 476477, 481, 629.

[45] Hofer W (Hrsg) (1989): Der Nationalsozialismus. Dokumente 1933-1945. Fischer, Frankfurt a. M. 1989, 154.

[46] Howard J (1996): Darwin. Philipp Reclam jun. GmbH & Co., Stuttgart, 15, 18, 21-23, 25.

[47]   Humbolt von Wilhelm (1908): Geschichte der Abhängigkeit im Menschengeschlechte. 653-654. In: Königlich Preußische Akademie der Wissenschaften (Hrsg): Gesammelte Schriften Band VII. Berlin, 1908.

[48]   Immenkötter H (1993): Höhepunkte des Kirchenkampfes. Die katholische Kirche 1935-1939, 191. In: Hampel, Johannes (Hrsg): Der Nationalsozialismus. Friedenspropaganda und Kriegsvorbereitung 1935-1939. Band II. Bayerische Landeszentrale für politische Bildungsarbeit, München.

[49]   Johannes Paul II. (Hrsg) (1993): Katechismus der Katholischen Kirche. Oldenbourg Benno Paulus, Veritas, 407-408, 414, 426, 443, 473, 490, 577-580, 582-584, 594-596, 599, 600601, 605, 682.

[50]   Johannes Paul II. (1998): Orientierung für das dritte Jahrtausend. Styria, Granz Wien Köln, 79-82, 87, 104-106, 108, 117-118, 123-124, 139-144, 154-155, 158-160, 211-212.

[51]   Jütte R (2003): Lust ohne Last: Geschichte der Empfängnisverhütung. CH Beck, München, 165.

[52]   Jung CG (1986): C.G. Jung im Gespräch - Interviews, Reden, Begegnungen. Daimon, Einsiedlingen, 37.

[53]   Klein A (2003): Jede Kommunikation ist wie Kunst: die Sprache des Gartens. Königshausen und Neumann, Würzburg, 45.

[54]   Köhler T (2000): Das christliche Rom. Herder, Freiburg, 3637.

[55] Köllner E (2001): Homosexualität als anthropologische Herausforderung: Konzeption einer homosexuellen Anthropologie. Klinkhardt, Bad Heilbrunn, 40.

[56] König W (2000): Geschichte der Konsumgesellschaft. Franz Steiner, Stuttgart, 256.

[57] Krucoff MW , Crater SW, Gallup D, Blankenship JC, Cuffe M, Guarneri M, Krieger RA, Kshettry VR, Morris K, Oz M, Pichard A, Sketch MH, Harold Koenig G, Mark D, Lee KL (2005): Music, imagery, touch, and prayer as adjuncts to interventional cardiac care: the Monitoring and Actualisation of Noetic Trainings (MANTRA) II randomised study. The Lancet, 366: 211-217.

[58] Kupper A (Hrsg) (1967): Staatliche Akten über die Reichskonkordatsverhandlungen 1933. Matthias-GrünewaldVerlag, Mainz, 384-407.

[59] Laudowicz E, Pollmann D (1985): Weil ich das Leben liebe. Pahl-Rugenstein, Bonn, 134.

[60] Leist F (1973): Zum Thema Zölibat. Kindler, München, 7.

[61] Lind V (1999): Selbstmord in der Frühen Neuzeit. Vandenhoeck & Ruprecht, Göttingen, 11.

[62] Longerich P (2008): Heinrich Himmler: Biographie. Sieder, München, 8.

[63] Lourdes von B (1979): Ich habe das Glück, zur Grotte zu gehen. Herder, Freiburg, 24-26.

[64] Lüneburger Arbeitskreis Machtergreifung (1984): Heimat Heide Hakenkreuz, Lüneburgs Weg ins Dritte Reich. Geschichtswerkstatt Lüneburg e.V., Lüneburg, 216.

[65] Lutterotti von M (2002): Sterbehilfe, Gebot der Menschlichkeit? Patmos, Düsseldorf, 10-11.

[66] MacDonald M, Murphy TR (1990): Sleepless souls: suicide in early modern England. Oxford University Press, 41, 43.

[67] Maiwald S, Mischler G (1999): Sexualität unter dem Hakenkreuz. Europa, Hamburg, Wien, 68.

[68] Maslow AH (2008): Motivation und Persönlichkeit. 11. Auflage, Rowohlt, Reinbek, 72, 136-137.

[69] Massen J (1995): Zoophilie, die sexuelle Liebe zu Tieren. 2. Auflage, Pinto Press, Köln, 75, 187.

[70] Mattern R (1991): In: Rheinhardt G (Hrsg): Ökologisches Stoffgebiet. Hippokrates, Stuttgart, 200.

[71] Mayr E (2003): The growth of biological thought: diversity, evolution, and inheritance. 12. Auflage, Harvard University Press, USA, 409, 420.

[72] McCaffrey AM, Eisenberg DM, Legedza ATR, Davis RB, Phillips RS (2004): Prayer for Health Concerns. Archives of Internal Medicine 164: 858-862.

[73] Merda M (2004): Sterben im Krankenhaus. Hausarbeit, Westfälische Wilhelms-Universität Münster (Institut für Soziologie), 3.

[74] Metzger JD, Gruner CG, Remer WH (1820): System der gerichtlichen Arzneiwissenschaft. 5. Auflage, August Wilhelm Unzer, Königsberg, Leipzig, 333-334.

[75] Mösgen P (1999): Selbstmord oder Freitod?: das Phänomen des Suizides aus christlich-philosophischer Sicht. bpbVerlag, Eichstätt 45.

[76] Mynarek H (1980): Eros und Klerus. Knaur, München, Zürich, 20.

[77] Mynarek H (2003): Herren und Knechte der Kirche. Ahrimann, Freiburg 129, 189.

[78] Neyer MA (2004): OCD: Der Brief Edith Steins an Papst Pius XI. In: Edith Stein Jahrbuch. Echter, Würzburg, 18-22.

[79] Nieschlag E (2009): Andrologie: Grundlagen und Klinik der reproduktiven Gesundheit des Mannes. Springer, Berlin, 637.

[80] Ortkemper H (1995): Engel wider Willen. dtv/Bärenreiter, München, 19, 25, 35, 48.

[81] Overath J (1987): Kirchengeschichte: Orientierungshilfen, Standpunkte, Impulse für Heute. Lang, Frankfurt/Main.

[82] Papst Paul VI. (1968): „Humanae vitae", Über die Geburtenregelung. Paulus, Recklinghausen, 9-12.

[83] Passelecq G, Suchecky B (1999): Die unterschlagene Enzyklika. Ullstein, Berlin, 61, 264-265, 267.

[84] Pesch OH (1993): Das Zweite Vatikanische Konzil (19621965). Echter, Würzburg, 335-339.

[85]   Pieper J (2006): Schriften zur philosophischen Anthropologie und Ethik: das Menschenbild der Tugendlehre. Meiner, Hamburg, 260.

[86]   Pieper J (2007): Schriften zur philosophischen Anthropologie und Ethik, Band 5. Meiner, Hamburg, 328-329.

[87]   Rahner K (2010): Sämtliche Werke: Priesterliche Existenz: Beiträge zum Amt in der Kirche: Bd. 20. Herder, Freiburg, 355.

[88]   Ranke-Heinemann U (1988): Eunuchen für das Himmelreich. Hoffmann und Campe, Hamburg, 105-106.

[89]   Ranke-Heinemann U (2003): Eunuchen für das Himmelreich. 3. Auflage, Heyne, erweiterte TaschenbuchNeuausgabe, München, 376-379, 428-432, 452.

[90]   Reinisch JM, Beasley R (1990): Der neue Kinsey Institute Report Sexualität heute. Heyne, Dresden, 121.

[91]   Riedl R (2000): Strukturen der Komplexität: eine Morphologie des Erkennens und Erklärens. Springer, Berlin, 37.

[92]   Rohde N (2009): Mein Abschied von der Bibel: Vom alten Glauben zum neuen Wissen. Books on Demand, Berlin, 163164.

[93]   Rossi F (2005): Der Vatikan: Politik und Organisation. 2. Auflage, CH Beck, München, 25.

[94]   Rudnick M (1985): Behinderte im Nationalsozialismus. Weisenborn, Weinheim, Basel, 13.

[95] Schirmer S (2008): In: Luserke-Jaqui M, Sauder G, Weiß C, Wild R (Hrsg): Lenz-Jahrbuch: Sturm-und-Drang-Studien, Band 13-14. Röhring, St. Ingbert, 185.

[96] Schlachta von A (2005): Rezension zu: Die Säkularisation im Prozess der Säkularisierung Europas. In: Blickle P., Schlögl, R (Hrsg): Die Säkularisation im Prozess der Säkularisierung Europas. 1. Auflage, bibliotheca academica, Epfendorf.

[97] Schmidthüs K (1967): In: Karlheinz (Hrsg): Herder Korrespondenz 21: 436. Herder, Freiburg.

[98] Schmitz-Berning C (2000): Vokabular des Nationalsozialismus. De Gruyter, Berlin, 281-282.

[99] Schwaiger G (1999): Papsttum und Päpste im 20. Jahrhundert, Von Leo XIII. zu Johannes Paul II..CH Beck, München, 122-123.

[100] Seidler E (1993): Geschichte der Medizin und der Krankenpflege, 166-175. 6. Aufl. Kohlhammer, Stuttgart Berlin Köln.

[101] Seifert A (2002): Leitmotive im 20. Jahrhundert: Körper, Maschine und Tod. Philosophische Dissertationsschrift, Universität Essen, 62-63.

[102] Shipperges H (1980): Gesundheit-Krankheit-Heilung. In: Christlicher Glaube in moderner Gesellschaft, 53. Herder, Freiburg.

[103] Stengers J, van Neck A (2001): Masturbation: the history of a great terror. Palgrave Macmillan, New York, 137.

[104] Stegmeyer U (1998): Papst Pius' XI. Enzyklika „Mit brennender Sorge" vom 14. März 1937 im Vergleich mit dem Entwurf des Münchener Erzbischofs Kardinal Michael Faulhaber. Hauptseminararbeit, Otto-Friedrich-Universität Bamberg.

[105] Theiner JA, Theiner A (1845): Die Einführung der erzwungenen Ehelosigkeit bei den christlichen Geistlichen und ihre Folgen, 3. Band. HA Pierer, Altenburg 1021-1024.

[106] Vetter B (2007): Psychiatrie: Ein systematisches Lehrbuch. 7. überarb. u. akt. Aufl., Schattauer, Stuttgart, 20.

[107] Winau R (1985): Sterilisation, Euthanasie, Selektion, 199. In: Kudlien F (Hrsg): Ärzte im Nationalsozialismus. Kiepenheuer und Witsch, München.

[108] Welfes PJJ (2007): Grundlagen der Wirtschaftspolitik: Institutionen-Makroökonomik-Politikkonzepte. Springer, Berlin, 328.

[109] Wolbert, W (2008): Du sollst nicht töten: systematische Überlegungen zum Tötungsverbot. Paulusverlag, Fribourg, 31.

[110] Wolf H (2006): Index, Der Vatikan und die verbotenen Bücher. CH Beck, München, 9, 240, 243, 258, 260, 268.

[111] Wuketits FM (2005): Darwin und der Darwinismus. CH Beck, München, 102.

[112] Zacchia P (2002): Spitzer, Beatrix (Hrsg): Die Beseelung des menschlichen Fötus. Buch IX, Kapitel 1 der Questiones medico-legales. Böhlau, Köln, 113.

[113] Zimmermann M (2008): Papst Pius XII. - Ein willfähriges Instrument Hitlers? Facharbeit, IGS Schaumburg, 1-7.

www.ingramcontent.com/pod-product-compliance
Lightning Source LLC
Chambersburg PA
CBHW051759170526
45167CB00005B/1802